REIKI

PAMELA MILES

REIKI

Una guía completa

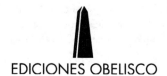

EDICIONES OBELISCO

Si este libro le ha interesado y desea que le mantengamos informado de nuestras publicaciones, escríbanos indicándonos qué temas son de su interés (Astrología, Autoayuda, Ciencias Ocultas, Artes Marciales, Naturismo, Espiritualidad, Tradición…) y gustosamente le complaceremos.

Puede consultar nuestro catálogo en www.edicionesobelisco.com

Colección Salud y Vida natural
Reiki. Una guía completa
Pamela Miles

1.ª edición: noviembre de 2015

Título original: *Reiki. A Comprehensive Guide*

Traducción: *Lídia Salas y Josep Subirà*
Maquetación: *Marta Rovira Pons*
Corrección: *M.ª Jesús Rodríguez*
Diseño de cubierta: *Enrique Iborra*

© 2006, Pamela Miles
(Reservados todos los derechos)
Título publicado por acuerdo con Jeremy P. Tarcher,
miembro de Penguin Group LLC, de Penguin Random House Company
© 2015, Ediciones Obelisco, S. L.
(Reservados los derechos para la presente edición)

Edita: Ediciones Obelisco, S. L.
Pere IV, 78 (Edif. Pedro IV) 3.ª planta, 5.ª puerta
08005 Barcelona - España
Tel. 93 309 85 25 - Fax 93 309 85 23
E-mail: info@edicionesobelisco.com

ISBN: 978-84-9111-037-8
Depósito Legal: B-26.665-2015

Printed in Spain

Impreso en España en los talleres gráficos de Romanyà/Valls S. A.
Verdaguer, 1 - 08786 Capellades (Barcelona)

A mi madre,
y a todos aquellos que deseen
nutrirse y servir

AGRADECIMIENTOS

E scribir un libro es un estudio de contrastes, un proceso tanto en solitario como en colaboración y, en este caso, uno con una larga autobiografía. Tengo más personas a las que agradecer que páginas en las que hacerlo. Gracias a cada uno de los que habéis apoyado el Reiki y este proyecto compartiendo vuestras historias, explicando vuestro trabajo, haciendo las presentaciones y, generalmente, animándome: todos sabéis quiénes sois. Os recuerdo a menudo con una cálida gratitud. Gracias a todos mis clientes y alumnos por sus aportaciones, sus percepciones y sus experiencias. Y un especial agradecimiento a los muchos científicos que, generosa y pacientemente, me explicaron su trabajo, incluso a aquellos que nunca habían escuchado en su vida lo que era el Reiki. Su contribución ha sido inestimable para el desarrollo de este libro y mi formación continuada.

Hablar con amigos y colegas, tanto profesionales sanitarios convencionales como los de las artes de sanación tradicionales y especialistas en espiritualidad, no es sólo un maravilloso modo de invertir el tiempo, sino también una fuente valiosa de estímulos y de educación. Mi más sincero agradecimiento al doctor y acupuntor Robert Abramson, a Kausthub Desikachar; Sally (Durgananda) Kempton, Robert Schmehr, a los doctores Albert Kuperman, Larry Dorsey, Lewis Mehl-

Madrona, el maestro Yu Wen Ru, a los doctores en Medicina china Do-Hyun Choe y Injae Choe, a los doctores Carol Davis, Danna Doyle Park, Donna Lad, Lokendra Singh, Kenneth Cohen, Kumiko Kanayama, David Crow, Pankaj Naram, Simon Taffler, Rubin Naiman, Melinda Mingus, Leslie Kaminoff, Michael Cohen, Joel Friedman, Laurence Palewsky. También un especial agradecimiento a Andrew Weil, por su apoyo en las terapias sutiles de sanación y su liderazgo en la educación tanto médica como de los clientes.

Las conversaciones con mis colegas reikianos continuamente me inspiran y motivan mi comprensión con mayor claridad y refinamiento. Muchas gracias a Barbara McDaniel, Robert Fueston, Paul Prakash Dennis, Linda Keiser Mardis, Wendy Miner, Elaine Abrams y a la doctora Nancy Eos.

Gracias también a todos mis colegas que aprendieron el Reiki de Hawayo Takata y que prosiguen su trabajo con tanto compromiso, devoción y humildad: Wanja Twan, Paul Mitchell, Susan Mitchell, Rick Bockner, Anneli Twan y Chelsea Van Koughnett.

Extiendo mi más profunda gratitud a mis estimados colegas japoneses, los maestros de Reiki Hyakuten Inamoto e Hiroshi Doi, por su disponibilidad y paciencia, como prueba la precisión de mi información y la sutileza de mi comprensión, y a Toshihiko Murata por su amable traducción y diálogo intuitivo. Gracias, Phyllis Lei Furumoto, por tu grata autorización para incluir fotos de Mikao Usui, Chujiro Hayashi y tu abuela, Hawayo Takata.

La visión de dos personas claves me motivó para llevar este libro del sueño a la realidad: mi agente, Stephanie Kip Rostan, y mi editor de la edición inglesa de Tarcher, Joel Fotinos.

Mi editora, Ashley Shelby, que fue mucho más allá del deber de trabajar el manuscrito y coordinó hábilmente el estelar equipo de Reiki de la editorial Tarcher: el jefe de redacción Amy Brosey, el diseñador Meighan Cavanaugh, el diseñador de la portada Lee Fukui y las correctoras Barbara Grenquist y Anna Jardine, todos ellos de la edición original inglesa. Y gracias asimismo a Retsu Takahashi por tu dedicación y cuidado en las ilustraciones de las posiciones de las manos.

A medida que el manuscrito iba creciendo, empecé a dar prisa a colegas y amigos para editar y corregir y volver a corregir. Por su diálogo, su indulgencia, su meditada perspectiva que dio forma final al manuscrito y por su amor por el método, doy las gracias a Sheldon Lewis, Susie Kessler, los doctores Michael Gnatt, Sezelle Haddon, Ben Kliger, Indrani Weber, Judith Jacobson, Tess Baloun, Nurit Spector, Dafna Schmerin y a los restantes miembros del consejo del Instituto para el Avance de las Terapias Complementarias (I*ACT en inglés), y a Norman Solovay, Mackie Davis y Alma Montclair por su amistad y apoyo.

A lo largo de mi vida, he sido muy afortunada al haber sido guiada por excelentes profesores en diversas y sabias tradiciones: todos habéis dejado vuestra vibración en mi corazón. Ya hace muchos años, los lamas Thubten Yese y Zopa Rinpoche arrojaron sobre mí la primera luz de la vida compasiva. Más recientemente, Su Santidad Orygen Kusum Lingpa me ha ayudado a profundizar en gran manera en mi comprensión de la sanación y la espiritualidad. Las enseñanzas y el Chod curativo ofrecido por Dugse Rigdzin Rinpoche y los lamas y las monjas del monasterio de Zangdokpalri han sido una fuente de profundo apoyo y un recordatorio de la conexión entre la sanación y la autodecisión.

Este libro nunca habría llegado a ver la luz sin las bendiciones, enseñanzas y la constante experiencia de los maestros de la meditación del linaje de Siddha Yoga, Gurumayi Chidvilasanda, Swami Muktananda y Bhagawan Nityananda, que continuamente me revelan la dulce transformación que se produce con la práctica y la gracia.

A mis hijos, Eric y Hannah Grace, que ya no sois unos niños. Gracias por vuestra inspiración y por el verdadero placer que da el hecho de ser vuestra madre.

PRÓLOGO

El Reiki es un sistema de sanación y desarrollo espiritual, que ha gozado de considerable popularidad y éxito en todo el mundo. Con esa popularidad se han producido también algunos desafíos, que este libro aborda hábilmente a través de una perspectiva histórica, clínica y científica informada, así como una visión madura para la evolución continua del Reiki. Originaria de Japón, hace casi un siglo, la práctica se ha enseñado a millones de personas. Pero, al igual que ha sucedido con muchas otras tradiciones orientales que se han introducido en Occidente, se ha ido debilitando seriamente en sus aspectos más popularizados por un gran número de personas que, por ejemplo, se han convertido en «maestros de Reiki» en tres fines de semana de formación o incluso menos.

Pamela Miles expone de forma clara en este libro que el Reiki merece liberarse de estos estándares transferidos, no a través de una mayor regulación, sino de una comprensión más profunda. En el nivel más básico relata cómo los médicos que ella ha formado comentan que la práctica del Reiki «llena el vacío que puede existir entre el contacto propio de la investigación y el contacto terapéutico». Este planteamiento nos vuelve a poner en contacto, dentro de nuestra alta tecnología/bajo esfuerzo social, con el poder curativo del contacto físico, no sexual, compasivo y amoroso, y proporciona un contexto propicio para ofrecerlo. En el nivel más profundo, como la medicina convencional lucha con las implicaciones de las convergencias entre la física cuántica, la teoría de las supercuerdas («todo es vibración») y los temas próximos a la investigación biomédica, como la regeneración celular y el biocampo humano, el Reiki puede ir muy por delante, al mostrar cómo el paradigma emergente se puede aplicar en los centros sanitarios y en la autocuración.

Los fundamentos del Reiki, de hecho, se pueden transmitir en tan sólo ocho o diez horas. Éste es uno los puntos más fuertes del Reiki. Las personas pueden practicar en sí mismas y sus amigos después de asistir a un curso de fin de semana o una corta serie de sesiones vespertinas. Y pueden hacerlo de manera responsable. Una sesión de Reiki es, al menos, tan segura como un suave masaje. Si se puede practicar Reiki con responsabilidad y seguridad después de realizar tan sólo un breve curso, la siguiente pregunta es: «¿Funciona? ¿Qué podemos obtener, después de sólo un día de formación, de una práctica cuyos defensores afirman tiene tal amplitud y profundidad?».

Mi formación proviene de la medicina energética. Yo enseño a mis alumnos a evaluar los desequilibrios en la energía de forma sistemática y a intervenir activamente. El camino recorrido con el Reiki es más receptivo que activo, más parecido a la meditación que a la medicina. El Reiki se asocia generalmente a beneficios «no específicos», como una profunda relajación, reducción del estrés, un sueño más reparador, mejor funcionamiento del sistema inmunológico, mayor paz y una mayor conciencia de uno mismo, más que con el tratamiento de enfermedades específicas (aunque estos beneficios, no específicos, pueden tener un fuerte impacto en una enfermedad). Cuando dichos beneficios pueden atribuirse a las características comunes de cualquier modalidad de curación, como el cuidado del practicante o la necesidad de contacto del receptor o la creencia de que algo positivo está a punto de suceder, Miles sostiene que se está produciendo algo más profundo.

El Reiki es el nombre del método, pero también es el nombre del espíritu omnipresente o «vibración sagrada», que es supuestamente la base de la práctica. En japonés, Rei significa «universal», a menudo con la connotación de «Inteligencia universal». Ki significa más una «energía no física», que también conlleva una connotación sagrada, tal vez cercana a un ambiente sagrado (como el que se podría experimentar en la cima de una montaña majestuosa, un santuario u otro lugar sagrado), que una energía que puede ser medida por diversos instrumentos físicos. Y es aquí donde el Reiki se escapa de las estructuras científicas convencionales, por esta pulsación universal, a la que se accede a través de iniciaciones, símbolos sagrados y tratamiento a distancia.

Pero, antes de que subestimemos con demasiada rapidez estas ideas y prácticas, que son tan ajenas a nuestra cultura (aunque en consonancia con la visión del mundo y las tradiciones del país donde se originó la práctica), tenemos que reconocer el creciente apoyo a tales ideas, incluso dentro de los marcos científicos convencionales. Por ejemplo, uno de los estudios publicados y revisados por profesionales que apoyan la eficacia del Reiki citado por Miles investigó sus efectos en la depresión. En dicho estudio, los participantes que puntuaron alto en las escalas estándar de depresión recibieron tratamiento de Reiki con contacto durante seis semanas, y mejoraron significativamente más que los participantes que recibieron un tratamiento placebo (y los exámenes clínicos llevados a cabo un año más tarde mostraron que los beneficios se mantuvieron, a pesar de que a dichos participantes no se les ofreció ningún tratamiento adicional). Sin embargo, un tercer grupo dentro de este estudio recibió «Reiki a distancia», una forma de acceso que permite que el Reiki pueda ser administrado desde otro lugar. Mientras que la ciencia convencional todavía no tiene explicación para este tipo de prácticas, al igual que carecemos de explicaciones científicas coherentes para los efectos curativos documentados de la oración en representación de las personas que están enfermas, el grupo de participantes que recibió «Reiki a distancia» mostró mejorías que eran equivalentes a las que tuvieron quienes recibieron el Reiki directamente. Está claro que, desde que los estudios de esta naturaleza han ido creciendo con rapidez en los últimos años, se necesitan cada vez más conceptos que transciendan nuestros newtonianos modelos espacio-temporales, y el Reiki tiene ambos: historia y resultados prácticos detrás de él.

Estoy de acuerdo con la autora en que el Reiki es digno de gran atención como práctica viable de una asistencia sanitaria y como una manera de explorar las dimensiones más amplias de la historia que estamos viviendo. Admiro la forma clara y directa, pero penetrante, con la que este magnífico libro aborda las cuestiones tanto de quienes están interesados en explorar el Reiki, como de los que ya están bien familiarizados con él y lo quieren entender más.

Reiki. Una guía completa demostrará ser un gran aporte a la práctica, difusión y evolución creativa de esta técnica tan profunda y, sin embargo, tan accesible.

DONNA EDEN
Noviembre, 2005
Ashland, Oregón

INTRODUCCIÓN

Me encontré con el Reiki justo en la mitad de mi depresivo primer trimestre de embarazo. Un amigo me ofreció un poco de alivio, yo aproveché la oportunidad y aterricé en un trampolín que me catapultó para el resto de mi vida. Hasta que descubrí el Reiki, yo era capaz de activar la curación en mis clientes, pero a pesar de (y eso que a veces me sentía ridícula) mi habilidad y conocimiento, yo misma enfermaba con frecuencia. No era nada grave, pero esto era un obstáculo que me ocurría bastante a menudo y parecía algo innecesario. Lo irónico de mi situación no se me escapaba.

Toda esa frustración cambió con un solo tratamiento de Reiki. Cuando las manos de mi amiga se posaron suavemente sobre mi cabeza, me sentí irresistiblemente atraída hacia un lugar tranquilo, muy en el interior, mientras experimentaba cascadas de vibraciones en todo mi ser. Y me refiero a mi ser, que no era sólo una sensación física, aunque hubo una respuesta física definida, sino también una alegre y reconfortante sensación me recorría completamente. Al final de la sesión me sentí muy realineada y queriendo saber más. Pero yo no deseaba saber cómo funcionaba el Reiki, mis años de meditación y prácticas espirituales me proporcionaron una conciencia de lo que el Reiki estaba haciendo y el consuelo de mi percepción directa. Quería aprender a practicar el Reiki.

Y así lo hice. Mi amiga, la maestra de Reiki, no tenía un curso programado lo suficientemente pronto para mi entusiasmo, así que ella me ofreció formación privada. Me sentía feliz por no tener que esperar, pero encontré el curso en sí mismo un poco aburrido. La maestra era encantadora, pero las explicaciones que dio no me parecían necesarias ni satisfactorias. Entonces, me pregunté si había cometido un error.

Luego vino la primera de las cuatro iniciaciones, transmisiones sutiles que permiten a los alumnos practicar el Reiki. Una vez más, sentí las vibraciones. Más tarde, ese mismo día, empecé a practicar el Reiki en mí misma. A partir de entonces nunca lo he dejado.

Desde que aprendí a practicar el Reiki en 1986, he proporcionado formación y tratamiento de Reiki en la mayoría de los hospitales de la ciudad de Nueva York y también he enseñado a los pacientes y a sus familias; a los médicos, a las enfermeras, a los estudiantes de Medicina y otros profesionales de la salud; y a muchas personas que ahora están sanas y felices y quieren seguir estándolo o gozar incluso de una mayor salud y felicidad. He enseñado el Reiki a personas de todas las edades, desde niños pequeños a un superviviente del Holocausto de noventa y tres años. Cada uno de ellos ha encontrado su relación única con el Reiki, utilizándolo a veces y de maneras que son significativas individualmente. Los niños usan el Reiki para calmarse antes de un examen y agudizar su atención. Los padres lo utilizan a la hora de dormir a sus hijos y ellos mismos. Los atletas competitivos y los guerreros de fin de semana emplean el Reiki para aumentar la resistencia y acelerar la recuperación de las lesiones, inevitables, relacionadas con el deporte. Una vez que has recibido formación de Reiki, puedes poner ligeramente la mano en la cabeza, el pecho, el abdomen, o en algún lugar que sientas dolor, en cualquier momento que necesites para volver a tu centro, restaurar tu bienestar o aliviar el dolor, incluso mientras estás en un taxi, o ves la televisión, o hablas por teléfono con tu suegra.

El Reiki ha ayudado a personas con dolor crónico, enfermedades cardíacas, cáncer, VIH, diabetes, depresión, traumatismos, trastornos neurodegenerativos, síndromes de fatiga crónica, infertilidad, parálisis cerebral, recuperación de accidentes cerebrovasculares… y la lista sigue y sigue. Se utiliza como soporte de la medicina convencional, aceleración de las recuperaciones quirúrgicas y para reducir los efectos secundarios de la radioterapia y la quimioterapia. El Reiki puede aligerar las incomodidades de los tratamientos médicos que son necesarios, pero invasivos, y ayuda a que los pacientes puedan tolerar algunos fármacos o, incluso, reducir la medicación.

La gente que goza de buena salud utiliza el Reiki para gestionar el estrés y fortalecer su bienestar, encontrar nuevos niveles de confianza y autoaceptación, más armonía en las relaciones familiares y un sentido más profundo de la paz y la conexión espiritual. Tanto si estamos enfermos como si nos encontramos bien, buscamos satisfacción o ya estamos satisfechos, recibimos un tratamiento médico convencional o confiamos únicamente en las modalidades alternativas, el Reiki nos puede conducir de un modo suave y poderosamente a un profundo estado de equilibrio, y hacer que conectemos con nuestros recursos internos inexplorados.

El Reiki es una invitación al bienestar. Aunque se practica con facilidad, aprenderlo implica una transmisión de vibración sutil (esta cuestión se plantea en el capítulo 4). Incluso más que enseñarte a practicar el Reiki, se te faculta para la práctica. Pero sólo puedes aprender con la ayuda de un maestro de Reiki cualificado, alguien que ha recibido la formación y ha sido facultado para capacitar a otros.

Este libro puede ayudarte a comprender esta práctica de sanación simple y efectiva, para que puedas decidir por ti mismo si deseas llevar a cabo un tratamiento de Reiki o formación. Con su lectura, obtendrás estrategias para encontrar los recursos del Reiki en tu área, y orientación en la elección del terapeuta que esté más cualificado y que mejor se adapte a trabajar contigo. Y, una vez te hayas formado con un maestro de Reiki, este libro también te guiará en tu camino.

Tal vez ya eres maestro de Reiki, incluso puede que colabores en entornos médicos convencionales.* Respeto tu trabajo y deseo apoyarlo. Es posible que halles diferencias entre el lenguaje de este libro y el tuyo, pero si has practicado el Reiki regularmente durante años, reconocerás nuestra experiencia en común.

Este no es el «Evangelio del Reiki según Pamela», tampoco es «El libro de las normas del Reiki», simplemente es un compañero de Reiki.

No hay un solo camino. En estas páginas, comparto el que yo sigo con la esperanza de que enriquezca el tuyo.

---

* En este libro, los términos «medicina convencional» y «biomedicina» se refieren a la medicina científica, mientras que «medicina tradicional», «medicina indígena», «medicina holística» y «medicina natural» se refieren a los enfoques médicos que han surgido de las tradiciones curativas.

Uno

QUÉ ES EL REIKI Y ¿PUEDE AYUDARME?

Mejor que la medicina es el cuidado de la salud.

PROVERBIO JAPONÉS

Estás completamente vestido acostado en una camilla. Cuando la terapeuta de Reiki coloca sus manos ligeramente sobre tu cabeza, sientes cómo entras en un dulce reposo. Sus manos eventualmente cambian de posición, van de la cabeza a la parte delantera de tu torso. Observas cómo sientes sus manos tibias, a veces cálidas y profundamente calmantes. Cada posición de su mano va proporcionando bienestar a cada parte de tu cuerpo, y tu mente deja de estar ocupada para abrirse a una calma interior. Ella te pide que te des la vuelta, y sus manos sobre tu espalda aportan de nuevo otra sensación de confort. *Sientes que podrías permanecer agradablemente acostado ahí durante mucho tiempo....*

Hacía un año que Jerry* había sufrido dos cirugías cardíacas bastante duras, en un período de dieciocho horas. Ahora tenía que volver a pasar por lo mismo, o recibir un nuevo corazón. Pero esta vez yo

---

* Los nombres y detalles identificativos han sido modificados para proteger la intimidad de los clientes.

estaría con él en el quirófano, proporcionándole la energía sanadora del Reiki durante su intervención quirúrgica.

A pesar de lo que se le presentaba, Jerry era increíblemente optimista. Atribuía su templanza a la confianza que tenía en su equipo médico, el amoroso cuidado de su esposa y a nuestras sesiones de Reiki. Jerry no se mostró tan optimista cuando me llamaron la primera vez para hacerle Reiki después de sus dos primeras cirugías.

En aquella ocasión estaba bastante agitado, luchando en la unidad cardíaca de cuidados intensivos, después de haber estado en coma durante una semana. Mis manos se llenaron de cálidas vibraciones cuando las puse ligeramente sobre su cabeza para proporcionarle la sanación del Reiki. Unos minutos más tarde, Jerry abrió los ojos y me sonrió, precisamente como estaba haciéndolo ahora.

La mejoría de Jerry fue rápida después de aquel tratamiento y pudo salir de la unidad de cuidados intensivos en un par de días. Siguió recibiendo Reiki en el hospital una o dos veces por semana hasta que le dieron de alta dos meses después. Jerry sentía que el Reiki lo había fortalecido. Su esposa observó también que los minitratamientos que yo le había hecho le hacían estar menos ansiosa y le ayudaron a dormir profundamente.

Aunque era la primera vez que había asistido a Jerry durante una operación, éste fue uno de los muchos procedimientos médicos en los que yo había participado durante años, trabajando con un número creciente de médicos y cirujanos que habían llegado a reconocer el potencial sanador del Reiki.

Cuando Jerry recobró lentamente el conocimiento, después del trasplante, su primer pensamiento fue: «Creo que, después de todo, no conseguí el corazón». Él conocía perfectamente bien el dolor al despertar de una cirugía cardíaca, pero esta vez era diferente, muy diferente, tanto que Jerry no necesitó tomar ningún calmante después de la operación. Seguí haciéndole Reiki y se recuperó con sorprendente rapidez, pero antes de que abandonasen el hospital, enseñé a Jerry y a su esposa a hacerse Reiki a sí mismos y entre ellos en casa. Aunque siempre existe el riesgo de que el cuerpo pueda rechazar el nuevo corazón, las dos biopsias postoperatorias de Jerry no mostraron señal alguna de rechazo. La operación cardíaca salvó su vida y el Reiki le ayudó a curarse.

«¿Realmente hice que desapareciera mi dolor de cabeza?». Miguel preguntó al terminar de aplicarse a sí mismo su primer tratamiento de Reiki en mi curso para los pacientes externos de VIH en el Beth Israel Medical Center de Nueva York.

Este veterano de Vietnam tenía un doloroso pasado, un traumático período en las fuerzas armadas, mucho tiempo en prisión, adicción a la heroína y SIDA. Ahora que había salido de la cárcel e intentaba mantenerse limpio, había asistido al curso para aprender el autotratamiento de Reiki. La mayoría de sus afecciones (fatiga, diarrea, dolor, ansiedad, insomnio y migrañas) habían persistido tras el tratamiento con los medicamentos convencionales y vino a mí con la esperanza de que el Reiki le pudiera ayudar.

Miguel asistió a las cuatro sesiones de formación de Reiki con gran interés, ampliando su comprensión sobre el bienestar y sobre cómo cuidarse a sí mismo con la luz del Reiki y su toque curativo. Haciéndose Reiki a sí mismo, sintió que no sólo se ayudaba con sus migrañas, sino que algo más profundo le estaba sucediendo. «Me siento esperanzado», dijo sencillamente. Lo animé a aplicarse Reiki constantemente, cada día.

Varios meses después, encontré a Miguel frente al Hospital Beth Israel. Él todavía se hacía Reiki a diario, en ocasiones varias veces al día, y ya no había tenido más migrañas. Aunque su compañero de habitación había muerto esa misma mañana, Miguel estaba sorprendentemente tranquilo y expresaba gratitud por la presencia de la sanación del Reiki en su vida.

Carolyn era una trabajadora empedernida y le gustaba su trabajo como productora de televisión de alto nivel.

Era una de esas personas que parece crecerse con el estrés, rubia, muy animada, trabajaba fuera habitualmente, comía bien y disfrutaba de buena salud en general; sin embargo antes de la treintena tuvo no uno, sino tres abortos. Con los cuidados de un solícito y experimentado obstetra en situaciones de alto riesgo, Carolyn finalmente dio a luz a una saludable niña. Varios años más tarde, durante su segundo embarazo, con una gran ansiedad por presentar un riesgo elevado, vino a mi consulta para recibir tratamiento de Reiki y experimentó una serenidad y bienestar que no sabía que fuera posible. Después de nuestra primera sesión, Carolyn completamente decidida dijo: «Quiero otra cita la próxima semana y quiero aprender a practicar Reiki en mí y en los miembros de mi familia». Ella se matriculó en mi siguiente curso.

Una vez se incorporó al trabajo, después de haber dado a luz a su segundo hijo con relativa facilidad, Carolyn dejó de acudir para recibir sesiones, confiando en el Reiki de sus propias manos. Años más tarde, cuando quedó embarazada inesperadamente de nuevo, a la edad de cuarenta y un años, Carolyn volvió para recibir tratamiento. Aunque su médico esperaba otro embarazo de alto riesgo, pronto determinó que en aquella ocasión el embarazo sería normal. Carolyn dio a luz en la sala de partos del hospital de forma prácticamente natural con su marido y su maestra de Reiki (yo) a su lado.

Los informes sobre la respuesta al tratamiento de Reiki en el mundo entero son remarcablemente similares. Estos informes proceden de alumnos que se hacen autotratamiento, de clientes que reciben tratamiento por parte de terapeutas profesionales y de otras personas, a menudo profesionales de la salud, que observan los cambios efectuados en los pacientes que reciben Reiki.

En estos momentos probablemente te estés preguntando: «¿Qué tipo de tratamiento puede ofrecer maravillosos resultados, como los mostrados en los casos citados?», y también te puedes preguntar ¿qué es el Reiki exactamente?

¿QUÉ ES EL REIKI?

La respuesta más sencilla es que el Reiki es una práctica de sanación espiritual, que puede ayudarnos a recuperar el equilibrio en todos los niveles (físico, mental, emocional, espiritual, y también social, independientemente de nuestra edad o estado de salud). Aunque el equilibrio pueda significar cosas diferentes en circunstancias diferentes, el tratamiento de Reiki, que por lo general es aplicado a través de un contacto ligero, normalmente aporta una rápida reducción del estrés y alivia el dolor y la ansiedad. Quienes normalmente lo reciben, refieren que mejoran el sueño, la digestión y que tienen una grata sensación de bienestar. Otros beneficios, como el sentirse más motivados, menos deprimidos, o la experimentación de alivio de los efectos secundarios de medicaciones, radioterapia o quimioterapia, varían de persona a persona. A diferencia de la medicina convencional, el Reiki no ataca la enfermedad, sino que favorece nuestro bienestar y refuerza la capacidad natural de la autocuración manteniendo el equilibrio.

Aunque se puede recibir tratamiento por parte de otra persona, la práctica del Reiki se aprende fácilmente en el primer nivel, y resulta efectivo tanto si se lo hace uno mismo como cuando se recibe por parte de otro. El Reiki no requiere de ninguna creencia, simplemente la buena voluntad de experimentar. Es un tratamiento holístico, no invasivo y puede ser practicado con seguridad en cualquier situación, incluso en emergencias. No tiene contraindicaciones médicas.

El Centro Nacional para la Medicina Alternativa y Complementaria (NCCAM, por sus siglas en inglés), del Instituto Nacional de Salud (NIH), clasifica el Reiki como una forma de medicina energética y, específicamente, como una terapia del biocampo. Los biocampos también son mencionados como presuntos campos de energía porque, de momento, no existe ninguna tecnología lo bastante sutil como para medir los biocampos del mismo modo que los científicos pueden medir los campos magnéticos o eléctricos.[1] Los biocampos son campos extremadamente sutiles que, según se dice, rodean e impregnan el cuerpo humano.

Aunque tenga sentido clasificar el Reiki como medicina energética, en los propósitos de investigación, el Reiki no es verdaderamente una medicina energética. Este término se refiere más específicamente a prácticas de Qigong, Shiatsu, o el Toque Terapéutico, que deliberadamente reorganizan el biocampo y que requieren la concentración por parte del terapeuta para establecer un diagnóstico, crear un plan de tratamiento y, después, poner en práctica este tratamiento. El Reiki no va deliberadamente por este camino, no hay que hacer ningún diagnóstico. El terapeuta no tiene que concentrarse, no dirige el Reiki. Tanto la práctica como la experiencia del Reiki se asemejan más a la meditación que a cualquier otra técnica de medicina energética.

De hecho, la palabra «energía» es tan vaga como ella misma, no es realmente aplicable al Reiki, se puede expresar con términos más específicos y descriptivos como «pulsación», «vibración» u «oscilación». Aunque el NCCAM junte todas las terapias sutiles bajo un mismo paraguas, presuntas terapias o terapias del biocampo, el biocampo es en realidad multinivelado y distintas terapias se dirigen a diferentes niveles de realidad sutil.

El Reiki afecta el nivel más sutil del biocampo, el cuerpo sutil vibracional, que sostiene el proyecto exterior que se puede medir realmente. A diferencia de las terapias energéticas, el Reiki accede a través de, pero no dirigido por, el practicante. Una vez accede, el Reiki estimula gradualmente el biocampo hacia el equilibrio.

A menudo, la palabra «Reiki» se utiliza erróneamente, intercambiándola con términos que se refieren a varias bioenergías, como Chi y Prana (incluido por el NCCAM), pero estos términos no son intercambiables como tampoco pueden serlo la medicina china y el Ayurveda, sistemas en los cuales se describen. (También hay varios tipos, tanto de Chi como de Prana). El Reiki es mucho más sutil que estas bioenergías. Esto es la conciencia primordial,* que es idéntica a los estados respec-

---

* Atención, observa que el término «Reiki» se refiere tanto a la conciencia primordial como a esta práctica que usamos para acceder a la conciencia primordial, para el crecimiento espiritual y curativo.

tivos de la fuente de Chi y Prana, denominado Yuan chi (este término puede variar entre linajes chinos) y Mahaprana. El Chi manipulado en la acupuntura y el Prana movido en las prácticas de Yoga son bioenergías en general. El Chi es solamente subfísico, pero todavía está más allá del alcance de cualquier medida tecnológica, o al menos directamente. Hay cambios, que se pueden calibrar, de la conductividad eléctrica en los puntos de acupuntura de los meridianos chinos, los senderos sutiles por los cuales Chi, como se dice, circula.[2] La presencia de estas huellas es significativa, pues refuerza el hecho de la existencia de energías sutiles y subraya las limitaciones de la tecnología actual.

LA MIRADA Y LA SENSACIÓN DE REIKI

Las manos de un terapeuta de Reiki experimentado se posan ligeramente sobre un receptor completamente vestido, que se acuesta o se sienta cómodamente. Cuando se le hace Reiki a alguien que está consciente, tanto el terapeuta como el receptor notan que se produce rápidamente un proceso agradable que conduce a la relajación. La respiración se va volviendo cada vez más suave y relajada y la persona puede suspirar o incluso roncar a medida que el estado de relajación se hace más profundo. La experiencia en un tratamiento de Reiki es muy subjetiva y varía de persona a persona y de tratamiento a tratamiento. Algunos receptores sienten un cálido cosquilleo donde se le colocan las manos de Reiki, otros perciben como un vaivén de suaves pulsaciones sutiles que fluyen en el exterior de su cuerpo y hay quien no siente nada en particular, excepto que al finalizar se encuentra muy relajado, con una gran sensación de bienestar. Si la persona acude con dolor al tratamiento, éste por lo general desaparece o disminuye durante la sesión. Después del tratamiento, el receptor normalmente se siente centrado y en contacto consigo mismo de una manera natural, pero esto muy raramente lo experimentan los adultos que llevan un ritmo de vida frenético. La sensación de bienestar permanece y la gente con frecuencia manifiesta una mejoría inmediata del sueño.

Tu actual experiencia de Reiki puede centrarse en cambios a nivel físico, mental o emocional, sensación de relajación, alivio del dolor, lucidez, disminución gradual de estados de ansiedad o expectativas u otros pensamientos inquietantes, mientras que algo lejano y sutil va actuando en el interior. Cuidadosamente, silenciosamente, gradualmente, el Reiki abre una conexión espiritual interior que puede cambiar de forma considerable la experiencia de vida de una persona, una sensación de conectividad que permite transformar actitudes negativas y crear un sentido en el significado y el objetivo. Esto puede ser el regalo más valioso que proporciona el Reiki.

De todos los comentarios que he escuchado sobre los beneficios del Reiki, el más común y el más profundo es simplemente: «Me siento mejor conmigo mismo». Sentirse mejor con uno mismo es la «piedra angular» del bienestar. Este cambio se inicia con el primer tratamiento y se refuerza en cada una de las sesiones.

¿DE DÓNDE PROCEDE EL REIKI?

El Reiki, tal y como lo conocemos actualmente, se originó a principios del siglo xx en Japón con un cabeza de familia y aspirante espiritual de toda la vida llamado Mikao Usui. Tras años de experiencia y tener una revelación profunda durante un retiro de tres semanas de ayuno, Usui organizó un grupo de disciplinas espirituales que incluyeron las prácticas de sanación que él enseñó de 1922 hasta su muerte, acaecida en 1926. Usui tenía una visión excepcionalmente expansiva para su tiempo y cultura, y ofreció su método, en un principio de forma abierta, enseñando a unos dos mil estudiantes japoneses. Desde aquel momento, los alumnos progresaron a niveles diferentes dependiendo de su compromiso en la práctica regular. Menos de veinte estudiantes de nivel superior fueron preparados para seguir con el trabajo de Usui. Uno de estos estudiantes era un doctor en medicina en la reserva de la Marina llamado Chujiro Hayashi, que abrió una clínica en Tokio con la aprobación de Usui. Hawayo Takata, una americana-japonesa de la primera generación, llegó a esta clínica y se convirtió en alumna de Hayashi después de haber solucionado sus problemas de salud. Hayashi y Takata colaboraron para llevar el Reiki a América. Hayashi reconoció formalmente a Takata como maestra de Reiki en 1938. Takata siguió practicando y dando clases en Hawái, en el territorio continental de Estados Unidos y en la canadiense Columbia británica hasta su muerte (1980). Ella dejó a veintidós alumnos para seguir con su trabajo. El Reiki ahora se practica en el mundo entero. (Hay una descripción más detallada de historia del Reiki en el capítulo 3).

¿TENGO QUE «CREER» EN EL REIKI?

No necesitas creer en nada para recibir los beneficios del Reiki. Sólo con permanecer receptivo es suficiente para experimentar el tratamiento. La religión implica adhesión a un tipo particular de creencias, en cambio, la espiritualidad es la forma en que cada individuo se relaciona con las partes no visibles de la vida, la forma en que nos enfrentamos a cosas como pueden ser el significado y el valor. Es algo sumamente personal y no opcional. Aunque algunos grupos pudieran tener prácticas espirituales en común como la meditación, la contemplación, el Yoga, etcétera, éstas se realizan para desarrollar la sensibilidad espiritual de cada persona, la relación individual de cada uno con lo que no se puede ver, más que conforme al dogma. Una persona puede ser religiosa y espiritual o sólo una de ambas opciones.

El Reiki no es religioso ni dogmático en modo alguno. Se desarrolló al margen de una tradición espiritual y está situado en la intersección de la ciencia y el espíritu.

Como prueba de ello piensa en el primer o los primeros tratamientos de Reiki que has recibido. Observa la experiencia y pon atención a cómo te sentiste antes y después. Aunque la mayoría de la gente se da cuenta rápidamente de si el Reiki es de su interés, para otros el hecho de identificarlo les lleva más tiempo. Tómate el tiempo que necesites.

¿CÓMO PUEDE AYUDARME EL REIKI?

El Reiki estimula poco a poco el cuerpo hacia su propio y único equilibrio. Ésta es la razón por la que el Reiki puede básicamente beneficiar a alguien, o bien la persona en cuestión está sana y desea permanecer así o abordar cualquier preocupación de salud. Los artistas utilizan el Reiki para ampliar su creatividad y los atletas para acelerar la recuperación. Una adolescente le llama a esto su plan de ayuda móvil y le encanta lo rápido que trabaja el Reiki. Otros aprecian cómo les refuerza la intuición. La lista de ventajas es larga y muy personal porque la gente está desestabilizada de diferentes maneras y porque advierte y valora los diferentes cambios.

El Reiki quizá no sea la única ayuda que necesitas, por eso es importante saber que el Reiki combina bien con otros procedimientos como medicaciones, cirugía, acupuntura, quimioterapia, incluso psicoterapia. Mientras está mejorando la sensación de bienestar y ayudando a tu sistema a recuperar el equilibrio, el Reiki, además, puede reforzar los beneficios recibidos de otras intervenciones curativas. De ningún modo el Reiki puede resultar peligroso. Incluso cuando la curación física no es posible, el Reiki puede proporcionar sanación. Esto podría ser perceptible como el alivio sintomático de un estado crónico, sintiendo una buena disposición e incluso entusiasmo para cuidarse uno mismo (imagina, para ser exactos, que deseas hacer ejercicio o dejar de fumar), o experimentar una calma profunda en el momento de la muerte de un ser querido o la tuya propia.

Las historias de Jerry, Miguel y Carolyn son sólo unos pocos ejemplos de cómo el Reiki puede proporcionar equilibrio y consuelo a las personas que se enfrentan a problemas de salud. No todas las historias de Reiki se resuelven con tanto éxito como las suyas, desde luego; otros reciben del Reiki una sutil mejoría, o impregnan sus vidas cotidianas de un sentimiento de serenidad generalizado. La gente que ha aprendido Reiki puede encontrar alivio con sólo colocar una o ambas manos de Reiki (como a menudo nos referimos a nuestras manos después de las iniciaciones de primer nivel) sobre ellos mismos. En mitad de una crisis, incluso una sutil mejoría del bienestar puede ser significativa. La gente con dolor crónico, por ejemplo, podría aspirar a no tenerlo, pero incluso agradecen si sólo se reduce la intensidad del dolor.

Carol, una contable cercana a los cincuenta años, vino a mí buscando alivio para sus migrañas. Más tarde descubrí que también tenía ataques de pánico, sofocos y espasmos musculares. Ella pensaba que estos síntomas eran distintos, que no estaban relacionados y que podría vivir con ellos. Con lo que no podía vivir era con los dolores de cabeza.

Después de su primera sesión de tratamiento, Carol expresó con satisfacción cómo se había sentido, relajada y renovada. Estaba intrigada por saber si ella podría aprender Reiki, e inmediatamente se apuntó a mi siguiente curso. Esto sucedió hace siete años. Aunque, como Miguel, muchas personas que usan el Reiki no vuelven a tener migrañas, las de Carol no desaparecieron. Con el tiempo, sin embargo, empezaron a ser más leves y menos frecuentes. Carol se hizo más consciente de las sutiles señales de advertencia y descubrió que haciéndose a sí misma, aunque fuese un breve tratamiento de Reiki antes de un ataque, a menudo atenuaba el dolor de cabeza. También se dio cuenta de lo duro que había trabajado y el efecto que esto tuvo en su salud.

Mientras tanto, como siguió recibiendo Reiki, Carol iba reduciendo su ansiedad y sentía que controlaba mejor su vida. Como no era una persona reflexiva por naturaleza, se decantó por la psicoterapia para conocerse mejor. Carol comenzó a experimentar dejando ir la cólera y los resentimientos que conservaba justificadamente. Sus sofocos casi desaparecieron y dejó de tener espasmos musculares. Ella sigue disfrutando del autotratamiento. Con el Reiki no es importante saber si todos los síntomas de Carol estaban relacionados, basta con ser consciente de que le sucedían a la misma persona. Esto es parte de la belleza y la facilidad del Reiki: no necesitamos saber.

Hay dos maneras de introducir el Reiki en tu vida: una es recibir tratamiento a través de un profesional o de un amigo que se ha formado, y la otra opción, y esto es lo que hace al Reiki único, es aprender para aplicarte el Reiki a ti mismo, de modo que puedas hacerte un tratamiento siempre que quieras. Animo a todos mis clientes, pero especialmente a aquellos que sufren enfermedades graves, o a aquellos que llevan un ritmo de vida estresante, a aprender Reiki para poder cuidarse a sí mismos. Una vez que aprendes la práctica, también puedes compartir el Reiki con tu familia, amigos y mascotas.

Una de las mejores facetas del Reiki es que únicamente ayuda y nunca puede hacer daño. No se puede sufrir una «sobredosis» de Reiki, no importa cuántos tratamientos recibas o cuánto tiempo duren. Una vez has tomado lo que necesitas, las manos de Reiki permanecen tranquilas y sólo te llega el confort del suave contacto. Irónicamente, el mayor desafío en Reiki puede ser el hecho de apreciar lo fácil y natural que es el proceso. Estamos tan acostumbrados a trabajar duro para conseguir lo que queremos y necesitamos, que no sabemos cómo dejar que la vida se manifieste.

Se necesita tiempo para reconocer cuán profundamente puede llegar la curación y hay mucho que nunca sabremos. Por regla general, vivimos tan alejados del sentido del bienestar que perdemos de vista lo que nos falta. Pero, más allá de la reducción del estrés y el dolor, la estabilización del humor, la expansión de la conciencia de uno mismo, el aumento en la productividad y un sentido más profundo del compromiso, permanece la prevención. No hay modo de saber el grado de sufrimiento que evitamos si cuidamos de nosotros mismos regularmente con el Reiki. El alivio sintomático es la punta del iceberg, la base de lo que no vemos pero que se puede percibir. Todo esto a través del contacto de una mano de Reiki.

Dos

EL REIKI Y TU SALUD

Si no cambiamos nuestro rumbo, terminaremos donde nos dirigimos.

PROVERBIO CHINO

Tradicionalmente, la medicina holística contempla la salud como un equilibrio, entendido como un estado de muchos niveles de armonía e integridad, tanto en el interior de la persona (cuerpo/mente/espíritu) como entre la persona y su entorno (físico, social y espiritual). Consciente de la delicada complejidad de esas interrelaciones, la medicina natural busca fortalecer la innata capacidad del individuo para equilibrarse y sanar; las intervenciones son usadas con el fin de estimular más bien el movimiento hacia el equilibrio que anular el funcionamiento natural.*[1]

Aunque el concepto de equilibrio es de sobras conocido en la medicina convencional, la biomedicina se ha enfocado cada vez más en las dolencias de las partes específicas del cuerpo y ha dejado a los mecanismos de autorregulación del cuerpo la restauración de la ho-

---

* El equilibrio no excluye el valor de un espíritu luchador cuando aborda la enfermedad, sino que la lucha se hace desde la aceptación y la autovaloración y no desde la ira.

meostasis.[*2] Veinte años atrás nunca habría soñado que el paradigma holístico de un sistema equilibrado, que en cierto modo intuía, alguna vez daría sentido a la biomedicina, sin embargo, algo está cambiando claramente. No es sólo el hecho de que la medicina convencional comprenda que las terapias curativas tradicionales son útiles, sino que la biomedicina está encontrando evidencias que apoyan la perspectiva holística. Por ejemplo, nuevas pruebas sugieren que trastornos subyacentes, como la inflamación, desempeñan funciones insospechadas en la enfermedad, contrariamente a lo que se suponía antes.

Ahora se sabe que las personas diagnosticadas de enfermedad inflamatoria crónica tienen mayor probabilidad que otras de desarrollar otro estado inflamatorio. Un reciente estudio evidenció que las personas con colitis ulcerosa o enfermedad de Crohn son más propensas a padecer artritis, asma, bronquitis, psoriasis, esclerosis múltiple, enfermedades renales y pericarditis, siendo las más comunes de entre ellas el asma y la artritis.[3] Otro estudio encontró que en pacientes con colitis ulcerosa o enfermedad de Crohn hay una más alta incidencia de esclerosis múltiple y otros dos serios desórdenes del sistema nervioso: desmielinización y neuritis óptica.[4] Estas relaciones han sido largamente comprendidas en la medicina oriental, que identifica las condiciones subyacentes que se expresan de modos diversos en gente diferente.

UN ESTILO DE VIDA SALUDABLE

Hay muchas cosas en la vida que debilitan nuestro bienestar, incluido el paso del tiempo, pero a menudo los efectos negativos de un estilo de vida malsano no se perciben hasta pasados quince o veinte años. Cuando nos encontramos bien, sería inteligente que hiciéramos todo

---

[*] El *Manual de fisiología médica*, de Guyton y Halls, define la homeostasis como «el mantenimiento de las enfermedades estáticas o constantes en el ambiente interno».

lo posible para fortalecer y proteger nuestra salud. Siempre estamos muy ocupados, por eso necesitamos algo que podamos hacer fácilmente cada día, incluso varias veces al día si nos encontramos algo indispuestos. Si tenemos un problema de salud crónico, necesitamos algo para aliviar nuestros síntomas y fomentar así nuestra sensación general de bienestar. Si nos enfrentamos a un diagnóstico que pone en riesgo nuestra vida, necesitamos algo que hacer durante nuestras frecuentes visitas al médico, algo que restaure nuestro sentido de plenitud y nuestra memoria interna de la salud.

Cuando recibimos un diagnóstico grave, necesitamos curarnos en diversos frentes. Necesitamos sanar la enfermedad, y también la problemática subyacente que nos ha llevado a enfermar y que ha ido creciendo durante varios años. Tenemos que sanar el trauma que supone el diagnóstico y hacer algo para sentirnos más cómodos y que nos ayude a paliar los efectos secundarios de la medicación y los procedimientos médicos. También debemos hallar una manera más saludable de estar con nosotros mismos. En una ocasión, el doctor Michael Gnatt se sentó frente a una paciente que, a sus setenta años, todavía acudía a clases de baile. Katherine tenía pólipos y antecedentes familiares de cáncer de colon. Se había hecho varias pruebas de detección y le contó que tenía aún que esperar cinco años para la siguiente revisión.

Tres años y medio después, hizo caso a su intuición de que algo no iba bien y fue diagnosticada de cáncer de colon. Sentada ante su internista, estaba tan inquieta por la pena, el miedo y la rabia que no podía tomar las importantes decisiones terapéuticas. Viendo que se encontraban en un callejón sin salida, Gnatt la invitó a la camilla de tratamiento de Reiki. Veinte minutos después, Katherine se sentía renovada y centrada en sí misma. Al día siguiente, decidió exactamente qué tratamiento quería seguir y en qué hospital.

Dijo que su tratamiento de Reiki era como el baile, ya que sentía su respiración moverse a través de su cuerpo.

El Reiki puede proporcionar un soporte calmado y estable a todos los niveles de sanación y crecimiento personal. Para quienes se deciden a aprender el método del Reiki, ese apoyo estará siempre a su alcance. Sólo incorporando el Reiki, nuestro estilo de vida podrá transformarse en uno mucho más saludable. Como dijo en una ocasión una joven mujer aquejada de lupus, «Con la ayuda del Reiki, soy capaz de escoger nuevas formas de ser que han atraído el equilibrio, la armonía y la plenitud a mi vida».

ASPECTOS BÁSICOS DE LA SALUD

Una simple perspectiva holística identifica tres factores que nuestros cuerpos necesitan para funcionar como es debido y mantener así la salud y el bienestar.

Necesitamos respirar, dormir y digerir bien. Cuando estos factores funcionan correctamente, nos sentimos bien en general y tenemos resiliencia. Podríamos definir el estrés como algo que compromete los factores anteriores. Cualquier pérdida de bienestar trae consigo una pérdida de funcionalidad en al menos una de esas tres áreas, que rápidamente se extiende a las demás. Tal funcionamiento debilitado es a menudo subclínico y queda por debajo del radar de la biomedicina, sin embargo mina la salud y el bienestar.

Cuando la respiración, el sueño o la digestión se debilitan, tenemos que intervenir para recuperar y mantener equilibrado y sano su funcionamiento. A veces con el descanso ya es suficiente, pero en nuestro mundo actual, el arte de descansar se ha perdido en gran parte. Es aquí donde el Reiki puede ayudar, ya que nos lleva cuidadosamente hacia el descanso profundo.

Como el Reiki proporciona una profunda relajación, los efectos en espiral de la tensión comienzan a disiparse. Mediante la mejora de la respiración, el sueño y la digestión, el Reiki restaura las funciones que proporcionan la recuperación y el bienestar. Veamos con más detalle cada una de estas funciones vitales.

Respiración

Una respiración saludable se pasa a menudo por alto, aunque sea esta función la encargada de disipar de una forma natural la tensión y la ansiedad. Cuando respiramos bien, el aire es filtrado y humedecido por la nariz, el oxígeno entra en el torrente sanguíneo, el dióxido de carbono es exhalado y los órganos internos reciben una agradable estimulación cuando el diafragma se expande y se contrae y las costillas se abren.

Bajo tensión, puede darse un modelo de respiración malsano como la respiración bucal y la hiperventilación. El estrés puede agravar afecciones como el asma y la bronquitis crónica. Cuando no respiramos bien, podemos padecer de congestión en la nariz o en el pecho o incluso carecer de una adecuada oxigenación y, por tanto, acumular dióxido de carbono. Una respiración inadecuada afecta a nuestro estado de ánimo y a nuestra capacidad de dormir.

El tratamiento de Reiki propicia una respuesta rápida en la respiración tanto del practicante como del paciente. La respiración se modifica nada más comenzar la sesión, ya que se vuelve más libre, rítmica y abierta. A medida que el tratamiento avanza y el receptor alcanza un estado más profundo de relajación meditativa, la respiración se hace más lenta, como sucede en la meditación profunda. (Los textos de Yoga hablan con detalle de la conexión entre la respiración y el estado mental).[5]

En una ocasión, me llamaron de la UCI para tratar a un hombre de unos sesenta años bien cumplidos, un dinámico líder religioso de una comunidad que había sido hospitalizado durante dos semanas a causa de un confuso diagnóstico. A su esposa le resultaba muy doloroso ver a su marido tan cohibido en lugar de estar despotricando en su cama. Ella no sabía nada sobre el Reiki pero, desesperada por lograr un cambio en el estado de ánimo de su marido, decidió seguir la recomendación de un amigo. El paciente hacía unas 30 o más respiraciones por minuto cuando comenzó el tratamiento (cuando lo normal es de doce a dieciséis). El monitor marcó un cambio cuando empezó a respirar de una forma más normal. Después de una hora, respiraba sólo ligeramente más rápido de lo normal y sin agitación. Salió de la UCI al día siguiente.

Sueño

Todos conocemos la textura aterciopelada del sueño profundo. Nos despertamos con la cabeza clara y con un sentido dulce de la vida. El cuerpo y la mente experimentan la fase natural de desintoxicación y rejuvenecimiento durante el sueño profundo que es irremplazable (excepto quizás en la meditación profunda).

Dormir con dificultad es generalmente el primer síntoma reconocible del estrés, aun cuando la respiración dificultosa en realidad ocurra primero. Si persiste, la perturbación del sueño o su privación puede llevar a la fatiga, a la dificultad de concentración, al dolor muscular (como sucede en la fibromialgia) y al debilitamiento del sistema inmunitario. La fatiga a menudo lleva a comer demasiado y/o confiar en estimulantes en un intento equivocado de restablecer la vitalidad; ambos procesos interrumpen los naturales ritmos digestivos y nuestra capacidad de alimentarnos. Las personas que reciben Reiki a menudo se relajan tan intensamente que entran en una especie de sueño meditativo que es profundamente reparador de cuerpo y mente. Tanto si ocurre como si no, incluso las personas con un largo historial de insomnio a menudo duermen mejor la primera noche después de un tratamiento de Reiki o de su primera clase de Reiki. Muchos de mis alumnos de Reiki, especialmente aquellos que son seropositivos, han tenido que tomar tanta medicación que ha interferido en su sueño. Los somníferos no resolvieron el problema y les dejaban aturdidos al día siguiente. Los estudiantes refirieron mejoría en su sueño cuando empezaron a hacerse Reiki y muchos fueron, incluso, capaces de dejar los somníferos del todo.

Sharon era una dinámica productora de televisión cuya carrera se detuvo justo cuando sufrió daños en ambos hemisferios cerebrales después de una caída en su trabajo. Varios años después, todavía tenía un constante dolor, pérdida de memoria y dificultades para concentrarse, además de que debía caminar con un bastón. Sharon llamaba a su médico cada vez que un nuevo dolor empezaba en el lado derecho de su cuello y mandíbula. Unos pocos minutos de Reiki en su oficina le proporcionaron tanto alivio que su doctor la derivó a mi consulta para llevar a cabo un tratamiento más continuado. Durante nuestra primera sesión, Sharon se sorprendió por haberse quedado dormida unas cuantas veces. Ella hizo la siesta más tarde ese día y durmió seguido toda la noche por primera vez en años. Sharon pensó que los años de insomnio habían contribuido a su accidente.

Digestión

Nos alimentamos gracias a la capacidad de digerir. Y no es sólo nuestra comida lo que digerimos, sino también nuestras experiencias.

Cuando seguimos una buena alimentación, escogiendo comida fresca de acuerdo con la estación del año y el momento del día, sentándonos en un ambiente calmado y tomándonos el tiempo necesario para masticar bien y quedarnos descansando un rato o bien dando después un apacible paseo, el cuerpo es capaz de procesar los nutrientes eficientemente y, por razones de esa misma eficiencia, de eliminar los desechos. Cuando no atendemos nuestras necesidades digestivas, la comida que ingerimos se convierte en tóxica en nuestro sistema y las toxinas gravitan hacia el área de nuestra debilidad constitucional, preparando así el terreno para la enfermedad.

Los trastornos digestivos pueden manifestarse en síntomas típicos de enfermedad inflamatoria intestinal como diarrea, estreñimiento, espasmos abdominales y náuseas. El estrés puede agravar enfermedades digestivas crónicas como la enfermedad inflamatoria intestinal (colitis ulcerosa y síndrome de Crohn).

La respuesta del tracto digestivo al Reiki puede ser fácilmente audible, como el gorjeo abdominal llamado borborigmo, audible frecuentemente nada más comenzar la sesión. Los clientes a menudo se sienten incómodos y achacan rápidamente esos ruidos a haber tomado café, a no haberlo tomado, a haber acabado de comer, a haberse saltado una comida o a cualquier cosa que esté sucediendo en sus vidas. Siempre les tranquilizo diciendo que la música del ombligo es algo bueno, un claro signo de que el cuerpo está respondiendo y normalizándose.

La mejoría digestiva se muestra de varias maneras. Algunas personas recuperan el apetito o se sienten atraídas por alimentos más saludables o disfrutan preparando la comida. Otras refieren una normalización de la función intestinal, incluso después de un largo historial de estreñimiento. Los síntomas del síndrome de colon irritable o enfermedad de Crohn pueden calmarse en una sola sesión, sin embargo, un tratamiento continuado proporcionará un alivio más profundo y beneficioso a más largo plazo.

EL REIKI Y EL INSOMNIO

En el año 2004 di una pequeña charla y enseñé Reiki en el congreso conocido como «Enfoques integradores de la depresión» patrocinado por el programa en Medicina Integrativa de la Universidad de Arizona. Estaba fascinada por la charla dada por el doctor Rubin Naiman, profesor auxiliar en el programa de Medicina Integrativa y especialista del sueño en la clínica Miraval de Tucson. La conferencia de Naiman y nuestras consiguientes conversaciones dieron el respaldo científico a lo que yo había observado en mis clientes durante tanto tiempo.

Según Naiman, es raro encontrar a norteamericanos que todavía experimenten un sueño profundo más allá de la cincuentena. Él concibe los trastornos del sueño como el problema número uno en Estados Unidos y ofrece estadísticas que lo respaldan. Trastornos del sueño como el insomnio, la apnea obstructiva del sueño (AOS), el síndrome de piernas inquietas (SPI) y el trastorno de movimiento periódico de las extremidades (PLM, por sus siglas en inglés) afligen a más de 100 millones de estadounidenses; sin embargo siguen siendo poco diagnosticados y tratados. El 80 por 100 de los pacientes psiquiátricos tienen trastornos del sueño y la severidad del insomnio tiene correlación con la intensidad de los síntomas. El insomnio, que afecta aproximadamente a 60 millones de adultos estadounidenses, es un síntoma muy común de la depresión y también un factor de riesgo para convertirse en una persona depresiva. De hecho, un año de insomnio es el factor más importante de una posterior depresión clínica.

Las consecuencias generales de los trastornos del sueño ilustran la asociación entre la somnolencia excesiva durante el día y la comida, especialmente entre las mujeres, y el hecho de que la tarde sea el momento más habitual para que se produzca el abuso de sustancias. Naiman establece los síntomas que se superponen de depresión y somnolencia: aislamiento social, fatiga y dificultad de concentración. Además, articula los motivos para encontrar remedios no farmacológicos para las perturbaciones del sueño. Más allá del hecho obvio de que es generalmente mejor tomar menos medicación, Naiman señala que todos los somníferos tienen indeseables efectos secundarios. La medicación es implacable, dice, pues empuja al cerebro hacia la inconsciencia sin proporcionarle los evidentes beneficios del sueño profundo. Las nuevas píldoras para dormir como Ambien y, más recientemente, Lunesta, evidencian grandes ventajas sobre la medicación anterior y parecen ser más seguras. Sin embargo, hay todavía problemas significativos con esas drogas. Además de causar dependencia y habituación, no conocemos sus efectos a largo plazo. Pueden asociarse a aturdimiento matinal o déficit cognitivo y, lo que es más importante, minan nuestra propia capacidad de caer dormidos.

Aunque no hubiera habido aún una investigación sobre el Reiki y el sueño, estudiantes de Reiki que habían sido insomnes han revelado que el Reiki les ha ayudado en numerosas ocasiones. Personas con problemas para quedarse dormidas encuentran que una sesión de Reiki a primera hora de la tarde les ayuda a volver a su normal ciclo de vigilia y falta de sueño. El Reiki permite a muchos adultos dormir seguido durante toda la noche y, cuando los estudiantes se desvelan por la noche, el autotratamiento de Reiki les impide caer en un estado de ansiedad, por lo que pueden volverse a dormir.

Las personas que empiezan un tratamiento de Reiki habitualmente comentan que su sueño es más profundo y renovador aunque duerman más o menos horas. Ocasionalmente escuché comentarios de que se había producido una mayor actividad onírica cuando se había recibido Reiki por primera vez. Naiman dice que esto puede suceder cuando las personas recuperan su ciclo natural de sueño.

Naiman concibe el descanso como el ingrediente secreto en todos los enfoques curativos. «El descanso es una forma de sueño de baja calidad. El mismo proceso neuroquímico subyace tanto en el sueño como en el descanso. Aunque el proceso es bioquímicamente complejo, una simple explicación es que el cerebro va más lento. No se puede dormir si no se sabe descansar». Por tanto, el papel del Reiki en la generación de un mejor descanso es muy importante.

Si el Reiki mejora la capacidad de dormir, puede activar los mecanismos de reparación del cuerpo y fomentar así su capacidad de autorregularse. Esto podría explicar por qué se ha considerado que el Reiki ha sido capaz de proporcionar beneficios en una amplia variedad de situaciones, incluyendo las más graves, y a menudo sin respuesta, enfermedades como la anorexia y la bulimia. Para trastornos como éstos, está claro que el Reiki no es el único tratamiento necesario, pero puede ser útil como un apoyo continuado, sobre todo en aquellas personas que han aprendido y practicado el autotratamiento del Reiki, y como puerta de entrada a otras terapias necesarias.

Dejando a un lado los desórdenes alimentarios, el vínculo entre el sueño inadecuado y el aumento de peso está bien documentado y puede implicar más que la simple acción de comer demasiado. Si estás alcanzando un peso no deseado, incluso si es tan sólo el principio del lento sobrepeso propio de la mediana edad, lee lo siguiente.

EL REIKI Y EL CONTROL DEL PESO

Todos querríamos que el control del peso fuera algo fácil, pero para algunos de nosotros no lo es. Sí, hay personas afortunadas que pueden comer algo menos en cada comida o aumentar su actividad, o ambas cosas, y perder 2 kg en un abrir y cerrar de ojos. Luego está el resto de personas; incluidos cualquiera de nosotros que no hace realmente el esfuerzo, o bien hace lo que cree razonable pero sin obtener unos resultados equitativos. Esto ocurre porque el sobrepeso es a menudo más complejo de lo que pensamos. En esta cuestión el Reiki también puede ayudarnos. Si estás luchando con tu peso, respira profundamente y sigue leyendo.

Algunas personas pierden peso tras incorporar el Reiki a su estilo de vida. Georgia había pretendido dejar de fumar durante años y se apuntó a un curso de Reiki con la esperanza de que la ayudase en su determinación. Un día, de camino hacia el curso, se detuvo en un Starbucks y se sorprendió al verse pidiendo un té verde en lugar de su habitual café largo. Durante el siguiente año, en el que Georgia practicó diariamente su autotratamiento de Reiki, poco a poco y sin esfuerzo, fue perdiendo (13 kilos y medio y 30 mm de presión arterial. No ha tomado una taza de café desde aquel primer té verde y todavía fuma, aunque menos.

¿Cómo ayuda el Reiki a perder peso? Hay probablemente varios factores relacionados, sobre todo cuando el adelgazamiento se produce sin apenas esfuerzo como en el caso de Georgia. Es probable que un tratamiento regular de Reiki reduzca la cantidad de hormonas del estrés que circulan por nuestra sangre y facilite así que el cuerpo mantenga su peso. Otras posibles razones pueden ser una mejoría general de la función digestiva, una desintoxicación gradual, un descanso más reparador, una mejoría en el equilibrio hormonal, el estar más alineado con el propio cuerpo, orientándolo hacia lo que realmente necesita, una ingesta menos asociada con lo emocional, sintiéndonos mejor en general y sobre todo sintiéndonos mejor con nosotros mismos. Ese sentirnos bien tal vez sea lo que con mayor probabilidad nos hará tomar las decisiones y hacer el esfuerzo para mejorar nuestro bienestar; lo que significa que el Reiki puede permitirnos efectuar otros cambios necesarios.

Desde una perspectiva holística, el aumento de peso no es en sí mismo un problema sino más bien un síntoma de una más profunda y polifacética disfunción. Cada persona que lucha contra el sobrepeso tiene un único desequilibrio y necesita un enfoque personalizado. Esto significa que hay que encontrar a un profesional de la salud que pueda identificar lo que está sucediendo (o no sucediendo) en tu cuerpo y crear un específico y personalizado estilo de vida para ti (si esto fuera un poco más fácil, ya lo habrías conseguido). Puede que no seas capaz de encontrar esta clase de guía dentro de los límites estrictos de la medicina convencional que, al fin y al cabo, no es más que una medicina estandarizada incapaz de abordar las necesidades de los valores atípicos. Es aquí donde los expertos terapeutas de los sistemas asiáticos de medicina (ayurveda, tibetana o china) pueden ser muy útiles.

Más que insistir en las recomendaciones de una dieta estandarizada, los sistemas de medicina natural consideran el alimento como medicina. La comida es más nutritiva cuando la ingerimos en el contexto de la constitución de cada uno, según nuestro estado de salud y la tomamos en el momento del día o temporada del año apropiados. John Douillard explica el enfoque ayurvédico de comer equilibradamente y en términos actuales en *The Three Season Diet*. Este libro puede ayudarte a reconocer de inmediato las propias necesidades de tu cuerpo, para así poder tomar las decisiones de consumir alimentos de tal modo que mejore tu salud.

EL REIKI ES SIEMPRE SEGURO

Un tratamiento de Reiki es seguro en cualquier situación. El Reiki lleva a tu propio sistema hacia el equilibrio. Tanto si el tratamiento proviene de tus propias manos como de las de otro, no hay nada de invasivo en el modo en que el Reiki es administrado. El contacto del Reiki es ligero y no manipulativo, por tanto, el Reiki puede usarse incluso cuando alguien no puede ser masajeado. Si hay quemaduras o una herida abierta, la mano del terapeuta de Reiki puede mantenerse justo sobre el cuerpo. Más que estar dirigido por el terapeuta, el Reiki se activa en función de la necesidad de la persona receptora del tratamiento, por consiguiente, no hay peligro de administrar una dosificación incorrecta.

Por estas razones, no hay constancia de que existan contraindicaciones médicas al uso del Reiki ni de ocasiones en las que el Reiki sea peligroso, y eso hace que pueda ser muy valioso en cualquier situación. Aunque las personas a veces tienen curiosas reacciones al tratamiento, tú eres lo bastante inteligente para recordar que el Reiki puede que no sea el único tratamiento requerido, pero ten por seguro que proporciona todo el cuidado necesario en tu situación. Cuando se precise otro tipo de cuidado, es bueno saber que el Reiki combina con seguridad con otro tratamiento convencional o complementario.

Los pacientes y los cuidadores a menudo observan cómo el Reiki facilita la evolución de un tratamiento convencional, quizá potenciando su efectividad. Al menos, un paciente que esté informado, uno cuya sangre no esté sobrecargada de hormonas del estrés, tendrá probablemente una menor reacción adversa a un test o un tratamiento y, en cambio, estará más predispuesto a recibir los mejores beneficios.

Las medicaciones y los procedimientos convencionales tienden a ser unidireccionales, pues pueden llevar a una persona hacia una dirección pase lo que pase en su organismo. Por esta razón, con frecuencia causan efectos secundarios. Es como cuando se derrama un vaso de agua mientras se está limpiando un mueble para borrar las huellas. El Reiki ayuda a combatir los efectos secundarios porque restaura la armonía y la cooperación en el cuerpo tanto como sea posible en el tiempo. El Reiki contempla la problemática en general ya que no desarrolla una autoconciencia, además de que abarca los aspectos fortalecedores de un tratamiento médico y ayuda al cuerpo a superar sus facetas más desequilibrantes. No irá en contra de las ventajas de una medicación o de un procedimiento médico, y sí ayudará a recuperarse de los efectos secundarios.

La seguridad y el valor del Reiki y de otras terapias complementarias en el tratamiento de enfermedades tan graves como el VIH y el cáncer han sido cada vez más reconocidos en los centros médicos convencionales. Así, los doctores Gary Deng y Barry R. Cassileth, del Memorial Sloan-Kettering Cancer Center de Nueva York, uno de los más importantes hospitales oncológicos del mundo, escribieron:

> La juiciosa integración de terapias de contacto, de meditación, acupuntura y otras complementarias en el cuidado del paciente oncológico está garantizada. Dado el interés del paciente, estas terapias probablemente reducen los perturbadores síntomas físicos y emocionales, le ofrecen una medida de control sobre su bienestar, favorecen su calidad de vida y mejoran tanto la satisfacción del enfermo como la relación entre el médico y el paciente.[6]

EL REIKI Y LAS ENFERMEDADES CRÓNICAS

La gente a menudo me pregunta si he tratado a personas con trastornos específicos, como cáncer, esclerosis múltiple, fibrosis quística o artritis, la lista es larga. Siempre les respondo que el Reiki no trata enfermedades, sino que restablece el equilibrio. Estar equilibrado ayuda a mantener el funcionamiento normal del organismo. Como adultos, atravesamos a menudo estados extremos y confundimos el agotamiento con la relajación, o la toma de cafeína con permanecer alerta. Después de un tratamiento de Reiki, nos acordamos de cómo nos sentíamos de niños, centrados en nosotros mismos, con energía suficiente para hacer lo que queríamos sin sentirnos estresados, ansiosos o tensos. Por supuesto, tal cambio en nuestro estado es bienvenido en cualquier momento, pero puede ser particularmente espectacular en las personas que padecen enfermedades crónicas, con la ansiedad adicional y el sentimiento de estar abrumado que la enfermedad lleva consigo, así como los efectos secundarios de la medicación. La toma de poder personal que supone aprender el autotratamiento de Reiki alivia la frustración asociada a la enfermedad crónica.

Si consideras el Reiki como un efectivo desestresante (el capítulo 13 trata sobre las investigaciones que apoyan esta perspectiva), los beneficios que el Reiki te ofrece son los mismos que eliminar el estrés de tu cuerpo y de tu mente. Aunque no hay todavía ninguna investigación que pruebe que el Reiki puede reducir la progresión de una enfermedad crónica, sí existe, en cambio, alguna evidencia de que el Reiki reduce las hormonas del estrés, y se sabe que dichas hormonas aceleran la progresión de la enfermedad.

El Reiki fomenta el bienestar de maneras que van más allá de la mera reducción del estrés, pues incluyen resolución emocional, sensación de paz y de aceptación y una mayor autoconciencia que lleva a tomar decisiones más saludables. Esos cambios ayudan a las personas a convertir su proximidad a la enfermedad en un proceso de transformación y a conectar así con partes de ellas mismas que habían permanecido ocultas o infrautilizadas, abriendo de este modo nuevos caminos para mantener y encontrar su fuerza interior con objeto de impulsar más todavía su curación.[7] Una paciente con lupus en una ocasión dijo que había aprendido el autotratamiento de Reiki con la esperanza de reducir su medicación (lo que fue capaz de hacer), pero lo que ella no se esperaba era la intensidad con la que la práctica del Reiki la había centrado en sí misma, permitiéndole tomar decisiones más profundas y saludables en sus relaciones familiares. Comentó: «Era lo único que podía centrarme más en mí misma y permitirme tomar contacto con todo el dolor y la rabia que había estado guardando, y eso fue lo que me curó».

El cambio en el bienestar propiciado por el tratamiento de Reiki ayuda a motivar a la gente a crear un estilo de vida más saludable, lo que es necesario para gestionar mejor trastornos crónicos como, por ejemplo, la diabetes tipo 2. Aunque es una enfermedad grave, la diabetes tipo 2 causa sólo escasos o nulos síntomas, haciendo más fácil que los diabéticos prefieran vivir negando la mayor probabilidad de padecer enfermedades nerviosas, renales o visuales, ataques cardíacos y olvidar que las decisiones que toman cada día afectarán significativamente en su futuro bienestar. El principal beneficio del Reiki en el control de la diabetes que he observado en muchas personas que he tratado o formado (incluyendo a hipoglucémicos con reducidas dosis de insulina) puede ser, en parte, el resultado de ayudarles a conseguir un estilo de vida más saludable. Ellas también deseaban que el control de la diabetes mejorara, ya que el Reiki reduce las hormonas del estrés como el cortisol y la adrenalina.

Lo que sigue ahora refleja mi experiencia clínica y perspectiva holística. A medida que vayas leyendo, procura grabar en tu mente estas dos cosas: Primero, tú eres un individuo, no una estadística, y tu experiencia de sanación es única. Segundo, todos los beneficios que vemos con el Reiki son las consecuencias de restablecer el equilibrio a un nivel muy profundo y sutil. Algunas personas responden más rápido y espectacularmente. Hay quienes son más conscientes de lo que está pasando y, otros no notan cambios específicos al principio, pero se sienten mejor en general, más optimistas, menos estresados, menos tristes, angustiados o retraídos.

El Reiki, los trastornos del sistema nervioso y los desequilibrios hormonales

Los desequilibrios hormonales y los trastornos neurológicos típicos responden rápidamente al tratamiento de Reiki. Puesto que los sistemas nervioso y endocrino regulan funciones en todo el cuerpo, mantienen los ritmos normales, organizan los muy variables y complejos niveles de autorregulación y reparan todo aquello que sustenta la salud; parece probable que la sensibilidad de estos sistemas al Reiki sea una gran muestra de cómo el Reiki puede beneficiar a personas con un amplio nivel de trastornos (es también posible que la respuesta del sistema endocrino esté mediatizada por la del sistema nervioso).

Incluso personas con desequilibrios crónicos pueden beneficiarse de un tratamiento de Reiki. El Reiki puede ser particularmente útil en la gestión de la incertidumbre que trae consigo un diagnóstico de esclerosis múltiple. Pacientes con Alzheimer se calman mucho con un tratamiento de Reiki y quienes sufren la enfermedad de Parkinson encuentran alivio en sus temblores, tensiones musculares y agitación. El Reiki puede aliviar dolorosas neuropatías causadas por una enfermedad o una medicación. La madre de uno de mis alumnos que tenía también un adolescente con parálisis cerebral acudió a mi consulta para que les enseñase a ambos la práctica del Reiki. Durante años, desde entonces, ella ha comprobado que el Reiki calma a su hijo incluso cuando éste está en el hospital para someterse a pruebas o intervenciones quirúrgicas (lo que le pone muy ansioso) y parece disminuir la presencia y la intensidad de los espasmos. El Reiki puede ser muy útil en casos de epilepsia o trastornos compulsivos no diagnosticados.

El Reiki también es seguro durante el embarazo y el nacimiento, así como en los períodos de lactancia de los bebés. Asimismo, está especialmente indicado en tratamientos de la infertilidad y en los abortos. Los ciclos menstruales femeninos se suelen normalizar o al menos mejoran con el primer ciclo y, a menudo, durante la semana posterior al curso del primer nivel de Reiki. Una estudiante que ella misma se describía con una historia de veinticinco años de «furor premenstrual» no experimentó el síndrome premenstrual durante su siguiente ciclo. Otras mujeres han encontrado que el Reiki les resultaba muy útil en la endometriosis, los quistes ováricos, los fibromas y las mamas poliquísticas.

El Reiki y los trastornos inflamatorios

La inflamación se produce como respuesta a una herida o infección y como parte del proceso natural de curación. En las enfermedades inflamatorias como la artritis, la capacidad del cuerpo para regular la inflamación se ha perdido. El equilibrio aportado por el tratamiento del Reiki puede ser valioso para prevenir o minimizar los ataques agudos o recrudecimientos. Las personas con artritis que reciben con regularidad un tratamiento de Reiki destacan la disminución del dolor y el incremento de la movilidad articular tras las sesiones.

El Reiki y las enfermedades autoinmunes

El Ayurveda, la medicina tradicional del subcontinente indio, habla de la pérdida del acceso a la sabiduría natural del cuerpo que acompaña al inicio y la progresión de la enfermedad. Esto es especialmente obvio en los trastornos autoinmunes, cuando el cuerpo pierde la capacidad de distinguir entre «lo propio» y lo «ajeno» o «intruso» y, literalmente, se autolesiona. Podríamos preguntarnos: ¿puede el Reiki reconectar el cuerpo con su sabiduría innata? La verdad es que sólo podemos teorizar al respecto.

La práctica del autotratamiento de Reiki es particularmente conmovedora para las personas con enfermedades autoinmunes, puesto que les otorga poder para reequilibrarse incluso cuando sus cuerpos están implicados en la autolesión. Como escribió uno de mis alumnos aquejados de lupus, «Uno de los aspectos más asombrosos de la práctica del Reiki, que ha sido especialmente sanador, es el hecho de tener el poder de cuidar de mí mismo en todo momento. Y esto me ha sanado algo a nivel muy profundo».

El Reiki y las enfermedades cardíacas

La medicina holística vincula el corazón con las emociones y el espíritu, y cada vez surgen más evidencias que sustentan esta teoría. Por ejemplo, la investigación sugiere que la ira puede provocar una arritmia fatal o un ictus en personas con un alto riesgo.[8] Otros estudios muestran que pacientes que han tenido ataques de corazón y que están además deprimidos tienen el doble de probabilidades de morir o de sufrir un nuevo ataque.[9]

Hay gente que destaca sentirse más centrada y emocionalmente equilibrada y más capaz de liberar heridas y resentimientos del pasado en cuanto han empezado a usar el Reiki. No sólo es la disminución de la depresión comúnmente indicada por los estudiantes de Reiki, sino también existen pruebas científicas que sugieren que el Reiki puede tener efectos perdurables en personas con depresión (esta cuestión se comentará en el capítulo 13). En los primeros días después del shock de la intervención cardíaca de emergencia, un experimentado terapeuta de Reiki encontró que el hecho de poner sus manos sobre su pecho aliviaba tanto el trauma físico como el emocional. Logró disminuir el ataque de ansiedad, permitiéndole un descanso profundo y dormir plácidamente a pesar de la gravedad de su estado. Otro cliente decidió aprender Reiki cuando su presión arterial bajó alrededor de 25 mm después de su primer tratamiento.

El Reiki y el cáncer

El Reiki se emplea por los pacientes oncológicos como alivio de la ansiedad, el dolor y la fatiga que puede acompañarles en cada fase de la enfermedad y tratamiento, y les ayuda a recuperarse tras la fase de tratamiento activo.[10] Por ejemplo, el Reiki puede reducir la implacable ansiedad que acecha a las personas que están esperando el diagnóstico sin interferir en el proceso de diagnosis. Después del diagnóstico, el Reiki centra a los pacientes, permitiéndoles tomar las pertinentes decisiones terapéuticas con mayor claridad. El Reiki resulta un inestimable apoyo después del tratamiento, cuando los pacientes a menudo se sienten abandonados al acabar la programación de sesiones y permanecer solos en una fase entre la enfermedad y la recuperación. Te aconsejo que leas mi artículo «Reiki for Mind, Body, and Spirit Support of Cancer Patients» publicado en la renombrada revista médica *Advances in Mind-Body Medicine* n.º 22(2) (otoño 2007) y que se lo des a conocer a tu oncólogo. Puede descargarse desde la página web www.advancesjournal.com/adv/web_pdfs/miles.pdf

El Reiki y las enfermedades infecciosas

Como el Reiki es equilibrio, puede reducir la susceptibilidad o propensión a las infecciones, acelerar la recuperación de infecciones agudas y ser un valioso instrumento en un tratamiento integral de VIH y otras enfermedades infecciosas crónicas. La investigación está empezando a vincular el Reiki con la mejora de la respuesta inmunitaria (*véase* el capítulo 13), que puede estar ligada a la capacidad del Reiki de calmar la digestión (gran parte del sistema inmunitario se encuentra en los intestinos). Una mejoría en la digestión facilita también el aporte nutricional necesario para mantener las fuerzas. El Reiki ayuda a equilibrar además los efectos secundarios de la medicación empleada en los tratamientos contra el VIH, incluidos los antirretrovirales.

El Reiki y las enfermedades mentales

El efecto equilibrante del Reiki puede ser muy valioso en personas con una amplia gama de enfermedades mentales y, dependiendo de la gravedad de los síntomas, puede permitirles reducir o incluso dejar la medicación, evidentemente siempre con supervisión médica. Ya que es muy común en la gente la necesidad de una menor medicación cuando incluyen el Reiki en sus cuidados, te animo a compartir tu experiencia de Reiki con tu psiquiatra (*véase* el capítulo 11). Las personas que deciden aprender el autotratamiento de Reiki parecen beneficiarse de la autonomía que representa la capacidad de tomarse los síntomas tal y como vienen. Un alumno bipolar me escribió sobre cómo el Reiki le había ayudado a conservar el equilibrio durante un período de turbulentas circunstancias. Remarcó que el Reiki era la primera técnica de tratamiento que se ha sentido motivado a practicar diariamente por un tiempo indefinido.

Reiki en la sala de espera

Cualquier persona con una enfermedad crónica pasa mucho más tiempo del que desearía en las salas de espera. Si eres un estudiante de Reiki, deja que éste te ayude en tus visitas al médico. Las consultas y las pruebas, especialmente aquellas realizadas por técnicos clínicos, requieren habitualmente de un considerable tiempo de espera. Lleva algo para leer, un cuaderno para apuntar (y tomar notas durante la consulta), pero usa también el tiempo para hacerte Reiki. Puedes sentir que llamas demasiado la atención sobre todo en las posiciones de la cabeza, pero puedes colocar tu mano o ambas manos discretamente en tu abdomen, diafragma o incluso sobre el corazón. Colocar tus manos encima de la cabeza puede resultar física y psíquicamente incómodo, pero si las inclinas o colocas tu cabeza entre las manos, la gente pensará tan sólo que tienes un simple dolor de cabeza.

EL REIKI DE EMERGENCIA

El Reiki puede ser empleado con total seguridad en cualquier emergencia. Puedes ofrecer Reiki a un paciente con una mano mientras marcas el 911* con la otra. Incluso unos momentos de Reiki pueden calmar y

---

* Teléfono de emergencias en Estados Unidos. Téngase en cuenta el que corresponda a cada país. (*N. de los T.*).

estabilizar a un paciente y, de este modo, facilitar las intervenciones de los médicos de urgencias. Si eres capaz de colocar tu mano sobre la coronilla o el plexo solar o el corazón, hazlo, pero has de saber que desde que el paciente activa el Reiki en tanto que lo necesite, incluso una mano en cualquier parte del cuerpo puede marcar la diferencia. El Reiki puede aplicarse también sobre un yeso. En el caso de quemaduras o heridas abiertas, coloca tu mano justo por encima del área afectada. El uso del Reiki en la medicina de urgencias se trata en el capítulo 11.

EL REIKI Y LA CIRUGÍA

Si tienes que afrontar una intervención quirúrgica, querrás emplear el Reiki antes para darte fuerzas, o bien después o, posiblemente, durante la operación. Estudios recientes han demostrado que incluso en las cirugías imprescindibles puede haber repercusiones significativas e inesperadas. Además del riesgo inherente a toda intervención quirúrgica, la anestesia general entraña sus propios riesgos. Los pacientes con cirugía ambulatoria programada requerirán probablemente un ingreso hospitalario si la intervención dura más de sesenta minutos.[11] Cuanto más largo es el tiempo que se permanece bajo anestesia general, mayor es el riesgo de morir durante el primer año posterior a la operación.[12] Aunque los estudios se refieren a las intervenciones no cardíacas, la mayor parte de las muertes se producen a causa de ataques de corazón o cáncer. La cirugía no cardíaca está también relacionada con una disminución cognitiva en personas mayores hasta pasados dos años. Los investigadores teorizan sobre si el cuerpo responde al estrés de la cirugía con una respuesta inflamatoria que tarda bastante tiempo en equilibrarse del todo. El Reiki puede usarse para ayudar a las personas que se pongan muy ansiosas antes de la intervención y también para reequilibrar el cuerpo después.

El doctor Mehmet Oz, renombrado cirujano cardíaco en plantilla del Columbia-Presbyterian Medical Center de Nueva York y coautor de *You, The Owner's Manual: An Insider Guide to the Body That Will Make You Healther and Younger*, define la cirugía como un «trauma controlado». Cada día realiza cirugías traumáticas a vida o muerte. El doctor Oz considera que la recuperación se produce aparte de los procedimientos médicos convencionales. Él se compromete a ofrecer a sus pacientes lo que ellos quieran para favorecer su bienestar, y he tenido la suerte de trabajar con algunos de ellos que han pedido tratamientos de Reiki, realizados antes, durante y después de sus operaciones a corazón abierto.

Oz no considera que el terapeuta de Reiki sea un intruso en el quirófano. Dice que sus pacientes atribuyen al Reiki sus sensaciones de bienestar, pero observa que los beneficios son muy subjetivos y difíciles de medir. No hay todavía estudios que evalúen el efecto del Reiki en la duración de la estancia hospitalaria, la infección o en la medicación para el dolor, áreas que pueden ser objeto de investigación en el futuro. A no ser que estés en el quirófano durante la intervención, los cirujanos de mis clientes no saben que sus pacientes están recibiendo Reiki, pero ellos entienden claramente dónde termina su trabajo y dónde los mecanismos de curación del cuerpo asumen su tarea, ya que han operado en incontables ocasiones y conocen la curva de la recuperación. Cuando un paciente se recupera más rápido de lo habitual, los cirujanos lo perciben.

Los pacientes que han recibido Reiki disfrutan repitiendo los comentarios asombrados de sus cirujanos al visitarles a la mañana siguiente. Con frecuencia escucho a los médicos o enfermeras remarcar que el paciente se está recuperando tres veces más rápido de lo normal. Una perpleja enfermera de UCI me comentó justo un par de horas después de la cirugía de reemplazo de válvulas de uno de sus pacientes que parecía demasiado sano para permanecer allí: «Hazme un favor y cuídalo de todos modos», dije sonriendo.

EL REIKI COMBINADO CON OTRAS TERAPIAS COMPLEMENTARIAS

El Reiki combina igualmente bien con otros tratamientos médicos convencionales o complementarios. Los pacientes que han tenido acceso a terapias complementarias fuera de los ámbitos médicos son a menudo más proactivos en el cuidado de su salud y aprecian el poder que les proporciona el aprendizaje del autotratamiento de Reiki. Los estudiantes de Reiki a menudo colocan sus manos en sí mismos mientras están recibiendo otro tratamiento y sienten que la influencia armónica del Reiki les hace más receptivos a la sanación y equilibra la sesión.

Terapias sutiles

El Reiki combina bien con la acupuntura, el Shiatsu, la acupresión y todas las formas de medicina energética, incluida la terapia de los marmas (terapia ayurvédica de contacto). Recuerda que el Reiki es equilibrador y que no tiene un camino estipulado como tal. Los acupuntores, terapeutas de Shiatsu y otros sanadores de energías sutiles están a menudo equivocados cuando creen que el Reiki aporta demasiada energía al cuerpo de los pacientes y que interfiere en su tratamiento. (Sólo he escuchado estos comentarios cuando reciben tratamiento de otros, no en la aplicación de autotratamiento). Si recuerdas que el Reiki se activa únicamente según la necesidad del receptor, se pueden atenuar estas preocupaciones. Explica que tu terapeuta de Reiki no dirige el Reiki en ti, sino que es simplemente un canal por el que fluyen las vibraciones curativas que precisas. Si tu terapeuta continúa mostrándose poco convencido, puedes acordar no recibir un tratamiento de Reiki durante el mismo día que la otra terapia, no porque sea necesario, sino para complacer a tu terapeuta.

Sin embargo, algunos acupuntores y terapeutas de Shiatsu están iniciados en Reiki y lo emplean durante sus sesiones para alinearse con su cliente y ofrecerle un más suave y eficaz tratamiento. Terapeutas chinos me han comentado la capacidad del Reiki para sanar los meridianos que han sido cortados por una cirugía. Aunque los tejidos se regeneran habitualmente por sí mismos, no podemos asumir que los canales sutiles se reconecten también por sí mismos. La interrupción en el fluido del Chi a lo largo de los meridianos puede dañar la salud de forma inesperada. Sin un adecuado flujo de Chi, los órganos no se nutren como es debido. Esto puede ser un factor subyacente de la creciente incidencia de problemas médicos en el año siguiente a la intervención quirúrgica. El Reiki ayuda a restaurar esas vías de acceso y equilibrar el cuerpo tras el estrés de la cirugía.

Homeopatía

La homeopatía clásica es una forma de medicina energética, incluso aunque emplee remedios que se ingieren. Cada preparado contiene la esencia vibracional de la que procede el remedio y las vibraciones son las que propician la curación. Yo he usado la homeopatía clásica desde mediados de la década de los años setenta y es una de mis técnicas curativas favoritas. La homeopatía puede ser muy efectiva cuando la prescribe un terapeuta experto, consiguiendo resultados muy rápidos en un caso agudo y propiciando una profunda curación cuando se usa según las características de los trastornos crónicos. Así, la homeopatía es notablemente sensible a las interferencias. Por esta razón, y para evitar síntomas inesperados, los homeópatas generalmente prefieren que sus pacientes no mezclen diversas terapias. Dicho esto, los homeópatas me han derivado pacientes para que el Reiki suavizase las molestias de una agotadora crisis curativa (un temporal y curativo empeoramiento inicial de los síntomas). Como el Reiki refuerza el reequilibrio del individuo y no ofrece otros caminos aparte del que emplea, el tratamiento alivia al paciente durante la crisis, permitiendo que el desequilibrio desaparezca más fácilmente de su organismo. He visto pacientes que han superado una crisis curativa con Reiki avanzar más fácil y rápidamente hacia la siguiente fase del tratamiento.

Hay otro caso en el que el Reiki puede ser muy útil en el tratamiento homeopático; cuando no está claro qué remedio es el más adecuado. Los homeópatas a menudo deciden esperar hasta que las cosas se resuelvan por sí mismas, pero un simple tratamiento de Reiki puede acelerar el proceso con mayor seguridad y naturalidad. Esto es válido también en la medicina convencional. Como el Reiki equilibra el organismo, un tratamiento puede ayudar a clarificar el cuadro y facilitar el diagnóstico médico.

La meditación y el Yoga

El Reiki es un accesorio natural de la meditación ya que ambas prácticas tienen el mismo objetivo: conectar con la fuente interior de calma y paz. Los alumnos que han meditado con regularidad cuando están aprendiendo Reiki comentan que su práctica meditativa se hace más fácil, profunda y placentera. Los que han encontrado previamente dificultades para meditar señalan que el Reiki les ha abierto gradualmente el espacio interno. Las diversas prácticas de Yoga, especialmente la meditación, técnicas de respiración, posturas y la búsqueda del autoconocimiento..., han formado parte de mi vida desde que era una adolescente. Tanto el Hatha Yoga (la práctica de posturas físicas o asanas) como el Reiki son caminos de sanación espiritual que surgieron a partir de experiencias meditativas, y eso normaliza el flujo a través del biocampo (y también del cuerpo físico). La realización de asanas es, sin embargo, tan físicamente activa como el Reiki físicamente pasivo. Las asanas arraigan la experiencia sutil del Reiki en el cuerpo físico, mientras que el Reiki incrementa nuestra conciencia de los cambios sutiles que se producen durante la práctica de las asanas, y de la sabiduría del cuerpo que nos dirige hacia la alineación. Los que practican Yoga de un modo atlético, como los deportistas de diversas disciplinas, encuentran que el Reiki promueve la recuperación tras un intenso esfuerzo físico.

Como ya se ha indicado, una correcta respiración, variable según la necesidad del momento, es vital para mantener una buena salud. Un tratamiento de Reiki propicia rápido la transición hacia una más relajada y saludable respiración. Debes explorar la relación natural entre el Reiki (tanto en la toma de conciencia como en la terapia) y la respiración a través de los pranayama, el control respiratorio de los yoguis. Si vas a practicar algo más que simplemente la relajación mediante la respiración natural, que para la mayor parte de nosotros ya es mucho, busca a un buen profesor.* El Reiki puede llevarte a una profunda relación con tu respiración, haciéndote más consciente de sus sutilezas. Ésta es una terapia en la que menos es más. Para aquellos que la practican regularmente, cualquier combinación del Reiki con la meditación, las posturas y los pranayamas proporciona una completa experiencia terapéutica de la omnipresencia de la conciencia, y cómo esto impregna todos los rincones de nuestro ser físico y sutil.

Las hierbas medicinales

El Reiki puede emplearse simultáneamente con las hierbas medicinales. Sin embargo, si estás tomándolas y tienes una crisis curativa, no confíes sólo en el Reiki. Consulta con tu herbolario, que tal vez ajuste la dosis o replantee la estrategia.

Psicoterapia

La constancia en la práctica del tratamiento de Reiki potencia la autoconciencia, que proporciona gran ayuda a cualquier tipo de psicoterapia. Crea, además, una sensación de seguridad interior que puede ser un gran apoyo en la indagación de emociones difíciles y la reconsideración de memorias dolorosas. Algunos de mis alumnos han comentado que su psicoterapia se ha vuelto más productiva después de comenzar a recibir o practicar Reiki, sin importar el método empleado. El Reiki tiene una peculiar afinidad con la terapia de familia. Incluso si no te ves capaz de trabajar con una terapeuta familiar, puedes avanzar mucho en tus reflexiones con los libros del doctor Salvador Minuchin, uno de los pioneros en este campo.

---

* Es esencial encontrar a un profesor con experiencia que pueda enseñar una correcta y segura práctica del pranayama. El siguiente enlace ofrece sitios para buscar referencias en su zona: www.anusara.com, www.kym.org, www.bksiyengaryoga.com

El Reiki, la sanación y el compromiso espiritual

Aunque el típico tratamiento de Reiki propicia una inmediata sensación de relajación y bienestar mental, las repercusiones del Reiki como terapia de sanación espiritual son sutiles y de gran alcance. Como el aire o el agua, el Reiki no tiene forma por sí mismo y fácilmente penetra por las grietas olvidadas de nuestro ser, aportando apoyo y una mayor conciencia. Parte de la saludable influencia del Reiki puede que tenga que ver con la más perceptible sensación de bienestar que nos lleva hacia comportamientos asociados y vinculados a una buena salud. Sentirnos mejor nos motiva a que comamos mejor, hagamos más ejercicio, consigamos un mejor sueño, expresemos honestamente nuestras emociones y sin un rencor excesivo.

Mejorar la propia salud significa a menudo hacer algunos cambios. La eficacia es reconocer que podemos efectuar dichos cambios con éxito. La gente que carece del sentido de la autoeficacia hará probablemente menos de los necesarios. La autoeficacia se fortalece con la potenciación del bienestar. El Reiki puede ayudarnos a tomar las riendas de la propia vida y hacer así otros cambios necesarios.

Es más probable que las personas se curen si están espiritualmente comprometidas. Algunas, incluso aquellas que se consideran creyentes, no tienen las herramientas para comprometerse espiritualmente. El Reiki puede ser una gran ventaja en este sentido porque es una práctica que tiene un pie en la curación y otro en la espiritualidad. El Reiki es un método de sanación espiritual que no tiene dogmas ni sistema de creencias. Esto proporciona a las personas una práctica sencilla para emplearla en cualquier momento del día o de la noche, según su estilo de vida y preferencias.

Retiros curativos

Cueste lo que le cueste tu estado de salud, un intensivo retiro de sanación es un potente medio de fortalecer tu bienestar. Secuéstrate durante un tiempo, en tu casa o en algún otro lugar, en el que no tengas otra cosa que hacer que focalizarte en ti mismo y en tu mundo interior. Un retiro resulta más eficaz cuando no hay comunicación alguna con el exterior. Eso significa ausencia de teléfono, de distracciones, hasta de música a no ser que se trate de sonidos curativos. Organízate para tener comida disponible sin necesidad de contar con nadie del exterior.

Desafíate a expresarte en nuevas formas en las que no haya el recurso de esconderse. Por ejemplo, si eres un artista visual, prueba a moverte; si eres músico, emplea lápices en lugar de tu instrumento.

Puedes beneficiarte profundamente de un retiro en solitario que incluya un amplio autotratamiento de Reiki, silencio, autoexpresión y contemplación o puedes arreglártelas para que haya también otros practicantes que te proporcionen tratamiento en silencio cada día incluso varias veces el mismo día. Si has conseguido que hayan acudido practicantes para aplicar Reiki u otro tratamiento, es conveniente que haya alguien que supervise los horarios para que no te distraigan las cuestiones logísticas. Especialmente si padeces una enfermedad grave, conviene que haya un profesional médico como parte del equipo o al menos que esté fácilmente disponible. Los retiros constituyen tanto un esfuerzo de sanación como de educación. Cuando organizo un retiro curativo para un cliente, incluyo siempre el aprendizaje de terapias como el Reiki, la meditación, el Yoga, rituales, visualización y escritura de un diario para que la persona durante el retiro pueda crear un estilo de vida sanador una vez éste haya terminado.

Mis alumnos se han apoyado mutuamente durante las crisis organizándose para ofrecer tratamiento sobre el terreno y coordinando tratamientos a distancia durante unas tres semanas.

Haciendo un seguimiento

Si quieres hacer el seguimiento de los beneficios del Reiki en tu bienestar, haz una lista de los síntomas que más te molesten, incluyendo tanto el estrés como situaciones con las que seas muy crítico. Cuando hayas completado la lista, revísala y escoge unas pocas entradas que te gustaría ir revisando. Resulta muy fácil dibujar o componer en el ordenador un informe personal al que vas a llamar VAS (Visual Analog Scale [Escala de Analogía Visual]) (*véase* páginas 271-272). Dibuja una línea horizontal. En el extremo izquierdo, escribe 0 y «Nada». En el extremo derecho, escribe 10 y «Lo peor que puedo imaginar». Haz un VAS por cada entrada que quieras revisar y haz copias de ellas. Para usar el VAS, marca con una X en el lugar de la línea que corresponda a tu experiencia, o asígnale una cifra entre el 0 y el 10 que la describa.

Aquí hay dos modos de usar tus hojas de VAS:

- Debes rellenar una antes y otra después de un tratamiento de Reiki que recibas (tanto de ti mismo como de otra persona). No compruebes los registros de tu hoja de «antes» hasta después de haber completado la hoja de «después».

- El otro modo de usar tus hojas de VAS es escoger el momento del día que mejor te vaya, quizás antes del desayuno o a la hora de acostarte, o bien cuando te encuentres peor y rellena tu informe personal en ese momento cada día. Si has aprendido Reiki y a hacerte el autotratamiento, recopila tu seguimiento durante al menos una semana antes de compararlas. Si estás recibiendo tratamiento por parte de otra persona, decide de antemano durante cuánto tiempo rellenarás diariamente tus informes antes de compararlos. Observa que siempre hay altibajos. Si estás haciéndote un tratamiento de Reiki en un período de tiempo, puedes promediar tus puntuaciones durante una semana y ver qué resultados mejoran durante un mes como mínimo. Dado que el sufrimiento es subjetivo, esta especie de revisión puede ayudarte a identificar y apreciar los beneficios que el Reiki te aporta.

Nunca es demasiado tarde para incorporar el Reiki a nuestro programa de bienestar. Con independencia de si prosperas y prefieres permanecer en dicho camino, o por el contrario te ves arrastrado por las pruebas diagnósticas, o bien te enfrentas a un grave desafío en tu salud, el Reiki puede ayudarte. Como dice el doctor Michael Gnatt, «El Reiki promueve la transformación inmediata de los modelos habituales de falta de regulación. El Reiki vuelve a colocarte en el camino de la salud».

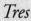

LA HISTORIA
DEL REIKI

Mi Usui Reiki Ryoho es original, nunca antes ha sido
explorado y no tiene comparación en el mundo.
MIKAO USUI

E n las comunidades que emplean técnicas como el Reiki, la meditación o el Yoga, citamos el linaje de nuestros maestros. Son los ancestros de nuestra práctica, nuestro árbol genealógico. De este modo se rinde honores a quienes nos han formado, así como a la práctica que esos maestros han impartido. La gran mayoría de gente que practica el Reiki hoy en día comparte las mismas raíces de linaje. Cada uno de los practicantes de Reiki puede agradecer al indiscutido origen de este método, Mikao Usui.

Aunque no haya que saber la historia del Reiki para ponerlo en práctica, los alumnos sienten a menudo curiosidad por el origen del Reiki y cómo éste ha llegado a ser asequible a las personas en todo el mundo.

Las tres personas que han hecho posible que nos beneficiemos de esta simple y transformadora práctica vivieron en un mundo muy diferente al nuestro. Cada uno tuvo que superar importantes obstáculos para impulsar el método hacia el presente con sentido del compromiso y de la integridad.

MIKAO USUI

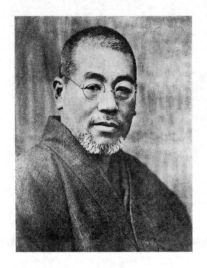 La historia del Reiki comienza con Mikao Usui, que vivió en Japón entre 1865 y 1926. Usui era un investigador espiritual que estuvo casado y tuvo dos hijos, un hijo y una hija.[*] Usui era un hombre de una mente imponente y presto a sonreír cuando perseveraba ante diversos obstáculos. Aunque tenía talento y habilidades, sufrió varios reveses que marcaron su evolución. Dotado de un carácter agradable, Usui fue muy decidido a la hora de afrontar desafíos. Tenía amplios intereses y era un lector ávido, muy autodidacta en disciplinas como la historia, la medicina, terapias de sanación y diversas filosofías y métodos espirituales. En los últimos años de su existencia (quizás en la primavera de 1922) Usui fue al monte Kurama, un lugar sagrado del Japón, para un largo retiro de ayuno. Esa práctica no era desconocida entre los auténticos buscadores espirituales. Durante su retiro, Usui hizo una profunda meditación que le llevó a experimentar vibraciones sutiles sobre su cabeza. Usui llegó a entender su experiencia como una toma de conciencia sobre su poder para sanar y para facultar a los demás también para sanar. Después de emplear esa habilidad con éxito en sí mismo y en su familia, Usui decidió compartirla públicamente y trasladó su domicilio para facilitar su realización.

---

[*] Mucho de lo que sabemos sobre la vida de Usui proviene de la lápida conmemorativa erigida por sus alumnos en el templo Saihoji de Tokio en 1927. El texto del memorial expresa el respeto y la gratitud que los alumnos de Usui sentían por él y nos da una visión sobre su vida. Redactada como fue por sus alumnos, que querían honrar al maestro después de su muerte, no podemos asumirla como precisa en sus hechos, pero nos dibuja un cuadro que ayuda a entender las raíces del método conocido hoy en día como Reiki.

La decisión de Usui de compartir ese don públicamente fue una significativa innovación respecto a la costumbre japonesa, que prefería compartir esos tesoros sólo con las personas de su entorno inmediato. Usui hizo entre sus alumnos japoneses más de dos mil iniciaciones o *Reiju* al primer nivel del método Reiki, al que llamó *Shoden*, o enseñanza básica. A los alumnos se les animaba a seguir asistiendo a encuentros con él.[1] Usui recibió muchas invitaciones para viajar y enseñar y continuó haciéndolo hasta el final de su vida. Murió a la edad de sesenta años de un derrame cerebral en Fuyukama, la última parada en un viaje que incluía Kure, Hiroshima y Saga.

Los alumnos de Usui consideraban la disciplina y amplia experiencia de su maestro como los fundamentos que hicieron posible la creación del método del Reiki. Aunque caracterizado como un maestro afable, Usui no soportaba las tonterías. Podía ser muy impaciente con los estudiantes que no practicaban lo suficiente. La finalidad de aprender Reiki era la práctica en la vida diaria. Usui especificaba que el Reiki debía enseñarse con sencillez, para que así el método fuera fácilmente comprendido y accesible a un público muy amplio.

Usui consideraba su método como «el secreto de la felicidad» y el «secreto de la medicina». Este vínculo entre felicidad y sanación es típico en la medicina asiática, que entiende el bienestar espiritual como el fundamento de la salud. Las enseñanzas de Usui significaban la mejoría del cuerpo y de la mente, y en la mente incluía todos los aspectos inmateriales de la vida humana: los aspectos mentales, emocionales y espirituales. El método de Usui incluía además el recitado de los principios del Reiki.

Actualmente, en algunas escuelas occidentales de Reiki existe la controversia sobre si el método original de Usui era una práctica espiritual o bien terapéutica. Ésta es una polémica que sólo los occidentales pueden tener. La cultura asiática no hace tales distinciones. Puede decirse que el método de Usui ponía el foco en el desarrollo espiritual con la sanación como subproducto o consecuencia, mientras que el Reiki, tal y como es a menudo practicado hoy en día, tiende a focalizarse en la sanación con el desarrollo espiritual como producto secundario.

CHUJIRO HAYASHI

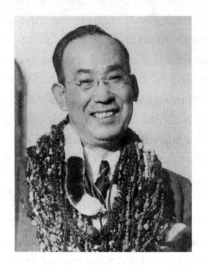

Entre los veintiún alumnos a los que Usui formó como maestros de Reiki[2] se encontraba un capitán de la Marina en la reserva y médico llamado Chujiro Hayashi (1878-1940), quien empezó a estudiar junto a Usui en 1925. Ambos colaboraron en un manual, en el que se especificaban las diferentes posiciones de las manos para el tratamiento de diversos trastornos.

La asociación de Usui con Hayashi en ese manual implica un nivel de reconocimiento del maestro de Reiki a su alumno. ¿Fue ese detalle de distinción motivado por el entusiasmo y compromiso que Hayashi imprimía a su práctica? ¿Fue tal vez porque Hayashi era el único de los alumnos de Usui que era además médico? Usui sufrió dos derrames cerebrales en un año justo antes del que le causó la muerte. ¿Tal vez sentía que el fin estaba cercano y estaba alertado por un alumno que compartía su visión, alguien que podría llevar el Reiki a un mundo más allá de su círculo inmediato? No sabemos las respuestas a estas preguntas. Usui animó a Hayashi para que abriera una clínica y desarrollase los aspectos sanadores del método Reiki.

La muerte de un maestro como Usui dejó en una complicada situación a los alumnos que le sobrevivieron, pues todos querían honrar a su maestro pero cada uno también tenía su propia visión con respecto a la dirección que el Reiki debía tomar en el futuro. Cuando Usui murió inesperadamente en 1926, Hayashi unió sus propios discípulos a la Usui Reiki Ryoho Gakkai (Gakkai) (la asociación que había creado Usui para el método Reiki de sanación), una organización que aún existe hoy en Japón. Cinco o seis años después, Hayashi abandonó la Gakkai para crear su propia asociación, Hayashi Reiki Kenkyu Kai (Sociedad Hayashi para la Investigación de la Energía Espiritual).

Por la misma época, Hayashi empezó a simplificar el método de Reiki, haciéndolo más próximo al modo en que sería introducido en Occidente. En la clínica de Hayashi, las personas recibían un tratamiento realizado por dos terapeutas simultáneamente estirados en camillas de tratamiento en vez de sentarse sobre esterillas de tatami en el suelo.

Incluso, después del inicio de su propia organización, Hayashi enseñó y administró tratamientos frente a un rollo manuscrito que contenía los principios de Usui. Según su alumna Chiyoko Yamaguchi (tal y como lo contó su alumno Hyakuten Inamoto), Hayashi denominaba su enseñanza *Usui Reiki Ryoho* (Tratamiento de Reiki de Usui).

Aunque ni Usui ni Hayashi se mostraros reservados respecto al método, ninguno de ellos hizo publicidad.

HAWAYO TAKATA

La tercera figura importante en la historia del Reiki fue una mujer llamada Hawayo Takata, nacida en la aurora del 24 de diciembre de 1900 en la isla hawaiana de Kauai. Venida al mundo justo cuando el sol empezaba a salir sobre las montañas, Takata fue llamada así por el recién formado territorio de Hawái, donde sus padres habían emigrado procedentes de Japón.[3] Su padre trabajaba en una plantación de caña de azúcar y los primeros años de Takata estuvieron repletos de 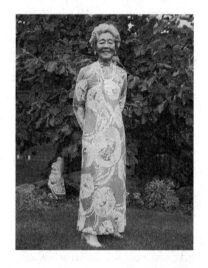 arduos esfuerzos como solía suceder en las vidas de los inmigrantes.

Takata se casó y tuvo dos hijas, pero su marido murió en 1930, por lo que la joven viuda tuvo que luchar para sacar adelante a su familia. Su salud se quebró ante tanta presión y necesitó una intervención quirúrgica para que le fueran extirpados cálculos biliares así como un tumor abdominal, pero su asma era demasiado grave para tolerar la anestesia.[4] Entonces una de sus hermanas murió de repente mientras los padres de Takata estaban de viaje durante un año en Japón. En lugar de enviarles una carta con tan descorazonadora noticia, Takata decidió viajar a Japón, junto con sus dos jóvenes hijas y su cuñada, para dar las malas noticias en persona.[5]

Una vez en Japón, Takata buscó tratamiento médico para sus dolencias. Sus esfuerzos para recuperar la salud la llevaron a la clínica de Reiki de Chujiro Hayashi en Tokio. Fue instalada en una habitación con ocho camillas de tratamiento, donde dieciséis hombres le dieron Reiki a pares. Aunque Takata no entendía exactamente lo que estaban haciendo mientras permanecía totalmente vestida sobre una camilla, sintió el calor y las vibraciones que emanaban de las manos de los terapeutas. Escuchaba los comentarios que éstos hacían sobre sus dolencias y les preguntaba cómo podían detectar con exactitud los problemas de su cuerpo.

Tres semanas de tratamiento diario de Reiki produjeron una mejoría significativa de su salud. Cuatro meses después de llegar a la clínica, la salud de Takata se había restablecido por completo.

Takata se resistía a regresar a su difícil vida en Hawái y a dejar el Reiki atrás en Japón. Sabía que pasaría tan sólo un cierto tiempo antes de que su salud se resintiera de nuevo. Entonces, tomó la determinación de ser aceptada como alumna de Hayashi. En aquellos momentos, en el que el Reiki era muy accesible, quedaba reservado únicamente a los japoneses y no podía ser compartido fuera de su cultura. El protocolo japonés excluía que Takata hiciera su petición directamente a Hayashi. ¿Cómo podía una extranjera esperar que se le confiara ese método de sanación espiritual sin mostrar el debido respeto por su cultura de origen? Takata apeló al doctor Maeda, un respetado cirujano que además era muy amigo de Hayashi.[6] Aunque inicialmente fue muy reacio a apoyar una petición tan radical, finalmente accedió. El cirujano redactó una carta de su puño y letra para Hayashi poniendo de manifiesto la petición de Takata. Hayashi quedó impresionado y presentó el asunto a los directores de la Hayashi Reiki Kenkyu Kai para que fuera considerada.

Hayashi aceptó a Takata como alumna con la condición de que ella estudiase de igual modo que el resto de sus alumnos: practicando y trabajando en la clínica por las mañanas y visitando a los pacientes que se encontraban demasiado enfermos para viajar. El matrimonio Hayashi invitó a Takata a vivir en su casa durante ese tiempo. Takata se ofreció a vender su casa en Hawái para financiar su aprendizaje.[7] El entrenamiento de Takata fue intensivo: clínica por la mañana, visitas domiciliarias por la tarde y revisión de su jornada con Hayashi en la cena. Su comprensión y confianza en el Reiki se hicieron más profundas y su relación con el Reiki evolucionó cuando fue capaz de entender que éste era mucho más que vibraciones curativas en las manos.

Takata regresó a Hawái en el verano de 1937 y Hayashi y su hija la siguieron en septiembre. Pasaron seis meses en Hawái ayudando a Takata a introducir el Reiki en el territorio, comenzando por Honolulu. Hayashi y Takata ofrecieron talleres gratuitos y demostraciones y lograron captar la atención de los periódicos locales japoneses. Takata ayudaba en las clases de Reiki que Hayashi impartía. Cuando él dejó Hawái en febrero de 1938, Hayashi anunció que Takata era una completa y acreditada maestra de Reiki, la única fuera de Japón.

Aunque Hayashi había estado sólo un año con su maestro de Reiki, Usui, y había estado practicando el Reiki tan sólo quince años, su práctica le había cambiado profundamente. Hayashi formó a diecisiete maestros de Reiki antes de morir (10 de mayo de 1940). Según Takata, Hayashi vio venir la Segunda Guerra Mundial. Como oficial de la Marina en la reserva, sabía que le obligarían a alistarse. Takata dijo que Hayashi hubiera preferido morir antes que ser responsable de matar a otros seres humanos. Dijo que Hayashi murió mientras meditaba, tal y como es sabido que hacen algunos de los más avanzados practicantes espirituales. (También es posible que Hayashi se suicidara ritualmente, lo que en la cultura japonesa de aquel momento habría sido visto como una honorable manera de evitar el combate).

Takata continuó practicando y enseñando Reiki, principalmente en Hawái. Hayashi había querido que Takata se alejara de la comunidad japonesa en esos problemáticos años, así que se trasladó a vivir con la comunidad filipina, asumiendo que los americanos serían incapaces de ver la diferencia. Fue así cómo evitó la no deseada atención de las autoridades.[8] Incluso después de la guerra, los japoneses no eran bien vistos por los americanos.

Takata se trasladó a Honolulu, donde viviría durante casi tres décadas, haciendo ocasionales viajes al continente americano. En el otoño de 1973, fue invitada a enseñar en la Columbia británica (Canadá). Así empezó el capítulo final de su vida, en la que la demanda de clases eclipsó su tarea clínica. La enseñanza la monopolizó durante los últimos siete años de su vida.

En 1976, como la necesidad de más profesores se hizo evidente, y quizás porque ella afrontaba ya su propia mortalidad, Takata empezó a formar a alumnos como maestros de Reiki. Ella sólo había iniciado a una maestra bastante antes, a su hermana Kay Yamashita, en Hawái. No sabemos por qué Takata inició a su hermana en aquella época. Parte de su motivación podría ser asegurar que el Reiki continuara practicándose en Occidente incluso si a ella le pasaba algo. Takata contó a una de sus estudiantes canadienses de maestría, Wanja Twan, que Hayashi había dicho que el Reiki se difundiría por todo el mundo y que la gente querría cambiar el Reiki una vez que éste saliera de Japón. Takata había asegurado a Hayashi que nunca cambiaría el método, pero estaba claro que ella no veía entonces lo que él fue capaz de prever.[9]

Después de asistir a algunas clases en la Columbia británica y escuchar las cintas de las clases que Takata había dado en California, Twan se dio cuenta de que Takata enseñaba de un modo ligeramente distinto cuando lo hacía en Estados Unidos que cuando lo hacía en Canadá. La esencia era la misma, el método era el mismo, pero Takata parecía consciente de las diferencias culturales entre los estudiantes de los dos países y era una experta en hablar detalladamente a la gente que tenía ante ella en un momento dado. El contraste entre las enseñanzas de Takata en las montañas y las cintas de las clases en California impresionó profundamente a Twan y reforzó su observación directa de que Takata no era en modo alguno formalista en lo que respectaba a su maestría. Más bien, era muy autocentrada y pragmática, permanecía muy arraigada en su metodología del Reiki y sensible al mundo que la rodeaba.

LA HISTORIA DEL REIKI SEGÚN HAWAYO TAKATA

Algunos estudiantes de Reiki quedaron muy confundidos cuando, en los años noventa del pasado siglo, el contacto con los practicantes de Reiki japoneses reveló que la historia que Takata había contado sobre cómo el Reiki se había desarrollado no era del todo verdadera. Los actuales norteamericanos y europeos, desconectados de las funciones que las historias desempeñan en las culturas indígenas, no entendieron que Takata era una narradora magistral que enseñaba mediante demostraciones e historias, tanto con anécdotas de curaciones como con su historia personal del Reiki, que espontáneamente adaptaba al gusto del grupo que tenía delante. Con el bagaje de los inmigrantes hawaianos y con las experiencias vividas que le habían proporcionado las tradiciones importadas de la tierra natal de sus padres, ese tipo de comunicación, que los hawaianos llaman «contar historias»,[10] era natural en ella. Takata empleaba sus historias para mejorar la comprensión y parece ser que para algo más.

«Gran parte de lo que Takata hizo fue contar historias», me dijo Susan Mitchell. Mitchell aprendió primer y segundo nivel de Reiki con Takata entre 1978 y 1979. Susan dijo: «Mientras estaba allí sentada, yo podía sentir la energía presente en la habitación. No tuve palabras para ello. No volví a hablar de esto desde entonces. A medida que avanzaba la clase, sentí que era transportada a otro mundo. Percibí que Takata tenía la capacidad de llevarnos a un lugar donde nuestras propias capacidades serían despertadas».

La enseñanza de Takata era muy concreta y específica y confiaba en sus historias para mostrar las sutilezas. Takata parecía convencida de que la espiritualidad del Reiki se revelaría con naturalidad cuando los estudiantes practicaran a lo largo del tiempo, incluso sin que ella la especificara.

La maestra de Reiki Susan Mitchell dedicó bastante tiempo a Takata, quien algunas veces se alojaba en la casa de los Mitchell cuando enseñaba en California. (Takata les insistía en que comenzaran cada día haciéndose un tratamiento práctico). Mitchell decía: «Lo que Takata explicaba dependía de con quien estuviera. En algunos grupos, hablaba de más cosas que de la curación física». Para Mitchell, sin embargo, la comprensión de que el Reiki no sólo proporcionaba una curación a nivel físico se fue desarrollando con la práctica.

Aunque Takata no remarcara esto abiertamente, hay una amplia evidencia de que ella consideraba el Reiki como un método de sanación espiritual. En una clase que Takata impartió en California a finales de la década de los setenta señaló: «Así como decimos que lo mental y lo espiritual son lo principal y que lo secundario es lo físico, y luego vas y dices que somos un todo completo. Y cuando dices esto, quieres decir que has aplicado Reiki y que el Reiki trabaja para ti».[11] Takata a veces hablaba del Reiki como un «poder divino» (ella especificaba su universalidad y que no tenía connotaciones religiosas), otra muestra de que consideraba el Reiki como un método de sanación espiritual.

La misión de Takata fue trasplantar el Reiki desde su patria, con una cultura que lo honraba y protegía, a un país que no había visto nada parecido, donde el Reiki podía ser considerado algo ajeno y no necesariamente contemplado con respeto. Ése era un importante desafío, dado que la transición empezó a finales de los años treinta, en la época del aislacionismo norteamericano y las tensas relaciones con Japón. Takata se dedicó plenamente a lograr la supervivencia del método Reiki en aquellos años tan tumultuosos.

Como resultado directo de aquella dedicación, hoy en día el Reiki está disponible en todo el mundo y está emergiendo como un método viable de curación ante la medicina convencional, un objetivo que Usui y Hayashi por lo visto apoyaban.

Takata murió en diciembre de 1980. Había estado practicando Reiki mucho más tiempo que Usui y Hayashi juntos. Durante cuarenta años, hasta que empezó a dedicarse a la enseñanza de maestros en 1976, fue la única maestra de Reiki que enseñó en Occidente. En los cuatro años anteriores a su muerte, formó a veintidós maestros de Reiki. Sus alumnos afrontaron la vida sin su maestra con bastante menos tiempo de formación que el que ella había tenido con Hayashi.

Takata habló a algunas de sus alumnas sobre la posibilidad de continuar su trabajo, pero no anunció públicamente que alguna de ellas fuera su sucesora. Aunque sus alumnos de maestría habían tenido escaso contacto entre ellos en vida de Takata, todos excepto uno se apoyaron mutuamente. Pocos años después de la muerte de Takata, la mayoría de los maestros de Reiki que había formado fundaron la Reiki Alliance y apoyaron a su nieta, Phyllis Lee Furumoto, para que continuase la tarea de Takata.

EL REIKI DESPUÉS DE TAKATA

En un plazo de quince años desde la muerte de Takata, el Reiki se expandió gracias a sus veintidós maestros norteamericanos y canadienses por el resto del mundo. (Mientras tanto, el Reiki continuó enseñándose en Japón por estudiantes de Usui y Hayashi. Los maestros japoneses no llevaron el Reiki fuera de Japón y no dieron la bienvenida inicialmente a los maestros formados en Occidente que contactaron con ellos). Takata practicó el Reiki durante cuarenta años antes de formar a la mayor parte de sus alumnos. Pero algunos de los que Takata había formado iniciaron a su vez a nuevos maestros diez años después de convertirse ellos mismos en maestros.

La alumna de Takata Iris Ishikuro y el alumno de ésta, Arthur Robertson, empezaron a cambiar el método y a formar a maestros menos rigurosamente.[12] Más que preservar el Reiki como un método aparte, empezaron a animar a los estudiantes a combinar el Reiki con la New Age y otros métodos sanadores. La comunidad reikiana rápidamente empezó a fragmentarse en facciones. Por supuesto, los maestros que habían formado a estudiantes muy rápido crearon generaciones de alumnos aún más rápidamente.

Es muy probable que esto fuera inevitable. La buena noticia fue que, reforzado por la impresionante y anecdótica evidencia y en la cresta de la ola de la New Age, el Reiki proliferó rápidamente. Pero esta rápida expansión también trajo normas menos rigurosas. ¿Cómo podía la rápida proliferación coexistir con el respeto por el método?

La gente que es totalmente nueva en el mundo del Reiki puede ahora hacer algún curso de maestría en un fin de semana y enseñar a los demás la semana siguiente. Hay quien cuestiona este tipo de formación. ¿Cómo puede alguien enseñar un método que acaba de aprender y que no ha tenido aún tiempo de practicar? ¿En qué comprensión y experiencia se basa esta formación? ¿Es la «maestría instantánea» una contradicción fundamental?

Los defensores de la New Age sostienen que el respeto por el método y por Takata es algo rígido, anticuado, incluso autoritario. Los alumnos formados por Takata quedaron desconcertados por el hecho de que alguien se sintiera con derecho a difundir el método de Takata sin atender a las normas y los valores que ella impartía. Ellos no entendían que los estudiantes podían ignorar la necesidad de practicar, imaginando que la iniciación era lo principal o sentirse autorizados a cambiar el método caprichosamente. Ese desacato a la tradición les pareció que deshonraba a las mujeres que habían dirigido el método en Norteamérica y el Reiki en sí mismo.

Por un tiempo, los alumnos de Takata se quedaron estancados y mirándose el ombligo, en su lucha por profundizar en el aprendizaje y mantener la tradición de Takata, ya que sentían que todo aquello era un ataque de promiscuidad hacia el método. Los maestros de Reiki que habían trabajado duro en su formación y aquellos para los que ser maestro de Reiki era un evento que cambiaba la vida de los practicantes veían cómo la maestría del Reiki era devaluada por aquellos para los que simplemente era otro apunte más en el resguardo de una tarjeta de empresa. Los niveles de formación y las raíces del método corrían el peligro de perderse. En poco tiempo, además, los tradicionalistas fueron superados en número.

Aun así el Reiki, como conciencia primordial, es simplemente más sutil y poderoso a la vez que cualquier otro sistema o forma que queramos imponerle. Esto no quiere decir que el sistema no importe. Importa y mucho. Los sistemas son como las sabias tradiciones que han sido transmitidas de generación en generación. Una cierta cantidad de cambios es inevitable y a veces incluso deseable, como cuando se adaptan detalles de la tradición a entornos cambiantes. De otra manera, el Reiki nunca habría salido de Japón. Cada innovación no se hace indiscriminadamente sino más bien por maestros practicantes que se han quedado anclados en el método durante muchos años.

El Reiki puede sobrevivir a la fluidez que procede de años de disciplinada práctica, pero si las iniciaciones son realizadas por alumnos y candidatos a maestros sin el debido respeto y disciplina, podría llegarse a un punto en el que ni siquiera sepamos lo que está ocurriendo.

Como es sabido, la gente que se ajusta a normas rigurosas será siempre vulnerable a las acusaciones de elitismo, y no sin motivo, mientras que la gente que aborda la materia de un modo menos riguroso tiende a ponerse en guardia ante los tradicionalistas. Por esto es tan importante favorecer el diálogo entre maestros de Reiki de diversos linajes y estilos presentes entre la gente común, ya que así podremos promover un mayor respeto dentro de esta comunidad sumamente diversa.

EL REIKI REGRESA A CASA

Hay muchos sellos en el pasaporte del Reiki originalmente japonés. En la cima, la Reiki Alliance, la más conservadora organización de maestros de Reiki, que tuvo mil miembros en más de cuarenta países. Era inevitable que en esta era de globalización el Reiki volviera a su punto de partida al reconectar con los practicantes en Japón. Cuando los maestros occidentales visitaron Japón, tarde o temprano encontraron los linajes tanto de Usui como de Hayashi. En un principio, los terapeutas japoneses no tenían interés alguno en cómo se practicaba el Reiki fuera de sus fronteras, pero con el tiempo se ha producido alguna interacción.

Ya que ellos habían venido para seguir creyendo de otra manera, muchos alumnos se sorprendieron con las noticias de que existían alumnos japoneses de Usui y Hayashi que habían llegado a Occidente. Las discrepancias entre las historias que contaba Takata y los que continuaron en Japón no me importan en absoluto. No puedo cuestionar a posteriori las decisiones que Takata hizo al llevar el Reiki desde Japón a una cultura tan distinta como la de Estados Unidos antes de la Segunda Guerra Mundial. Gracias a su devoción y dedicación al Reiki, yo soy una de los millones de personas que practican Reiki hoy en día. Yo también me sentí completa en mi práctica, y no busqué nada nuevo para cambiar o añadir a mi siempre expansiva y personal experiencia del Reiki. Aun así, cuando la información sobre los alumnos japoneses de Usui y Hayashi estuvo a mi alcance, la leí con interés, como si diera la bienvenida a las noticias que me llegaban de un miembro distante de la familia.

Encontré bastante desafortunado que la información fuera cuestionada a menudo por las reclamaciones de autenticidad y por la crítica hacia Takata e incluso hacia Hayashi. Entiendo que la autenticidad se da dentro de nuestra relación con nuestra práctica, si nos ejercitamos regularmente con verdadero compromiso, nuestra práctica será auténtica. En todo caso, estuve encantada al saber que lo que había aprendido sobre cómo se practicaba el Reiki en Japón validaba mi práctica, sin cambiarla de ninguna manera.

Por ejemplo, hubo un tiempo en que, después de mis años de práctica, mi experiencia sobre el Reiki se iba expandiendo más allá de mi formación. A veces, sentía que las suaves vibraciones del Reiki eran más perceptibles si miraba fijamente. Durante el tratamiento, siento a veces inusuales y condensados láseres de Reiki que se extienden desde mis dedos. Esa expansión es tan súbita e intensa que me pregunto si sigue siendo Reiki. Continúo practicando, observando y contemplando.

Dado que había una inequívoca familiaridad entre el Reiki y lo que yo experimenté, llegué a la conclusión de que esto era simplemente una extensión orgánica del Reiki.

Más tarde, cuando leí sobre cómo el Reiki se enseñaba en los linajes japoneses de Usui y Hayashi, era evidente que la formación japonesa de Reiki incluía técnicas similares a las que había desarrollado espontáneamente fuera de mi práctica. Esto me dio una gran confianza en el poder de las iniciaciones cuando se desarrollaban a partir de un autotratamiento consistente. Debería añadir que he tenido experiencias similares a medida que he aprendido más sobre la práctica de Takata. Por ejemplo, me di cuenta enseguida de que en las mujeres con cáncer de mama el Reiki se dirigía con intensidad hacia los ovarios. Takata enseñaba a sus alumnos que en mujeres con bultos en el pecho trataran primero los ovarios y luego el pecho.[13]

Takata fue una mujer de visión pragmática. Sabía que el Reiki no podría ser trasplantado al por mayor de una cultura a otra, y que, con una atenta combinación de constancia y flexibilidad, se desarrollaría de un modo significativo en la nueva cultura. Gracias a su previsión y valentía, el Reiki está prosperando globalmente, aunque con una vertiginosa serie de estilos de práctica.

LO QUE NO ES REIKI

Ten cuidado con los mitos del Reiki que se presentan como hechos indudables. El Reiki es a menudo tratado como una tradición budista de 2.500 años de antigüedad. A pesar de la documentación que indica que el método Reiki fue creado por Mikao Usui, se declara erróneamente que fue él quien redescubrió el método.

Otros afirman que el Reiki proviene de la medicina budista. Es irónico que los budistas tibetanos remonten con minuciosidad su linaje más allá de las fuentes originales del método. Los creyentes pueden sentir que toda la curación procede del Buda de la Medicina, incluso aquellos que han tenido profundas experiencias interiores en esto, pero no podemos reclamar experiencias interiores sin remontarnos al linaje.

Esos mitos pueden haber derivado de un malentendido sobre un comentario que Takata hizo en una ocasión: que el Reiki (como conciencia, no como método) aparecía mencionado en los sutras budistas de hace 2.500 años. Como hemos dicho antes, el término «Reiki» se refiere tanto a la conciencia primordial como al método empleado para acceder a esa conciencia. Los antiguos textos budistas se refieren sólo a la conciencia primordial, no específicamente al método de Reiki, que como tal no existía en esa época. El Reiki, como método de curación espiritual, ni es tan antiguo, ni es budista, ni es tibetano. Los terapeutas de Reiki son lo bastante inteligentes para no verse atrapados en afirmaciones sin fundamento.

EL REIKI HOY EN DÍA

Como maestra de Reiki, he sido afortunada de haber tenido la oportunidad de llevar a cabo numerosos tratamientos de ámbito hospitalario y/o programas de formación en los hospitales de Nueva York y de promover la investigación en muchos programas de Reiki en Estados Unidos. El lenguaje y el formato de tratamiento a menudo se diferencian del que empleo en mi práctica fuera de la medicina (incluso en los programas que he creado), pero la experiencia del Reiki es invariable. Ya que he contribuido a llevar el Reiki a la medicina convencional, pienso a menudo en Takata y me siento inspirada por ella como un ejemplo a seguir. El Reiki tiene que seguir siendo sencillo si lo queremos integrar en la medicina convencional, que es ya de por sí bastante compleja. Estoy totalmente convencida de que al igual que el Reiki hizo el viaje desde Japón a Norteamérica, el Reiki puede ser trasplantado al terreno médico. Esto demuestra que, en realidad, el suelo es fértil.

En general, hay tres ramas principales de linaje reikiano. La primera es Usui, tal como lo hizo la Gakkai. La segunda es Usui/Hayashi. La tercera rama, Usui/Hayashi/Takata, ha proliferado en estilos que no necesariamente remontan su linaje a Usui o que se parecen a su origen común.*

La proliferación del Reiki no sólo en todo el mundo sino también en los conservadores círculos de la medicina convencional es un buen augurio para el futuro. Rezo porque las rivalidades entre los terapeutas sobre la autenticidad les lleve al camino del respeto a través de la diversidad. Ojalá haya una pluralidad de Reiki, con varios platos en el menú. Ojalá también los alumnos escojan con libertad el estilo de Reiki que les sea más afín y satisfaga sus necesidades, lo que les hará practicar con autenticidad. Atentos a nuestras prácticas distintas, construyámoslas en nuestros entornos y evidenciemos nuestra profunda relación con el Reiki mediante la bondad y el respeto que extendamos a los demás.

---

* Existen dos maestros de Reiki que enseñan internacionalmente y que proceden del tronco japonés del árbol genealógico del Reiki. Hyakuten Inamoto es un monje budista que se formó con Chiyoko Yamaguchi, quien estudió primero y segundo nivel con Hayashi y que fue más tarde formada como maestra de Reiki por uno de los maestros iniciados por Hayashi. Inamoto es el fundador del Komyo Reiki y presidente de la Komyo Reiki Association. Hiroshi Doi fue en un principio formado en una rama secundaria del linaje de Usui/Hayashi/Takata, y posteriormente recibió formación en los dos primeros niveles del método por Kimiko Koyama (1906-1999), la sexta presidenta de la Usui Reiki Ryoho Gakkai. Es miembro de la Usui Reiki Ryoho Gakkai y maestro de Reiki, pero no enseña en el linaje de la Gakkai. Además, Doi es el fundador de Gendai Reiki Ho y presidente de la Gendai Reiki Healing Association. Es también el autor de *Modern Reiki Method for Healing* (Fraser Journal Publishing, 2000).

Cuatro

¿TRATAMIENTO DE REIKI O FORMACIÓN?

Lo más importante es saber qué es lo más importante.

Maestro Zen Shunryu Suzuki

Siempre me ha gustado estar junto al mar. Tanto si me paso horas caminando a lo largo de la orilla como si estoy sólo unos minutos observando el vaivén de las olas, cuando estoy en el mar me siento mejor, tengo la sensación de experimentar algo similar a un tratamiento de Reiki. En otro sentido también es como un tratamiento de Reiki: una vez que estoy en el lugar correcto, no tengo que hacer nada, sólo relajarme y dejar que el Reiki fluya en mí.

Del mismo modo que el mar, la experiencia del Reiki es constante aunque variada. A veces siento un increíble aumento de calor dentro de mí que incluso puede hacer que empiece a sudar. Otras veces, las refrescantes olas frías de pulsaciones fluyen por todo mi cuerpo. Muchas experiencias de Reiki son menos explícitas que otras en esos extremos. Puedo sentirme impregnada de bienestar y relajación, o sentir vibraciones como un suave hormigueo, ya sea en mis manos, debajo de ellas, o en alguna otra área de mi cuerpo. Puedo permanecer irresistiblemente en un profundo estado interior como aterciopelado. Lo que noto depende de la situación y de cuánta atención estoy prestando interiormente.

Si estás pensando en experimentar el Reiki por ti mismo, querrás saber más acerca de las diferentes posibilidades que hay. Puedes pedir una cita con un profesional de Reiki para recibir un tratamiento. O tal vez tienes un amigo que ha aprendido Reiki y le gustaría practicar contigo. Quizás estás planeando una estancia en una clínica, o estás esperando una intervención quirúrgica y has oído hablar de que el Reiki se ofrece en ese hospital en concreto y sientes curiosidad. Todas estas opciones son válidas, así que echemos un vistazo a cada una de ellas en detalle. También podrías estar interesado en apuntarte a un curso y aprender a practicar el Reiki en ti mismo y en un amigo.

EL TRATAMIENTO DE REIKI – LAS EXPECTATIVAS

Tratamiento profesional

Un profesional de Reiki es sólo eso, alguien que se mantiene financieramente a sí mismo mediante la práctica de Reiki en los demás. Un profesional tendrá un espacio de tratamiento con una cómoda camilla donde te acuestas boca arriba con la ropa puesta, mientras él coloca sus manos suavemente sobre la cabeza y la parte delantera de tu torso. Eventualmente puede pedirte que te des la vuelta, y entonces pone las manos en tu espalda. Algunos terapeutas omiten la parte posterior, lo cual creo que es una verdadera pérdida. Comenta a tu terapeuta que te gustaría recibir Reiki en la espalda. Diferentes terapeutas efectúan, del mismo modo, diferentes posiciones de manos. Algunos colocan sus manos en las extremidades, igual que en la cabeza y el torso. No es tan importante dónde se pongan las manos de Reiki exactamente, siempre y cuando ninguna de las posiciones sea invasiva y te sientas cómodo con lo que está pasando. Durante el tratamiento, en cualquier posición de las manos, si consideras que el toque es sexualmente inapropiado o incluso si te hace sentir vagamente incomodo, coméntalo inmediatamente. No tienes que dar explicaciones, sólo pídele al terapeuta que cambie las manos a la siguiente posición. Si una posición es incómoda para un cliente, un profesional de confianza simplemente cambiará a la siguiente sin discusión, confiando en que el Reiki hará lo que se necesite para restaurar el equilibrio de la forma más delicada posible.

Un profesional protege la sala de terapias de interrupciones innecesarias y está preparado para responder a cualquier necesidad especial que tengas. Por ejemplo, hay un momento en el embarazo en el que no es conveniente que la madre se acueste sobre su espalda. El profesional tendrá en cuenta las necesidades de la mujer en cada etapa del embarazo, mediante la adaptación de la posición, proporcionándole apoyo con almohadas o cuñas, o el uso de una silla cómoda. Asegúrate de mencionar cualquier necesidad especial que tengas cuando pidas tu cita. Tu sesión es tu momento especial. Al manifestar tus necesidades, facilitas la posibilidad de ser mejor atendida.

Puede o no haber música suave durante la sesión de Reiki. Coméntalo si la selección o el volumen no se adaptan a tu gusto o si prefieres el silencio. También puedes traer tu propia música o alguna grabación de sonidos de la naturaleza. A los clientes a menudo les gusta taparse durante el tratamiento, independientemente de la temperatura ambiente. Incluso si no sientes la necesidad antes de empezar, pregúntale si tiene una manta a mano para el caso de que tengas frío, una vez estés en situación. Por supuesto que no deseas interrumpir la sesión innecesariamente, pero no te muestres tímido cuando el terapeuta te pregunte qué es lo que necesitas para sentirte cómodo. Es absurdo e innecesario tener que levantarse de la camilla con dolor de espalda cuando podías haber pedido una almohada para ponerla debajo de las rodillas y que las elevara. Debes hacer los ajustes físicos que necesites durante la sesión, incluyendo una visita al baño.

La mayoría de la gente se relaja mucho, incluso durante su primer tratamiento de Reiki, y el terapeuta te dará tiempo suficiente para «despertar» antes de levantarte de la camilla. Del mismo modo habrá tiempo para que converséis acerca de tu experiencia, incluyendo cualquier pregunta que puedas tener acerca del Reiki. También podéis comentar si es necesario (y cuándo) recibir otro tratamiento.

La duración de las sesiones profesionales varía; por lo general puede oscilar entre cuarenta y cinco y noventa minutos, dependiendo del lugar. El tratamiento de Reiki del personal del hospital suele ser más corto, y sólo se efectúan las posiciones de las manos que son accesibles de forma segura, dependiendo del estado del paciente y la cantidad de tubos conectados.

Los profesionales tienen sus propias formas de llevar a cabo las sesiones, y a menudo la sesión inicial puede empezar de diferente manera que en las sesiones posteriores. Puesto que no soy un profesional en medicina, no llevo un historial médico. Enseguida dirijo a mi cliente a la camilla. Una vez que está cómodamente acostado sobre su espalda, descanso mi mano suavemente en su plexo solar. Esto le da a mi cliente la oportunidad de familiarizarse con mi toque. Mantengo un contacto visual relajado mientras le comento la logística de la sesión y le doy la oportunidad de contarme lo que quiere que yo sepa. Hago hincapié en que su comodidad es lo más importante para mí y le pido que me comunique cualquier necesidad que pueda surgir durante el tratamiento, como por ejemplo responder a la sensación de frío. Le indico a mi cliente cuándo he terminado, salgo de la habitación un momento para ir a buscar un vaso de agua y le pido que permanezca acostado hasta que regrese.

Cuando mi cliente está listo para sentarse y hablar, le pido que me describa cómo le ha ido la sesión. Poner palabras a la experiencia ayuda a recordar, y proporciona una transición entre la profundidad de la sesión y el resto de la jornada. Durante la conversación salen naturalmente algunas preguntas sobre el Reiki y temas de cuidado personal. Procuro no hacer interpretaciones sobre la experiencia de mi cliente, incluso si él me lo pide, ya que el significado depende siempre de la persona. Esta parte educativa de nuestra sesión lleva con facilidad a cualquier sugerencia o información que pueda ser de utilidad para mi cliente o incluso derivarlo a otros terapeutas o profesionales de la salud.

El Reiki es acumulativo y, aunque puedes experimentar un gran alivio desde el primer tratamiento, es conveniente recibir por lo menos tres o cuatro sesiones antes de evaluar lo que el Reiki puede hacer por ti.

Aunque las sesiones de Reiki son generalmente relajantes, no asumas que cada sesión será igual. Cada sesión te encuentra donde estás en ese preciso momento y te lleva desde ahí al más cercano, tu único lugar de equilibrio. A veces esto puede sumergirte en un estado tan profundo que te preguntes si te has quedado dormido. Otras veces puedes flotar entre estar despierto y dormido, percibiendo algunos cambios sutiles que tienen lugar por todo tu ser. Algunas sesiones pueden volar, mientras que otras parecen extenderse.

¿CUÁNTO TRATAMIENTO ES NECESARIO?

Si te estás planteando recibir tratamiento de Reiki, evidentemente querrás saber cuándo vas a ver los resultados. Los terapeutas de Reiki no pueden prometer nada, ni tampoco los médicos, pero sí podemos ofrecer a los clientes algunas pautas. Recuerda siempre que el Reiki conduce al equilibrio. Dado que cada persona es única, cada una tendrá su manera única de llegar al equilibrio. Aunque cada situación debe ser evaluada individualmente, los estados agudos tienden a equilibrar más rápido que las enfermedades crónicas. También los niños acostumbran a responder más rápido que los adultos, tanto es así que los tratamientos de los niños por lo general se pueden adaptar.

Nunca he tenido un cliente que haya pasado por una sesión completa sin darse cuenta de que algo había mejorado. El Reiki crea un cambio inmediato en el estado de la persona y también pone en movimiento cambios sutiles que siguen desarrollándose en el tiempo. No podemos predecir la forma de la curación, pero sí podemos observar. Aunque la experiencia del Reiki en cada sesión es única, elaborada por el beneficiario, de acuerdo con lo que necesita en el momento preciso, las sesiones tienden a ser notablemente más fuertes y más profundas cuando el tratamiento es continuado.

Takata trataba a menudo a las personas en cuatro días sucesivos, sentía que esto era una manera muy potente de activar el proceso de curación. La maestra de Reiki Susan Mitchell considera que el tratamiento en cuatro días seguidos es mucho más intenso que el tratamiento semanal. No puedo discutir esto. Sin embargo, el ritmo de vida urbana se ha acelerado desde que Takata murió en 1980, y a veces esto no es posible, incluso para las personas que están muy motivadas en recibir tratamiento cuatro días seguidos. Mucha gente busca tratamiento de Reiki sin que su estado de salud requiera este tipo de atención. Estas personas inteligentes son saludables y quieren seguir siéndolo, pero cuatro tratamientos consecutivos pueden ser innecesarios para mantenerse así. Cuando los clientes me preguntan cuántas sesiones necesitarán y con qué frecuencia, les digo que realmente no puedo saberlo hasta que les haya hecho un tratamiento. Sin embargo, en términos generales, para una persona con un determinado estado de salud, sería prudente comenzar con algunas sesiones lo más seguidas posible y luego ir espaciándolas de forma gradual. Los clientes que aprenden el Reiki y practican regularmente en sí mismos, por lo general, necesitan tratamientos menos frecuentes por parte de sus terapeutas.

Después del tratamiento inicial, antes de hacer cualquier recomendación, le pido a mi cliente que me indique lo que le gustaría hacer. A menudo estamos pensando en la misma línea. Si no, trataré de dirigirlo suavemente hacia mi evaluación, pero sin imponerme, teniendo en cuenta las palabras de Takata: «Haz lo que puedas. Algo de Reiki es mejor que nada en absoluto».[1]

Del mismo modo que los clientes experimentan los beneficios del Reiki, sintiéndose mejor y llevando las cosas más fácilmente, a menudo aumenta su motivación por seguir con el tratamiento, e incluso por aprender a hacérselo a sí mismos. Una vez han recibido la formación, pueden autotratarse tantas veces como deseen. Además, van a recibir el Reiki con más fuerza cuando regresen para el tratamiento profesional.

Mi madre solía decir: «Dios ayuda a quienes se ayudan a sí mismos». Sin duda, ésta ha sido mi experiencia con el Reiki. El cliente que está dispuesto a aprender Reiki y a autotratarse obtiene mejores resultados, pero nunca presiono a los clientes a recibir formación. La gente lo hace a su ritmo y algunos simplemente no lo hacen.

A las personas aquejadas de enfermedades graves a veces se les aconseja hacer lo que yo llamo «maratones de Reiki», y esto puede llevarse a cabo de dos maneras: o bien acudir a recibir tratamiento todos los días durante un tiempo prolongado (veintiún días viene a ser lo normal) o que un grupo de profesionales y/o alumnos se reúna para dar al paciente tratamiento durante todo el día. En este último caso, el paciente permanece en la camilla durante horas, con algunos pequeños descansos, mientras los terapeutas van llegando para unirse al equipo de tratamiento en función de su disponibilidad. Cualquiera de estas opciones es deseable y puede dar resultados maravillosos, principalmente si se puede convenir con cierta facilidad, pero por mi experiencia, esto no es necesario si el paciente se hace autotratamiento y al mismo tiempo recibe sesiones de forma regular y con frecuencia de otro practicante. Hay que decir algo respecto a dar tiempo al cuerpo para asimilar el tratamiento: esto realmente no finaliza cuando se levantan las manos de Reiki.

Los médicos no pueden predecir cómo un determinado paciente va a responder a dosis precisas de un medicamento, el cual ha sido comprobado por su eficacia. Entonces, ¿cómo podemos predecir cuánto tratamiento de Reiki necesitará un individuo? El Reiki no se puede cuantificar. No sabemos cuánto Reiki se consigue en una sesión; sólo sabemos que las personas reciben el Reiki que necesitan en el momento preciso, en la forma en que mejor pueden integrarlo, de acuerdo con la capacidad del terapeuta. He visto sanar a muchos clientes al recibir sesiones conforme a sus parámetros financieros y de programación. Al decidir cuánto tratamiento necesitas, sigue tu intuición y hazlo de forma que sea útil en cada nivel. La cantidad de tratamiento que vas a necesitar depende de muchas variables, y puede cambiar de forma inesperada. Puede haber una semana en la que sientas que necesitas una sesión adicional. Eso no significa que precises seguir a ese ritmo. Aunque a todo el mundo le gusta tener un programa previsto, y los beneficios de recibir el Reiki con regularidad son muchos, puedes ser flexible y creativo.

El Reiki no es sólo para los que están atravesando una crisis. Animo a los clientes a recibir tratamiento de forma regular, aunque sea dos veces al año en el cambio de las estaciones. En primavera y otoño aporta equilibrio, mientras el cuerpo se adapta a los cambios climáticos. No es sólo algo agradable, sino que fortalece el bienestar y previene la enfermedad.

¿CÓMO SABRÉ SI EL REIKI ME ESTÁ AYUDANDO?

Algunas personas están lo suficientemente seguras para decidir si algo está funcionando en ellas o no. Incluso sin que se produzcan cambios inmediatos y espectaculares, tienen la sensación de un cambio positivo en la experiencia global de sí mismos y de la vida, saben que les proporcionará los resultados deseados. Si esto no es cierto en tu caso, considera la posibilidad de llevar un diario para ayudarte a evaluar lo que está emergiendo desde tu tratamiento de Reiki. Querrás anotar tanto la experiencia inmediata como lo que observes en general. Este diario es sólo para ti, así es fácil de llevar a cabo. No tienes que utilizar frases completas, y tampoco tiene que ser verbal. Puedes dibujar caras para indicar cómo te sientes, sonriente, neutral o con el ceño fruncido, como se usan en los hospitales para indicar la intensidad del dolor. Sea cual sea tu elección, asegúrate de tomar notas de cómo te sientes antes y después de cada sesión.

Tómate unos minutos antes de acostarte para reflexionar sobre tu jornada, evalúa tu estado de ánimo y claridad mental, tu firmeza, productividad, tus interacciones sociales, y cualquier otra cosa que pudiera ser la razón de por qué has acudido a tratamiento. Por ejemplo, si ha sido el insomnio lo que te ha llevado a recibir el Reiki, cada mañana, observa cómo ha sido tu sueño. ¿Te dormiste con facilidad? ¿Permaneciste dormido? ¿Cómo ha sido la calidad del sueño? ¿Te has sentido descansado al levantarte? Si te despertaste durante la noche, ¿te dormiste de nuevo fácilmente? Puedes hacer una sencilla escala numerada y evaluarte cada día para que puedas consultar lo anotado un mes antes y comprobar si ha habido alguna mejora. Puedes ver la escala VAS ilustrada en la página 271.

Básicamente, tenemos que determinar por nosotros mismos lo que nos sana y cómo podemos hacer que esto forme parte de nuestras vidas. Es valioso disponer de algo que nos ayude a sentirnos mejor. La relajación no es un lujo, es un evento bioquímico y una necesidad médica. La vida está llena de factores estresantes e incontables estímulos que alteran continuamente nuestros organismos. Incluso las máquinas tienen que pararse para su cuidado y mantenimiento, y la gente suele cuidar mejor de sus coches que de sí mismos, en gran parte porque no saben cómo hacerlo. El Reiki puede llenar esa necesidad.

Tratamiento informal

Quizá tienes un amigo o familiar que ha aprendido Reiki. Incluso un alumno que acaba de completar la formación de primer nivel es capaz de compartir el Reiki de manera informal y suele agradecer la oportunidad de poder practicar en otra persona. Aunque por lo general la experiencia de un trato amistoso puede carecer de la perfección y el lugar adecuado de un tratamiento profesional, recibir Reiki de alguien que conoces puede ser una experiencia maravillosa, si te sientes cómodo con el contacto de esa persona. Date cuenta de que tu amigo puede sentirse inseguro de sí mismo o incluso un poco tímido, sobre todo si es nuevo en la práctica y quizá todavía no tiene experiencia para estructurar la situación y hacerse cargo de tus necesidades de la forma en que lo haría un profesional. Puede que aún no sepa cómo atender sus propias necesidades.

Sin embargo, si os sentís lo suficientemente cómodos uno con el otro y tenéis espíritu aventurero, una vez empiece el tratamiento relajaos los dos y disfrutad de una muy agradable experiencia. Es placentero y edificante ofrecer Reiki, así que no te preocupes pensando que tu amigo está sacrificándose por ti. De hecho, también está recibiendo sanación cuando aplica un tratamiento, porque el Reiki emana de la fuente más sutil hacia nuestro interior, esto revitaliza tanto al practicante como a la persona que está siendo tratada.

La principal diferencia entre autotratarte y hacerle tratamiento a otra persona es que necesitas permanecer despierto mientras se lo estás haciendo a otro, a menos que, por supuesto, ¡sea alguien con quien compartes tu cama! Éste es un punto fuerte de concordancia entre los diversos estilos de Reiki. Con el Reiki, la diferencia entre el practicante y el receptor es sobre todo una cuestión de qué papel juegan durante el tratamiento, no de quién está recibiendo la sanación.

Si ni tú ni tu amigo tenéis una camilla profesional, podéis improvisar un espacio de tratamiento en un sofá que no tenga apoyabrazos, en una cama sin tope en los pies, o bien, con suficiente material mullido sobre una mesa grande de comedor. También es posible modificar la sesión de Reiki al hacerla en una silla, en este caso, es posible que tu amigo no pueda colocar las manos en todas las áreas acostumbradas en una sesión completa, pero incluso de diez a quince minutos recibiendo las manos de Reiki en la cabeza, parte superior del pecho y tal vez en la parte superior de la espalda, puede ser absolutamente maravilloso (*véase* el Apéndice). Si la relación es cómoda, el intercambio informal de Reiki puede ser muy efectivo. Así fue cómo conocí el Reiki, y mi primera experiencia me inspiró a llamar al maestro de mi amigo y aprender la práctica del primer nivel ¡a la semana siguiente!

Tratamiento hospitalario

También es posible que un miembro del personal te ofrezca Reiki durante una visita al hospital, tal vez antes o después de una intervención quirúrgica o quimioterapia. Las sesiones en el hospital suelen ser considerablemente más cortas que las privadas, a menudo duran entre unos quince y veinte minutos, o incluso menos. El personal del hospital tiende a efectuar menos posiciones de las manos por varias razones: limitación de tiempo, difícil acceso al cuerpo del paciente debido a los tubos y aparatos médicos, o que el paciente no pueda darse la vuelta. Te pueden pedir que rellenes un formulario con tu opinión para documentar tu experiencia. Si estás en un hospital o en un centro de salud convencional, por cualquier motivo, y acude a visitarte alguien que sabe Reiki, puede hacértelo ya sea como tratamiento completo (si tiene espacio para moverse alrededor del equipo médico) o mediante la colocación de una mano en cualquier lugar que sea accesible y cómodo para los dos.

También puedes organizarlo con tu propio practicante de Reiki, un amigo o un profesional, para que te proporcione tratamiento de Reiki durante tu estancia en el hospital. Además de aplicar tratamiento a clientes de todas las edades en sus habitaciones del hospital, también he hecho Reiki durante la quimioterapia, en las áreas de espera antes de la cirugía, en los quirófanos durante la intervención quirúrgica, en UVI después de la cirugía o durante varias crisis médicas y en el parto. Nunca he encontrado resistencia por parte del personal médico. Si un doctor entra mientras estoy haciendo un tratamiento me retiro a un lado, pero por lo general éste insiste en que continúe. Los médicos y las enfermeras a menudo tienen que lastimar al paciente con el fin de ayudar, incluso curar una herida puede resultar doloroso, y aprecian el delicado cuidado que proporciona paz a su paciente. A veces, la enfermera o el médico preguntan al observar, en cuyo caso les ofrezco poner mi mano en su cabeza o el hombro para que puedan sentir el Reiki.

Autotratamiento de Reiki

A veces no es posible, aunque sería deseable, recibir tratamiento de otra persona, sobre todo cuando hay problemas financieros o no tenemos ningún amigo disponible que pueda hacernos Reiki. No hay que preocuparse: he enseñado a muchos alumnos en primer nivel que no habían experimentado un tratamiento de Reiki y esto nunca ha sido un obstáculo para el aprendizaje.

Recibir Reiki es positivo, ya sea de uno mismo o de otra persona, aunque la experiencia en general y los beneficios específicos son un poco diferentes. Por un lado, ser atendido por otra persona es una experiencia maravillosa a diversos niveles, pero se necesita un poco de organización y planificación y, si es una cita profesional, existe una tarifa.

Por otro lado, una vez que aprendes a practicar Reiki, la ayuda está, literalmente, no más allá del extremo de tu brazo. Sin programación, sin coste adicional y sin espera. Esto es una ventaja para cualquier persona, pero especialmente para padres, niños y quien sufre dolor crónico o una enfermedad. Para muchas personas esto significa dinero; el hecho de ahorrarse el importe del tratamiento y poder gastarlo directamente en aprender a practicar Reiki para el autotratamiento es una inversión que proporciona dividendos de por vida.

Son muchas las razones por las que la gente podría preferir el autotratamiento. Cualquier persona que rehúya el contacto físico, ya sea por un trauma o un caso de abuso, o simplemente por elección personal, puede decidir ir a clase y aprender cómo hacerse el Reiki a sí misma. Si te estás planteando aprender Reiki pero no tienes ninguna experiencia previa, puedes estar seguro de que tan pronto como encuentres el tiempo necesario en buscar un maestro competente, no tendrás dificultad en hacerte el autotratamiento. Existen datos más que suficientes para respaldar esta afirmación. En mis clases de VIH en los hospitales, los alumnos llenaron cuestionarios anónimos, escalas con su grado de dolor y ansiedad antes y después de recibir un tratamiento de veinte minutos de Reiki por parte de ellos mismos o de otro compañero. Todos eran seropositivos que recibían atención médica en una clínica del centro de la ciudad. Estos datos se recogieron durante el tercer y cuarto período de sesiones de un curso de cuatro días, por lo que estos alumnos eran realmente principiantes. Al usar las escalas de calificación que demuestran su exactitud y son empleadas en investigación, se descubrió que tanto los que recibieron el tratamiento de otro alumno como los que se trataron a sí mismos experimentaron una reducción significativa en la ansiedad y el dolor.

NIVELES DE FORMACIÓN DEL REIKI Y LA PRÁCTICA

En los próximos capítulos detallaré los diferentes niveles de formación de Reiki, pero ahora haré una breve descripción para presentar lo básico. Takata ofrecía tres niveles de formación, cada uno para preparar al alumno en un aspecto concreto del método.

El primer nivel de Reiki es la curación a través de la proximidad, ya sea tocando con las manos, un ligero toque o, siempre que sea médicamente posible, con las manos a una distancia sobre una herida abierta o quemadura. Dado que los estudiantes de primer nivel aprenden el autotratamiento, la base de la práctica de Reiki en todos sus niveles, esto es toda la preparación que la mayoría de la gente necesita.

El segundo nivel es a distancia, la sanación sin contacto.

El tercer nivel es para llegar a ser maestro. Tradicionalmente, esto ha significado un compromiso para iniciar y formar alumnos en la práctica de Reiki, que sólo los maestros de Reiki pueden hacer.

Aunque la formación se obtiene en los niveles anteriores, es importante entender que desarrollamos nuestra relación con el Reiki a través de la práctica, no asistiendo a más cursos. He conocido alumnos de primer nivel que practicaban el autotratamiento diario y estaban más comprometidos con el Reiki que muchos maestros.

INICIACIÓN, UN PRINCIPIO SIN FINAL

Las iniciaciones son el núcleo de la formación de Reiki, crean alineamiento en el biocampo del alumno, el campo vibracional sutil que rodea, penetra y protege el cuerpo físico, el cual permite al alumno practicar el Reiki. Dado que sólo un maestro de Reiki cualificado puede efectuar estas iniciaciones (sintonizaciones), todos los niveles de la práctica de Reiki son impartidos únicamente por maestros de Reiki.

Recibirás cuatro iniciaciones en la preparación de primer nivel y otra en el segundo. Todas las iniciaciones se llevan a cabo durante el curso de Reiki. Cuando llegue el momento de la iniciación, tu maestro de Reiki se acercará a cada alumno individualmente o lo llevará a otra estancia. Te sentarás cómodamente, con los ojos cerrados, las palmas de las manos juntas delante de la frente mientras que el maestro de Reiki mantendrá las manos en tu coronilla y luego en tus manos.

Las iniciaciones, como Takata las enseñó, eran fundamentalmente una experiencia interior; el ritual externo era más sencillo. En los años transcurridos desde la muerte de Takata, algunos maestros de Reiki han embellecido más el procedimiento. Aunque no es necesario añadirle nada, esto no supone un problema, siempre y cuando el proceso principal no se haya alterado.

Durante la iniciación, muchos alumnos tienen una sutil, o no tan sutil, sensación de apertura, como si una puerta interior condujese a una gran extensión, o una palpable sensación de libertad. Otros después experimentan, más que notan, una diferencia en sus manos. A menudo comparo el proceso de iniciación con un sutil ajuste quiropráctico. No estoy segura exactamente de lo que sucede durante el ajuste, pero puedo decir que hay una gran paz como resultado y, lo más importante, me siento mejor.

Debido al proceso de iniciación, en la que el maestro de Reiki, literalmente, activa tu práctica, cualquier persona que elige hacer la formación es capaz de practicar Reiki, y eso significa que todos pueden hacerlo. Las iniciaciones activan las conexiones sutiles que permiten vibraciones de sanación Reiki en las manos del practicante, directamente desde la conciencia primordial ilimitada. Las iniciaciones permiten al alumno llevar el potencial de Reiki en sus manos, que se activan espontáneamente en función de la necesidad de las personas a las que toca, puede ser a él mismo u otro.

Cuando tú contactas con tu campo unificado y cuando yo entro en contacto con mi campo unificado, es el mismo campo unificado al que todos estamos conectados. Lo que varía es la conexión en sí misma, que será única para la persona. Cada uno de nosotros es único, y nuestra conexión con el Reiki y nuestra relación con él también lo será. Algunas personas se sienten más inclinadas hacia el Reiki. Algunos maestros de Reiki son más eficaces que otros, por lo que sus iniciaciones son más potentes. Hay personas que simplemente practican más que otras. Estas tres variables afectan a nuestra conexión con el Reiki: el talento innato del alumno, la eficacia de las iniciaciones y la práctica continuada.

He sido iniciada en dos linajes de Reiki, ambos por maestros, cuyos maestros de Reiki habían sido formados a su vez por Takata. Fue evidente para mí que todas las iniciaciones que recibí fueron efectivas. No sólo porque experimenté algo en el proceso de iniciación, sino también porque el cambio en mis manos era inconfundible. Sin embargo, no todo el mundo siente una gran e inmediata conexión con el Reiki como me pasó a mí. Si te sientes decepcionado por tu experiencia en la formación de Reiki y, a pesar de haber practicado sinceramente, no sientes que esté pasando nada en tus manos, no hay nada de malo en acercarte a otro maestro para llevar a cabo la formación y ser iniciado de nuevo.

La razón por la que la gente puede beneficiarse del autotratamiento de Reiki, si se encuentran un poco descentrados (la mayoría de nosotros), o incluso si están gravemente enfermos, es porque una vez que una persona se ha iniciado, el Reiki fluye espontáneamente desde su fuente universal, la conciencia primordial, también llamada Reiki.

Cuando alguien está enfermo o simplemente «fuera de juego», existe una perturbación en su biocampo. A veces las personas, sobre todo las que padecerán enfermedades crónicas, están preocupadas de que «su Reiki» no sea lo suficientemente bueno. No hay necesidad de preocuparse. Debido a que Reiki es conciencia primordial, el Reiki de cada uno de nosotros es esencialmente el mismo. Es pura, prístina, conciencia palpitante, y todos podemos acceder a ella. Muchas personas tienen experiencias espontáneas de una benéfica realidad, que parece contener ambas, la normal y la que existe más allá de ella. Es la conciencia primordial, ese mar de conocimiento que impregna las realidades internas y externas.

Meditadores muy avanzados y adeptos espirituales de todas las tradiciones pueden conectar con la conciencia primordial a voluntad. Para el resto de nosotros, los que no hemos dedicado nuestras vidas a las búsquedas espirituales, las iniciaciones de Reiki son una etapa importante para alcanzarla, nos ofrecen la posibilidad de acceder a una conciencia primordial fiable, eficaz y de forma espontánea, sin tener que enfocar o cambiar nuestro estado, o pedirlo sucesivamente, o incluso recordarlo. Evidentemente esto es de gran ayuda en casos de emergencia o ante una enfermedad grave, pero también lo es en la vida cotidiana.

Las iniciaciones en cada nivel de Reiki abren al alumno a la capacidad de la práctica. No pueden, sin embargo, reemplazar la profundización que llega sólo a través de la práctica constante en el tiempo. Todos hemos visto lo que puede suceder cuando se promueve a alguien con demasiada rapidez o sube como un cohete sin la experiencia necesaria. No he oído un solo argumento convincente de por qué la práctica de Reiki tiene que ser diferente. ¿Y por qué querría alguien moverse rápidamente a través de todos los niveles de iniciación? Esto parece implicar un gran desconocimiento de lo que se logra mediante la iniciación. Las iniciaciones en sí mismas son sutiles y necesitan momentos para tener lugar; sus efectos llevan toda una vida para desarrollarse. ¿Qué se obtiene con correr en el camino hacia la espiritualidad? ¿Acaso es posible hacerlo?

Con el debido respeto a «la nación de comida rápida», ¿es posible que la persona que recibe todos los niveles de iniciación en una sola sesión asimile los efectos del mismo modo que si las iniciaciones se espaciaran un tiempo considerable? Una persona que está utilizando el Reiki principalmente para el cuidado de sí misma podría no considerar éste un tema digno de reflexión. Se siente feliz al saber que sólo necesita la formación de primer nivel. Pero esta conversación es muy relevante para alguien que está aplicando el Reiki a otros. Cuando asumimos la responsabilidad de tratar o enseñar a otras personas, una formación y experiencia inadecuadas pueden suponer un riesgo para el bienestar de ambos, practicante y receptor. El compromiso de la práctica diaria aporta mejores resultados para cualquier alumno de Reiki, y el autotratamiento se vuelve todavía más importante cuando uno está tratando o enseñando a otros; el anclaje del practicante en el tratamiento de sí mismo es la base del Reiki.

PRÁCTICA

Todos somos iguales en esencia, pero también somos únicos, y no hay igualdad en los detalles de nuestra singularidad. Así que, por supuesto, algunas personas pueden sentirse cómodas con un Reiki más rápido que otras. Pero el ritmo al que uno se siente hábil con el Reiki no importa. Lo que importa es que el alumno practique el Reiki con coherencia. En mi experiencia, las diferencias en cuanto al ritmo con el que los alumnos aprenden Reiki no predicen su definitiva relación con la práctica. A veces la gente encuentra el Reiki tan sencillo que no se molestan en practicar y se pierden lo profundo que es. Otros alumnos pueden sentir que al principio no es fácil adaptarse, pero se comprometen en la práctica diaria. A medida que con el tiempo su malestar se disuelve, crece su amor por la práctica, y el Reiki se convierte en un importante apoyo en sus vidas.

Uno de mis alumnos en Gay Men's Health Crisis (Crisis de Salud de Hombres Gay), era un exprofesor de la Universidad de Chile que había perdido su trabajo y su hogar como resultado de haber sido diagnosticado de SIDA. Eduardo estaba en un estado de salud muy precario y se sentía tan mal, que vino a un curso de Reiki por pura desesperación y sin saber qué es lo que haría allí en ese momento. El Reiki era lo más raro que este académico jamás había experimentado, y su intelecto no tenía ninguna prisa en admitir que algo estaba sucediendo durante una sesión de Reiki.

Pero Eduardo había logrado su éxito académico trabajando duro y utilizó la misma ética de trabajo con el Reiki. Fue uno de los alumnos más inteligentes y competentes que he enseñado, aunque también ¡el más lento! Pero siguió practicando, y finalmente, su mente analítica aceptó lo que estaba sucediendo.

Aunque Eduardo tuvo muchos problemas de salud durante años, persistió en su práctica de Reiki y permaneció abierto en mantener su bienestar de todas las maneras posibles, incluyendo la acupuntura y la medicina convencional. Cuatro años después de su curso de primer nivel, se convirtió en alumno de segundo. Años más tarde, con un buen estado de salud, entró a trabajar de nuevo como académico y consiguió la ciudadanía norteamericana. Sigue practicando Reiki cada día. ¿Quién hubiera podido imaginar que el Reiki llegaría a ser tan importante para alguien que se sentía completamente fuera de su elemento en el curso de primer nivel?

Así como he sido testigo del crecimiento de Eduardo a lo largo de los años, también he visto que muchos alumnos con talento van y vienen. Se dan cuenta de las sensaciones de Reiki con bastante facilidad, pero carecen de la comprensión y la disciplina necesarias para desarrollar su talento a través de la práctica regular. Así que, si estás interesado en aprender Reiki, por favor, deja a un lado cualquier preocupación sobre si el Reiki no será «lo suficientemente bueno». Encuentra a un maestro que se adapte a tus necesidades (hay más información sobre esto en el próximo capítulo), empieza tu práctica y no la abandones. No te dejes vencer por el perfeccionismo. Con el Reiki, el único error que puedes cometer es no practicar.

Cinco

ENCONTRAR Y ELEGIR TU CONEXIÓN CON EL REIKI

Mejor demasiado escéptico que demasiado confiado.
<small>Proverbio chino</small>

Tal vez estés considerando practicar Reiki porque a un amigo le ayudó a superar su depresión. O tal vez la madre de un vecino está durmiendo mejor desde que su hija empezó a darle tratamiento. Quizá desde siempre has estado interesado en la espiritualidad o has tenido curiosidad por las energías sutiles, pero todo lo relacionado con cualquiera de ellas te ha parecido demasiado extravagante. Puede que seas muy sensible a los medicamentos y quieras encontrar una forma sencilla de aliviar dolores y molestias, o tal vez desconfíes de la medicación y de ir al médico por cualquier minucia y quieres probar algo que puedas hacer por ti mismo. Posiblemente no estás obteniendo los resultados que esperabas con la psicoterapia y estás cansado de hablar, pero eres lo suficientemente realista para saber que puedes sentirte mejor por ti mismo.

La gente llega al Reiki por incontables y diversas razones y algunas personas no tienen otra razón que sentirse atraídas hacia él. El capítulo 4 te ha ayudado a decidir si quieres recibir un tratamiento de alguien o si quieres aprender a practicar Reiki tú mismo. Ahora, déjame ayudarte a encontrar a un buen terapeuta si quieres un tratamiento, o un maestro de Reiki, si deseas acudir a un curso.

ENCONTRAR A UN TERAPEUTA O A UN MAESTRO DE REIKI

Si quieres recibir un tratamiento en vez de aprender a practicar por ti mismo, necesitas encontrar a un terapeuta que esté en posesión del primer o segundo nivel. Dado que no hay normas establecidas legalmente en la formación del Reiki, es imposible juzgar la capacidad de un terapeuta por su nivel de certificación. Los alumnos de primer nivel pueden actualmente haber hecho más prácticas que algunos maestros de Reiki. (Sólo para refrescar tu memoria, te diré que el primer nivel se atiene a las posiciones de las manos, el segundo incluye el tratamiento a distancia así como el trabajo con las manos, pero sólo los maestros de Reiki pueden tanto dar tratamientos como iniciar a los alumnos en el método). Aunque todo el mundo puede aprender Reiki, algunas personas tendrán un mayor talento innato como sanadores. Sin embargo, los estudiantes muy comprometidos podrán disimular mejor su falta de talento o formación dedicándose a la práctica constante del autotratamiento. Si estás buscando alguien que te dé un tratamiento de Reiki, no te preocupes por el nivel, busca tan sólo un terapeuta riguroso de cualquier nivel (primero, segundo o maestro).

Si has decidido que quieres aprender Reiki, los terapeutas del nivel que sea, primero o segundo, no pueden ayudarte. Tú sólo puedes aprender el método de Reiki de un maestro cualificado y tradicionalmente la formación del Reiki se ha hecho de forma presencial. No obstante, un terapeuta de primer o segundo nivel puede contarte cómo se ha formado, lo que puede ser un buen modo de empezar a buscar un curso de Reiki.

Pero tal vez hayas decidido aprender Reiki sin haber experimentado ni siquiera una sesión. Quizás has tenido razones personales o económicas para saltarte el tratamiento e ir directo al curso. Después de todo, una vez que te hayas formado en Reiki, podrás autotratarte tantas veces como desees durante todo el tiempo que quieras.

Las personas con enfermedades graves a menudo se hacen autotratamiento varias veces al día. La sencillez y flexibilidad del Reiki hacen esto posible incluso en gente con baja energía o apretadas agendas, así como en quienes continúan trabajando mientras reciben quimioterapia, pues el autotratamiento les brinda resultados rápidamente.

LA REIKI ALLIANCE

No importa si estás buscando un tratamiento o una formación, un terapeuta o un maestro de Reiki, la Reiki Alliance (Alianza del Reiki) puede ser un buen recurso. La Alianza es una organización profesional de maestros de Reiki comprometidos con el legado de Takata.* Su website (www.reikialliance.com) lista todos sus miembros en el mundo entero y muestra la información de contacto.[1] Si no hay un maestro de la Alianza en tu zona, el más cercano puede probablemente recomendarte un alumno próximo que pueda ofrecerte tratamiento o incluso un grupo de práctica de Reiki en tu área.

Los grupos de práctica de Reiki son reuniones en las que los practicantes de Reiki comparten tratamientos completos o parciales a uno o a varios miembros del grupo, con frecuencia como servicio gratuito a la comunidad o a cambio de una pequeña retribución. Frecuentar un grupo de práctica de Reiki en tu zona te da la oportunidad de experimentar el Reiki y de conectarte con otros practicantes locales.

---

* Después de convertirme en maestra de Reiki, esperé casi tres años a inscribirme en la Reiki Alliance. Aunque apoyo el objetivo de mantener los valores de Takata en nuestro método, soy también sensible a la innecesaria regulación. Después de largas conversaciones con miembros y de mucho análisis por mi parte, mi visión personal es que la Reiki Alliance busca mantener un equilibrio entre el mantenimiento de la práctica de Takata y honrar su maestría individual. No soy portavoz de la Reiki Alliance, y todo lo que expreso en este libro es mi propia comprensión.

Si estás buscando un curso de Reiki, un maestro que hayas localizado mediante la Reiki Alliance tendrá una perspectiva similar a la que este libro muestra.

Aunque los maestros de la Alianza están comprometidos con la preservación del legado de Takata, son también maestros según su ideario personal y pueden presentar particulares variaciones en lo que respecta el método según Takata. Cada maestro tiene su particular experiencia, comprensión y establece sus normas de diversas maneras. La individualidad de sus estilos de práctica tiene probablemente que ver más con su trayectoria en el método.

Los maestros de la Reiki Alliance reciben su formación lentamente y con frecuencia tienen los beneficios de una maestría extendida en el tiempo. También participan en la comunidad global de la Alianza en tanto que se vean capacitados, beneficiándose de su apoyo y estímulo.

Otra estrategia de «buscar y encontrar» es preguntar a un respetable profesional sanitario que practique terapias complementarias o alternativas (CAM, por sus siglas en inglés) como la acupuntura o el Shiatsu si te puede recomendar un terapeuta de Reiki. Entrar en redes o foros de profesionales en terapias alternativas o complementarias te podrá dirigir hacia el terapeuta que goce de credibilidad y prestigio entre esa comunidad. También, tu hospital público de zona puede ofrecer Reiki a los pacientes en él ingresados o albergar un grupo de práctica de Reiki, terapia o formación.

Las iglesias o centros con programas de formación continua ofertan a veces grupos de Reiki en las listas de los servicios que ofrecen o en boletines vecinales. Echa un vistazo en las tiendas de dietética y sus tablones de anuncios o directorios de terapeutas próximos. Y no te olvides de dar voces entre tu círculo de amistades. Te quedarás sorprendido de quién está interesado o quién conoce el Reiki.

No te limites tan sólo a encontrar a un maestro de Reiki en tu zona. Si eres una persona de natural entusiasta que reúne fácilmente amigos para cualquier tipo de evento, puedes proponerte traer un maestro de Reiki a tu área y organizar un curso para tus amistades.

ESCOGER A UN TERAPEUTA
O A UN MAESTRO DE REIKI

Tu búsqueda tiene que haberte proporcionado más de un terapeuta de Reiki o un cierto número de maestros que den cursos en tu zona. Cómo escoger a uno, especialmente si nunca has experimentado lo que es el Reiki puede parecerte raro. Vamos a simplificar el proceso.

Primero, evita pensar que sólo hay «el mejor» terapeuta o maestro. Pensar que existe «el mejor médico», «el mejor acupuntor», «el mejor quiromasajista», «el mejor terapeuta de Reiki» no te va a ayudar. Eso es actualmente engañoso. Muchos profesionales están bien formados y gozan de acreditada experiencia y practican con integridad. La pregunta debería ser otra: «¿Quién se ajusta más a mis necesidades?». La respuesta a esto es simplemente el terapeuta o maestro que sientas que conecta mejor con tus criterios. Pero, en el caso de que no sea así de sencillo, continúa leyendo. Escoger a un terapeuta de Reiki difiere bastante de escoger a un maestro para un curso y tenemos que comentarlo por separado.

ESCOGER A UN TERAPEUTA DE REIKI
PARA UN TRATAMIENTO

La elección de un terapeuta cercano y que esté a mano supone una gran ventaja, si esto es posible. Hacer un largo trayecto para un tratamiento ocasional o recibir la formación en Reiki es una cosa, pero no tienes por qué recorrer grandes distancias periódicamente, sobre todo si no te encuentras bien. Es, por tanto, razonable tener una breve conversación telefónica con el terapeuta antes de reservar una cita. Es tu oportunidad de preguntar sobre su formación y hacerte así una idea de su personalidad. No existe un criterio para evaluar a un terapeuta de Reiki, pero puedes aprender mucho haciendo las siguientes preguntas:

1. ¿Cuándo completó cada nivel de formación y de cuántas horas de curso constó? Un entrenamiento prolongado es proba-

blemente más cuidadoso, especialmente si el alumno tuvo un amplio período de prácticas antes de cursar el siguiente nivel.

2. ¿Estuvo físicamente presente cuando el maestro de Reiki hacía las iniciaciones? Aunque las iniciaciones a distancia pueden estar justificadas en circunstancias atenuantes, tiene muchas más ventajas ser iniciado física y presencialmente por un maestro. Los alumnos que han recibido iniciaciones a través de Internet pueden carecer de formación.

3. ¿Practica diariamente el autotratamiento? El autotratamiento es la base del Reiki en todos los niveles y la disciplina que hace madurar nuestra comprensión del método.

4. ¿Qué experiencia terapéutica ha tenido desde su formación, por ejemplo, aproximadamente cuántos tratamientos ha dado o en qué circunstancias (terapia privada, en un hospital)? Si recibes Reiki de un amigo, no será muy importante si eres la primera persona que trata. Sin embargo, si estás buscando un profesional, es muy razonable buscar a alguien con años de experiencia.

5. ¿Cómo describiría el Reiki? Es importante que un profesional sea capaz de comunicar la práctica de un modo claro y creíble sin quejarse o menospreciar la medicina convencional. La respuesta a esta pregunta te dirá mucho a cerca de la visión sobre el Reiki que tiene el terapeuta, sobre cómo entiende la práctica y si es capaz de colaborar con tu médico, en el caso de que esto último sea deseable.

6. ¿Qué puedo sentir durante la sesión? ¿Incluye otras terapias aparte del Reiki en sus sesiones? Vale la pena que hagas un análisis rápido, sobre todo si quieres saber cuánto tiempo durará la sesión y asegurarte de que el tratamiento tenga que ver sólo con Reiki (esto es a menudo muy importante para la gente, en concreto por motivos médicos). Asegúrate de que no te van a pedir que te desvistas. El tratamiento de Reiki se realiza con la ropa puesta.

7. ¿Cuál es su posicionamiento personal como terapeuta de Reiki? De nuevo, esta pregunta es una oportunidad para aprender sobre el terapeuta. Por ejemplo, mi posicionamiento es que llevo

casi cuarenta años con esta práctica espiritual y que colaboro frecuentemente con profesionales de la medicina. Alguien que busque un terapeuta con experiencia en colaborar con médicos podría estar interesado en trabajar conmigo.

8. ¿Cuál es la tarifa y cómo puedo pagarle? ¿Tiene unas normas sobre las cancelaciones de citas?

Preguntar por su linaje o su escuela puede reportar o no más información. El consabido término «Reiki Usui» no conlleva un estándar de comprensión ni directrices sobre sus prácticas. Algunos terapeutas dicen que practican Reiki Usui sin saber lo que significa, simplemente porque así se lo han explicado. Hay otros muchos terapeutas que no pueden remontar su linaje a Takata pero que practican diligentemente y tienen una profunda y madura relación con el Reiki. Hay también otros terapeutas que remontan su linaje a Takata pero no mencionan (y a menudo desconocen) cuánto ha cambiado el método que aprendieron respecto al que enseñaba Takata. Incluso maestros de la Reiki Alliance pueden resultar imprecisos sobre su práctica, por lo que si tienes deseos o expectativas concretos, haz preguntas concretas. Es mejor no suponer nada.

Vale la pena hacer preguntas como las anteriores incluso si el terapeuta de Reiki tiene otras especialidades terapéuticas, pues quizá sea también enfermero/a o quiromasajista. Considerando que los profesionales que tienen además otras especializaciones sanitarias son con toda probabilidad más expertos cuando hay detalles importantes de la práctica clínica como cuando se necesitan determinados cuidados médicos, en cambio, suelen ser menos expertos o proclives a dar un tratamiento completo de Reiki. Un cuidador que está formado para intervenir activamente puede encontrar dificultades en sentarse en silencio y permitir que el Reiki propicie la sanación. Por tanto, sería una buena idea preguntar cuánta experiencia tiene en dar un tratamiento completo.

Además, los profesionales sanitarios se sienten con frecuencia menos a gusto con las variantes individuales en la curación que los simples terapeutas. Compara las diversas maneras en que un ginecólogo o una comadrona apoyan a la mujer en el trabajo de parto. El médico está limitado por los más estrechos cauces de la práctica médica ordinaria e interviene rápidamente. La comadrona, en cambio, tiene una mayor tolerancia a los procesos particulares de cada mujer y confía más en esperar acontecimientos y en intervenir sólo cuando es necesario.

EL REIKI, LA ESPIRITUALIDAD Y LA RELIGIÓN

Considerando que la religión afecta a nuestras creencias compartidas y dogmas, la espiritualidad es un individual e interiorizado diálogo con lo desconocido o intangible que puede incluir vías específicas como la meditación o la plegaria. Las creencias religiosas de un terapeuta de Reiki no son importantes hasta cierto punto, pero el compromiso interior que se da en lo que llamamos «método espiritual» es muy transformador y encaja perfectamente con el método de Reiki. Una prolongada y regular práctica espiritual suaviza la perspicaz tendencia de la mente hacia la crítica y el juicio. La práctica espiritual desarrolla la compasión, el respeto, los límites de la salud y la gratitud por el poder del Reiki.

La meditación en particular es una aliada natural del Reiki, especialmente hacia el camino interior, en el que sus vibraciones provienen de la fuente. La práctica de la meditación ayuda a desarrollar la autoconciencia y la capacidad de estar sentado y centrado, que tan valiosas son en un terapeuta de Reiki. Dos libros excelentes sobre meditación proceden de la Fundación SYDA y hablan de la vibración. Son *The Heart of Meditation*, de Swami Durgananda (Sally Kempton) publicado por Siddha Yoga Foundation, en 2002, y *The Splendour of Recognition*, de Swami Shantananda (Siddha Yoga Foundation, 2003).

SÓLO REIKI, POR FAVOR

Algunos terapeutas ofrecen un confuso conjunto de técnicas en sus sesiones de tratamiento.

Aunque esto pueda impresionar, especialmente a alguien que está experimentando el Reiki u otra terapia holística por primera vez, prefiero trabajar con un terapeuta que haya profundizado en la práctica y que se sienta cómodo en el silencio. Nunca he encontrado el crecimiento interior en un terapeuta que esté implicado en la solución de un problema empleando diversas técnicas. Algunos terapeutas me han explicado que usan Reiki para una cosa, y el Reiki y otra técnica para otra y una tercera para cualquier otra, y así sucesivamente. No digo que esto sea una equivocación, sin embargo, mi experiencia es que, si lo permitimos, el Reiki puede emplearse en todos aquellos que lo necesitan de un modo francamente sencillo. Más que una mezcla de técnicas, que frecuentemente incluyen la voz del terapeuta, prefiero disfrutar del silencio y profundidad de un tratamiento de Reiki que es precisamente eso, un tratamiento de Reiki.

Los terapeutas que se abren por costumbre y con rapidez a nuevas formaciones pueden carecer de la paciencia necesaria para ser buenos observadores clínicos, pues se apresuran a solucionar problemas y controlar los procesos curativos de los pacientes en vez de promover y confiar en una atenta espera. Expertos quiromasajistas pueden, sin embargo, ofrecer a sus clientes una variedad de técnicas para atender la diversidad de cuerpos y preferencias en el tacto que el cliente pueda tener. Muchos emplean el Reiki brevemente antes y/o después del masaje propiamente dicho para relajar profundamente a los clientes y crear armonía entre cliente y terapeuta. Éste es un útil y efectivo uso del Reiki, pero sigue siendo un masaje, no una sesión de Reiki.

Si estás buscando una sesión de Reiki, asegúrate de qué es lo que te van a ofrecer. Si el terapeuta ríe o titubea o intenta hablar contigo de otras cosas, busca en otra parte.

EL MOMENTO DE ELEGIR

Una vez evaluada la información que has reunido, reflexiona sobre tus propios valores. Esta parte del proceso puede no ser diferente a cómo habrías escogido un médico, si tienes el lujo de poderlo elegir. Algunas personas aprecian la formación y la reputación y tienden a valorar la pared con muchos diplomas, menciones y recortes de prensa (recuerda que a diferencia de los títulos médicos, los certificados de Reiki pueden conseguirse a través de Internet, asegúrate de preguntarlo). Otras valoran tanto los modos médicos como la formación. Me inclino hacia esta dirección, especialmente para tecnología poco avanzada como es el Reiki. Lo que más valoro es el terapeuta que se haga Reiki cada día.

Hay una gran ventaja en el hecho de recibir tratamiento –y especialmente en la formación en Reiki– de alguien que esté comprometido con la práctica espiritual además de la práctica diaria del autotratamiento. La práctica es donde el neumático se encuentra con el asfalto, y tener una práctica espiritual diaria distingue al terapeuta idóneo de Reiki de alguien que sólo habla de espiritualidad o de alguien que va ocasionalmente a grupos de meditación o a conciertos de mantras. Tener una práctica espiritual significa que una persona se responsabiliza de su bienestar espiritual y que está comprometida con su espiritualidad diariamente. La forma de la práctica apenas importa, puede ser meditación, plegaria, Tai-chi, Qigong o Yoga –la lista de posibilidades puede ser muy extensa–, pero estar cada día un rato solo con uno mismo crea un anclaje que hace más potente y más estable al sanador. Si quisiera aprender a jugar al golf, encontraría a alguien que jugara diariamente. ¿Por qué conformarse con menos si queremos aprender o poner en práctica el Reiki?

Una vez hayas reunido toda la información necesaria, actúa conforme a tu intuición. Puedes sentirte afortunado si encuentras algunos terapeutas competentes. Ve con aquel que te guste más, con el que te sientas más cómodo.

El tratamiento de Reiki es una experiencia placentera que puede convertirse en un precioso cielo en tu vida. Confía en ti mismo lo suficiente para ir al terapeuta con el que te sientas más ligado, incluso si no ha tenido mucha formación y/o experiencia terapéutica. Si el Reiki es como un arcoíris, cada terapeuta tiene una lente mediante la cual una porción de ese arcoíris puede ser accesible y no hay ningún terapeuta a través del cual todo el espectro brille por entero. Un terapeuta de amplio espectro tiene mucho que ofrecerte, pero esto puede ser menos importante si lo que tú necesitas es el color violeta púrpura. Pocas personas pueden analizar cada necesidad. Confía en tu intuición.

Puedes continuar o no con el primer terapeuta de Reiki que escogiste. Cuando nos curamos, nuestras necesidades cambian. Tu intuición puede llevarte a cualquier lugar y eso está bien. No es una crítica ni a ti ni a tu terapeuta. Puede que te guste mucho el Reiki pero no el estilo del terapeuta. Yo no vacilo en derivar a un posible cliente a un colega si mi sexto sentido me indica que no formamos un buen equipo, pero esa confianza tarda años en desarrollarse. Si no estás contento con tu terapeuta, escoge a otro antes de dejar el Reiki.

ESCOGER A UN MAESTRO DE REIKI Y UN CURSO

Con la rápida expansión del Reiki a través del mundo desde la muerte de Takata en 1980, los cursos de Reiki adolecen hoy en día de una amplia serie de formatos, precios y escuelas que pueden llevar a cualquiera tanto a un estricto tradicionalista como al más vanguardista New Age. Con tal serie de clases, formatos, precios y escuelas de Reiki, ¿cómo puede el potencial alumno tomar una buena decisión? Lo más importante es encontrar a un profesor que reúna los criterios y competencia que te gusten y que imparta unos cursos en un formato que convenga a tus circunstancias. Las preguntas que hay que hacer para escoger a un terapeuta de Reiki (*véase* página 103) son también útiles para entrevistar a maestros de Reiki. Pregúntales sobre su experiencia didáctica así como por la terapéutica. Dado que el Reiki es más práctico que teórico, un maestro con una considerable experiencia terapéutica tiene unos fundamentos más sólidos que enseñar.

Algunos maestros de Reiki enseñan como lo hizo Takata, en cuatro clases en días sucesivos. Eso puede ser sustituido en todo caso por una clase por día en cuatro días sucesivos o con clases dobles en un fin de semana. En este último caso, el curso debería empezar el viernes tarde, ocupar la mañana y la tarde del sábado y terminar el curso el domingo. O bien en dos clases de mañana y tarde el sábado y el domingo. Aunque el curso con este formato puede hacer que parezca un retiro, no proporciona el suficiente tiempo para hacer prácticas en casa, especialmente si el maestro de Reiki abandona la ciudad después del curso.

Aunque siempre diseño un curso a medida, dedicando de diez a doce horas lectivas para satisfacer necesidades particulares, habitualmente enseño en clases de tres o cuatro horas a lo largo de la semana. Este formato da a los alumnos tiempo para practicar en casa entre clases. De este modo, los alumnos regresan con las preguntas que surgen sólo cuando han practicado fuera de clase. Para cuando termine el curso, los alumnos están ya en su segunda semana de autotratamiento diario. Este formato apoya mi primer objetivo como maestra de Reiki, que es lanzar a los alumnos al Reki a la práctica diaria durante toda su vida. He comprobado que esto funciona bien en los hiperocupados neoyorquinos a los que enseño, que sólo muy raramente tienen cuatro tardes seguidas disponibles. Las madres, especialmente aquellas que trabajan fuera de casa, encuentran muy difícil estar fuera cuatro noches seguidas.

Un curso de un solo día es también una opción bastante común. Ello incluye obviamente menos de las diez horas de tiempo habitual de curso, que permite trabajar con grupos pequeños. Dependiendo del maestro de Reiki, un curso de un solo día puede crear un sentimiento de retiro, que es un plus en gente que ni siquiera se toma un día para dedicarlo a su propio bienestar. La semejanza de un curso con un retiro es muy terapéutica, y uno regresa a casa con una habilidad para toda la vida. Los cursos de un solo día, sin embargo, no dan la base a los alumnos para que introduzcan el Reiki en sus vidas, especialmente si el curso lo imparte un maestro muy viajero. Aunque experimenté los cursos de un solo día cuando empecé a enseñar Reiki, ahora tan sólo empleo ese formato si es la única posibilidad, tal y como enseño en una ponencia médica. En esa situación, ofrezco a los alumnos un contacto posterior mediante correo electrónico. Incluso en un curso de un solo día, hago cada una de las cuatro iniciaciones por separado, con el máximo tiempo entre ellas que sea posible. Algunos maestros de Reiki que enseñan en un solo día o menos «ahorran tiempo» haciendo todas las iniciaciones de una sola vez o de dos en dos. Las iniciaciones y la práctica son el núcleo de la formación en Reiki. No hay nada que tenga tanto valor como lo que pueda surgir durante el desarrollo del curso para ser tratado en el marco del mismo. Agrupar las iniciaciones para exprimirlas al máximo en el horario del curso degrada su valor y no da tiempo al alumno a integrar cada iniciación. Al igual que las inyecciones que salvan la vida segundos después de ser administradas, las iniciaciones de Reiki llevan sólo unos instantes para realizarse. Ambos procesos dan comienzo y siguen hasta llegar a su fin en el organismo de cada individuo, y es muy ingenuo no honrar esa distribución temporal. Puede darse el caso en que una megadosis sea la mejor opción, pero generalmente hacer cada iniciación por separado permite la máxima efectividad y suavidad en su integración.

Algunos maestros de Reiki ofrecen el curso de primer nivel en una sola tarde o mañana. Otros ofrecen primer y segundo nivel, e incluso el grado de maestría, en un solo curso. Esto no da el tiempo suficiente para impartir la materia ni proporciona a los estudiantes el tiempo necesario para practicar ni el conocimiento de qué les ha estado pasando. Como maestros de Reiki, no sólo estamos dando el poder al método sino que en realidad apoyamos a los estudiantes para que comiencen a practicar. Es probable que los cursos cortos como éstos incluyan sólo una iniciación y no las cuatro que hacía Takata. Por estas razones, si deseas continuar hacia el segundo nivel o incluso llegar a ser maestro de Reiki, te recomiendo que te tomes tu tiempo.

CIBER REIKI

He encontrado páginas web que prometían iniciaciones a distancia, algunas a través de Internet y generalmente gratuitas. Sugeriría al alumno que está haciendo prospectiva que considere tan sólo si cree que ésta es la mejor manera para él de aprender Reiki. El precio puede resultarle atractivo y esta opción simplifica ciertamente los horarios, pero ¿en verdad cubre esto las necesidades del alumno? En el mejor de los casos, el aprendizaje por Internet no ofrece apoyo posterior. Mi experiencia me dice que la mayor parte de la gente aprende mejor este tipo de conocimientos mediante la interacción cara a cara con un maestro de Reiki y con otras personas en el curso.

EL REIKI Y EL DINERO

En verdad el Reiki no se vende. Las tarifas que pagamos a los profesionales del Reiki sirven para compensarles por su tiempo, así que el Reiki es dado y recibido como parte de una equilibrada interacción que respeta de igual modo al cliente y al terapeuta. Cuando recibimos Reiki de un alumno que comienza, la oportunidad que tiene de ofrecer tratamiento ya es suficiente pago.

Las tarifas que los terapeutas de Reiki cobran son un reflejo de su propio entendimiento, experiencia con el Reiki y la sanación en sí misma, de su sentido del valor y de detalles prácticos como el coste local de la vida.

Haz una valoración realista de tus finanzas y decide la gama de lo que para ti sea un gasto asumible. El coste del tratamiento puede influir en tu decisión de dónde recibirlo o de si te sale más a cuenta aprender el autotratamiento. La escala de precios de los tratamientos varía enormemente, sobre todo entre lugares diferentes. Incluso con la plena comprensión de que lo que aprendes en un curso de Reiki es tuyo de por vida, seguro que tienes unas evidentes limitaciones financieras. Todos los alumnos deben evaluar dicha situación por sí mismos.

Considera la experiencia del maestro de Reiki y el número de horas (éste es uno de los aspectos donde más es probablemente mejor) cuando compares los precios de los cursos. La duración del curso también cuenta. El formato y la logística pueden añadir costes en términos como los gastos del viaje y de tiempo, así que considera el conjunto para encontrar el que mejor se adapte a tus necesidades. Para muchos, la posibilidad de estudiar con un maestro en particular y el hecho de que nunca antes han hecho un curso de Reiki les inclina a pagar mucho más por una situación que les resulta muy atrayente. Si eso te supone una barrera financiera para aprender con tu maestro favorito, estate abierto a considerar diversas opciones.

Busca un curso que incluya un considerable tiempo para practicar, tanto el autotratamiento como para compartir Reiki con otros alumnos. Si practicas lo suficiente en clase, te sentirás más cómodo continuando la práctica en casa. Y recuerda, ésta es la razón por la que hiciste el curso, no sólo para tener una inspiradora y rejuvenecedora experiencia del curso en ti mismo o para añadir otra formación a tu currículum, sino para ser capaz de practicar contigo mismo para siempre.

En la década de 1970, Takata cobraba 125 dólares por el primer nivel, 500 dólares por el segundo nivel y 10.000 dólares por la maestría de Reiki. Desde su muerte en 1980, algunos maestros se han adaptado según la inflación y cobran incluso más. Otros, en cambio, han creído que debían cobrar menos. Un curso de primer nivel cuesta hoy en día en Estados Unidos entre 100 y 500 dólares.

Seis

LA FORMACIÓN
DE PRIMER
NIVEL DE REIKI

Las fuerzas naturales que hay en nuestro interior
son los verdaderos sanadores de la enfermedad.
Hipócrates

E l primer nivel de Reiki es donde empieza nuestra práctica. Una vez que te has formado en el primer nivel, sólo tienes que colocar tus manos suavemente sobre ti mismo o en alguien más para aportarle sanación. El primer nivel de Reiki puede ser practicado por cualquier persona que tenga interés, independientemente de su edad o estado de salud. Aunque te van a enseñar cómo poner tus manos en unas posiciones específicas, cosa que te animo a hacer, lo más importante que debes saber es que, en un momento dado de necesidad, puedes acceder a la sanación del Reiki colocando sencillamente la mano o las manos, en ti mismo u otra persona, siempre que sea posible. Esto es lo que la formación de primer nivel te proporciona.

He visto a muchas personas con enfermedades graves, sorprendidas por la facilidad con que sus entrenadas manos de primer nivel de Reiki alivian dolores y molestias, restauran la claridad mental, suavizan los efectos secundarios de los medicamentos y mejoran sus perspectivas. También he visto a otras, saludables e hiperactivas, encontrar el Reiki como un oasis: no pueden relajarse por sí mismas, pero son lo suficientemente inteligentes para darse cuenta. Saben que hay una razón, los expertos en salud hacen hincapié en la importancia de la reducción del estrés para mantener el funcionamiento óptimo y quieren encontrar la manera más rápida, más fiable posible, para aflojar la tensión.

La mayoría de las personas que he formado en Reiki encajan entre dos extremos, que afectan a cualquier edad, la salud y el nivel socioeconómico. Procuro inculcar en mis alumnos un interés por la práctica, porque cuando la clase ha terminado, es su entusiasmo lo que los anima a seguir practicando.

ELEGIR A TU MAESTRO DE PRIMER NIVEL

Una vez que has decidido aprender Reiki, lo siguiente es encontrar a un maestro. Por favor, dale a este paso el tiempo y la atención que se merecen. La elección de tu maestro de Reiki es muy importante. El maestro de Reiki que comparta esta práctica contigo marcará tu experiencia y comprensión del Reiki. El maestro crea el escenario y el contexto para tu aprendizaje.

Hay una gran variedad en la metodología de Reiki. Algunos maestros enseñan una práctica cargada de reglas y requisitos, advertencias inadecuadas, complicaciones innecesarias y falsas contraindicaciones. Otros dan poca o ninguna formación, ni soporte, por ejemplo, los que ofrecen iniciaciones por Internet.

Tienes que elegir, de entre todas las opciones, el lugar del curso y el maestro que sean idóneos para ti. Ésta es una decisión importante, y el capítulo 5 aborda todos los aspectos sobre esta cuestión, cómo localizar a maestros en tu área, identificando cuáles cumplen con los estándares de credibilidad, y cómo descubrir entre ellos los que mejor pueden ayudarte a comenzar tu práctica.

Por favor, consulta el capítulo 5 antes de inscribirte en un curso de primer nivel. La prueba de fuego de la elección que hayas hecho será lo inspirado y entusiasmado que te sientas después del curso, al comenzar tu práctica.

EL CURSO

No existen dos cursos de primer nivel iguales. Ésta es una de las cosas que hacen la formación de Reiki tan maravillosa, pero también es difícil, en cierto modo, de describir.

Aunque Takata organizó la materia, como cabía esperar, en cuatro sesiones sucesivas, ella personalizaba su presentación cada vez. Incluso los maestros más tradicionales de Reiki que conozco no enseñan exactamente como lo hizo Takata y con razón.

Con el fin de servir como una guía constante y creíble para el alumno, un maestro debe hablar desde su propia experiencia y convicción. Sin embargo, a pesar de la variación en la presentación, el material que abarque debe ser coherente.

Como se ha mencionado, la formación de primer nivel permite a los alumnos aplicarse el Reiki a sí mismos, en lugar de depender de un practicante (profesional o amigo). Durante el curso los alumnos aprenden los protocolos de tratamiento, tanto abreviados como completos, que utilizarán para hacerse Reiki a sí mismos y a los demás. También puedes hacer Reiki a tus mascotas.

Tu maestro de Reiki te dará una visión general de la historia de Reiki y presentará los preceptos que Usui enseñaba a sus alumnos, los cuales veremos más adelante en este capítulo.

Muy importante: el curso debe incluir las iniciaciones que facultan a los alumnos para la práctica. Takata daba cuatro iniciaciones a sus alumnos de primer nivel, una cada vez, con tiempo suficiente entre cada una para poder asimilarlas.

La estructura básica del curso puede y debe adaptarse a los alumnos y las circunstancias, sobre todo en la enseñanza de los niños, familias o personas muy enfermas. En la mayoría de los casos, entre diez y doce horas, aproximadamente, de clase son adecuadas para cubrir lo básico y tener un tiempo para las prácticas. Los cursos con mucha gente pueden necesitar más tiempo. Los alumnos aprenden mucho unos de otros y prefiero no ofrecer formación privada, excepto en circunstancias especiales.

De momento, la formación que normalmente imparto en el primer nivel es en tres clases semanales de cuatro horas. Este formato facilita a los estudiantes que puedan establecer la práctica en casa, que es el objetivo del aprendizaje del Reiki. Los alumnos comienzan a practicar en la primera sesión. Cuando vuelven a la segunda clase, comparten sus experiencias y hacen las preguntas que surgen sólo cuando se practica fuera del ambiente de clase.

No esperes tomar notas en clase. El aprendizaje del Reiki no es como una actividad académica. Es posible que desees anotar algunas ideas o detalles durante los descansos, o cuando llegues a casa después de clase, pero principalmente necesitas confiar en tu práctica en lugar de en tu mente para aprender Reiki. Takata disuadió a sus alumnos de tomar anotaciones diciendo: «¡Sólo hazlo! ¡Haz Reiki, Reiki, Reiki, y entonces lo sabrás!».[1]

Algunos maestros de Reiki proporcionan material escrito a sus alumnos. Los cursos de Reiki que se imparten en el entorno hospitalario y que son acreditados por las unidades de formación continua (CEUS, por sus siglas en inglés) o la formación médica continuada (CME, por sus siglas en inglés) están obligados a incluir material escrito.

Para muchos, la formación de primer nivel será el único aprendizaje de Reiki que hagan y es todo lo que van a necesitar. Incluso para aquellos que avanzan a otros niveles, lo que se aprende en la formación del primer nivel sigue siendo la base de la práctica de Reiki.

INICIACIÓN Y PRÁCTICA

La formación de Reiki realmente no nos enseña Reiki; nos enseña cómo practicarlo y es mediante la práctica, y únicamente con la práctica, que llegaremos a comprender más profundamente el Reiki. ¿Y cómo practicamos? Takata fue muy clara: *Primero tú mismo.*[2] ¿Por qué la práctica es más importante que el estudio? Porque el Reiki es una práctica de sanación espiritual otorgada en lugar de una habilidad aprendida.

La facultad para practicar el Reiki se activa a través de la serie de iniciaciones impartidas por el maestro de Reiki. Una iniciación es una aportación concentrada de Reiki que habilita a los alumnos a llevar el potencial de Reiki en sus manos. Recuerda que el Reiki fluye en función de la necesidad de quien recibe el tratamiento, tanto si el receptor es el practicante como si es otra persona. La iniciación establece una conexión a través del biocampo de tal manera que las vibraciones de sanación no se originan en el propio biocampo del practicante, esto podría agotarle, sino de la fuente inagotable a la que se accede desde el corazón. La transmisión puede considerarse como una sanación sutil, suave pero poderosa, condensada en momentos y posteriormente manifestada a través de la práctica constante. Se trata de un proceso abierto, un comienzo sin fin. Cuanto más tiempo practica el alumno, más se desarrolla el Reiki y su comprensión.

A veces los alumnos preguntan si se ha integrado algo en ellos durante las iniciaciones, esto indica que un alumno ha leído algo sobre el tema. Ésa no es mi experiencia de la iniciación. En lugar de añadir algo, yo diría que el proceso de iniciación abre y refuerza lo que ya existe, lo que ya es nuestro: el acceso a la conciencia primordial que es nuestro derecho de nacimiento. La iniciación crea un vínculo natural y fiable con la fuente, esa conciencia vibratoria que llamamos Reiki.

LA PRÁCTICA DURANTE EL CURSO

En mis cursos de primer nivel, los alumnos comienzan a practicar el Reiki muy pronto, antes de que se produzca demasiado debate sobre lo que realmente es el Reiki. Mi intención es que los alumnos aprendan a confiar en su práctica más que en sus pensamientos para entender el Reiki desde el principio. Demasiada charla pone la mente analítica en marcha, ya que los alumnos tienen dificultades para entender algo que todavía no han experimentado. ¿Por qué conformarse con la teoría cuando en realidad se puede experimentar el Reiki?

Muchos alumnos que vienen a aprender Reiki nunca han recibido una sesión, pero sin embargo, incluso los que han recibido tratamiento tienen que sentir el Reiki en sus propias manos. El Reiki en nuestras manos es como una fuerza sutil y enorme, una experiencia que no se puede explicar con palabras. Animo a mis alumnos sencillamente a estar presentes para observar la apertura creada por las iniciaciones. Una vez que empiezan a practicar, comienzan a darse cuenta de lo que está sucediendo tanto en sus manos como en su experiencia interior.

Después de cada sesión de práctica en clase, les pido a los alumnos que compartan sus experiencias, no importa lo simples o sutiles que hayan podido ser. Éste es siempre un momento interesante, ya que cada uno tiene su propia forma de percibir el Reiki. Una persona puede experimentar paz, mientras que otra siente una cascada de sensaciones corporales o una agradable sensación de plenitud. A menudo, hay algún alumno que ve colores u otros elementos visuales. La mayoría se refieren al calor en las manos. Un violonchelista en una de mis clases sintió que sus manos habían crecido en tamaño. Un doctor vio interiormente sus manos como hechas de luz.

En 2004, impartí formación a los médicos en Tucson, Arizona, como parte de la ponencia médica titulada «Planteamientos integradores para la depresión». El curso tuvo lugar en una sala de conferencias en el hospital. Cuando estábamos practicando, se oyó una llamada de emergencia por el altavoz. Aunque no se estaba llamando a ninguno de mis alumnos, dos de los médicos sintieron que sus manos de Reiki se activaban, una demostración espectacular de cómo surgió el desequilibrio con la llamada y la rápida respuesta del Reiki a los cambios en nuestro estado de ser.

Los alumnos no siempre perciben sensaciones de inmediato. En cambio, algunos notan una diferencia en cómo se sienten después de practicar. Otros no creen que hayan sentido nada, pero se dan cuenta de su experiencia después de que un compañero comenta una sensación similar.

Cada alumno se beneficia reviviendo su experiencia en el momento en que la comparte con la clase y todo el mundo se introduce en la amplia gama de sensaciones y cambios que pueden acompañar a la práctica del Reiki. Animo a cada uno a contribuir a la discusión, incluso si todo lo que tiene que decir es: «Yo no he notado nada». Al admitir esto en voz alta a menudo el alumno se siente al límite de la decepción o sensación del fracaso y me da la oportunidad para apoyarlo en su exploración. A veces, cuando los alumnos comparten, puedo hacer una pregunta que les ayude a perfeccionar sus observaciones y profundizar en su reconocimiento interno. En ocasiones, los principiantes dicen: «No puedo expresar lo que siento», o «Siento que como me fui tan lejos, es difícil volver allí y recordar», pero yo siempre les animo a lanzarse. Expresando, o incluso intentándolo, se solidifica la experiencia, se valida, y trae el mundo interior hacia el exterior, donde todo parece más real. Las personas pueden tener dudas sobre la «realidad» de las experiencias internas sutiles. Si alguna vez dudas de si las experiencias internas son reales, piensa en lo fácilmente que te afecta el dolor.

Si eres de los que no sienten mucho, o nada, en las primeras sesiones de práctica, no te preocupes. Sólo practica y permite que el Reiki se vaya desarrollando naturalmente. En lugar de sentir una vibración suave asociada con el Reiki en tus manos o cuerpo, puedes observar el efecto que tiene sobre ti de otras maneras. Puedes sentirte más tranquilo después de practicar, o bien observar que estás durmiendo mejor, que te despiertas temprano y te sientes más descansado. Uno de mis alumnos, un conductor que se autodeclaraba como impaciente, se dio cuenta de que no se saltaba ningún semáforo cuando acudía a la segunda sesión. Y muchos acabaron con el problema del estreñimiento de por vida en su primera clase, en la cual incluyo, durante mi discurso de bienvenida, la ubicación del aseo.

EL REIKI Y LA MEDITACIÓN

Aunque no es necesario hacerlo, les pido a mis alumnos que mediten mientras yo hago las iniciaciones de Reiki y para ello doy instrucciones sencillas de cómo meditar con la respiración. La meditación y el Reiki están estrechamente relacionados. De hecho, la propia práctica de Reiki surgió de la meditación de Mikao Usui. Decidí aprender Reiki porque, cuando en un momento en que un amigo puso sus manos sobre mí en un tratamiento, sentí las mismas vibraciones sutiles que había experimentado en la meditación. Una razón por la que llegué a ser maestra de Reiki fue el reconocimiento de que para la mayoría de la gente el Reiki es más fácil que la meditación. Cuando las circunstancias son apropiadas, la práctica del Reiki a menudo conduce a un estado meditativo.

Mucha gente que se pone por primera vez en contacto con el Reiki siente el escepticismo y la duda. Después de todo, estamos acostumbrados a trabajar duro, nuestra mente a menudo hace horas extra, y el Reiki es demasiado fácil. Algunos alumnos necesitan tiempo para sentirse cómodos reconociendo una experiencia tan simple y sutil como puede ser el Reiki. Estar en estado meditativo puede ayudar. Al expandir el estado de conciencia durante la iniciación, los alumnos probablemente observen incluso un mínimo cambio en ella. Esta experiencia resulta de gran ayuda en los primeros días de la práctica, y a menudo permanece como fuente de inspiración durante muchos años.

Cuando meditamos en clase, sucede otra cosa: los alumnos aprenden a observar sus experiencias internas, sin controlarlas o interpretarlas. La meditación nos enseña a desconectar de nuestros pensamientos y distracciones. Esto es muy útil en la práctica, ya que podemos observar el Reiki sin hacer suposiciones acerca de nuestra experiencia o llegar a falsas conclusiones. Aunque las experiencias del Reiki pueden ser espectaculares, a menudo son sutiles. Si somos capaces de conectar nuestra conciencia con la sutileza, podremos disfrutar más de nuestra práctica y también practicaremos más. Y esto no significa que tengamos que observar el Reiki; el Reiki hace lo que hace, tanto si estamos atentos como si no, pero la observación del Reiki durante un momento de tu práctica profundizará tu comprensión y te motivará a seguir practicando.

PROTOCOLOS DE TRATAMIENTO

Los alumnos de primer nivel aprenden un protocolo básico que, tradicionalmente, consiste en una serie de ocho o nueve posiciones de mano para el autotratamiento y otras cuatro para la espalda cuando se les hace tratamiento a los demás. Al igual que con todos los aspectos de la práctica del Reiki, existe una variación considerable entre los diferentes practicantes, con algunos puntos en común. El tratamiento por lo general comienza en la cabeza y sigue hacia abajo, hacia la parte inferior del abdomen. De acuerdo con la medicina asiática, las posiciones de las manos se aplican en la cabeza y el torso sobre las glándulas endocrinas y los órganos que controlan la función general y el bienestar. Si efectuamos el protocolo completo se garantiza que las áreas esenciales que rigen el bienestar se renueven, de este modo se aborda el desequilibrio subyacente.

Al efectuar todo el protocolo, los alumnos que comienzan pueden estar seguros de que están haciendo un tratamiento completo, aunque todavía no se sientan seguros siguiendo las vibraciones en sus manos. Simplificamos nuestra práctica mediante el uso de una secuencia habitual al dar tratamiento, pero puede ser igual de eficaz y en ningún modo peligroso aplicar las manos de un modo distinto al de la secuencia, o bien empezar por alguna otra zona que no sea la cabeza. Takata a veces decía que había que empezar el tratamiento por la cabeza, otras veces decía que por el abdomen, y otras que no importaba por dónde se iniciara siempre que se hiciera el proceso completo. Aunque insistía en la aplicación de las manos en todas las posiciones que les enseñaba, no quería que fuesen rígidos en su práctica, los animaba a desarrollar su sentido intuitivo durante el tratamiento, siendo a la vez conscientes de la serie completa de posiciones. Takata decía, «El Reiki te guiará, deja que las manos de Reiki lo encuentren, ellas sabrán qué hacer».[3] Enseñó a sus alumnos a honrar el cuerpo como un todo mediante el protocolo completo, aunque también alentó la aplicación de Reiki en los puntos donde hubiera dolor.

Algunos practicantes prefieren colocar un pañuelo doblado sobre los ojos de la persona que está siendo tratada. Al tocar a otros, queremos ser particularmente delicados en la zona de la cara y la garganta. Cuando estaba segura de que la persona no llevaba lentes de contacto, Takata hacía una ligera presión sobre los párpados. Yo prefiero ahuecar mis manos sobre los ojos y la laringe; algunas personas involuntariamente pueden sentir náuseas cuando les tocan la garganta. Coloca las manos cuidadosamente en la parte inferior del abdomen y en la parte superior del pecho de una mujer para no ser invasivo.

PRECEPTOS

La mayor parte de la vida ocurre cuando no estamos practicando el Reiki, entonces ¿cómo podemos crear un recipiente que contenga los beneficios del Reiki de manera que nos lleguen a nuestra vida cotidiana? Usui presentó a sus alumnos unos preceptos para apoyar sus prácticas, unas pautas para desarrollar su conciencia y protegerlos en momentos de incertidumbre.

Como las sabias palabras de todas las grandes tradiciones, los preceptos son atemporales y transculturales, tan relevantes hoy como lo fueron a principios del siglo xx en Japón.

Los preceptos se presentan tradicionalmente en la formación de primer nivel, creando un firme apoyo en tu práctica del Reiki e incrementando su significado a medida que la práctica madura. Usui aconsejaba a sus alumnos repetir los preceptos cada mañana y cada noche, considerándolos parte de la práctica.

Particularmente animo a los alumnos que no tienen otra práctica espiritual a utilizar los preceptos como herramientas para ocupar la mente en mantener el equilibrio, una brújula para orientar en las decisiones y acciones. No son mandamientos adicionales, ni una lista de «deberes». Son simples reflexiones para analizar nuestras elecciones. Éstos son los preceptos que Takata presentó a sus estudiantes: [4]

Sólo por hoy, no te preocupes.
Sólo por hoy, no te enfades.
Honra a tus padres, maestros y ancianos.
Gánate la vida honestamente.
Muestra agradecimiento a todos los seres vivos.

Circulan varias traducciones de los preceptos. Como sabía que el japonés es un idioma contextual, organizado de una forma muy diferente del inglés, nunca estaba del todo segura de que «ésta es la traducción exacta». Pedí a un alumno japonés que me ayudara, un hombre con un puesto de responsabilidad en las Naciones Unidas. Le di a Toshi una copia de los preceptos en japonés y diversas traducciones que había reunido. Su respuesta me sorprendió. Mientras que en la lista de las traducciones había invariablemente cinco preceptos, Toshi me aseguró que en realidad son cuatro. Lo que generalmente se traduce en inglés como el tercer y cuarto precepto se escriben en japonés como uno, conectados por una conjunción que indica que la segunda parte se basa en la primera. Las dos partes formulan un concepto. Además, me dijo, no hay palabras tales como «maestros», «padres« o «ancianos» en el tercer precepto y la palabra «agradecimiento» no aparece en el último. Confirmé esto con otras personas con un buen conocimiento del japonés. A través del correo electrónico, hablé de ello con Hyakuten Inamoto, un monje budista japonés y maestro de Reiki iniciado por una alumna de Hayashi, Chiyoko Yamaguchi. Hyakuten estuvo de acuerdo y me dio su traducción de los preceptos:

Sólo por hoy,
No te enfades,
No te preocupes,
Sé agradecido,
Trabaja diligentemente,
Sé amable con los demás.

Los americanos estamos orgullosos de ser pragmáticos y explícitos. Nos gustan las cosas definidas por nosotros mismos. «Dámelo directamente», decimos.

Otras culturas no dan valor al hecho de hablar sin rodeos. Una de las mayores diferencias entre la cultura y el lenguaje japoneses, y la cultura y el lenguaje americanos se encuentra en el área de lo implícito/

explícito. Que la expresión sea simple y directa no es una expectativa japonesa. La sutileza y los matices son muy apreciados en el Japón. Lo que no se dice en japonés se expresa tanto como lo que se dice. Uno de mis alumnos, que es de primera generación japonesa-estadounidense, en una ocasión se refirió a las dificultades que los japoneses tienen para comunicarse con los miembros de su generación. Son muchas las cosas que se dan por entendidas, pero cuando uno se ha criado en otro país, no es así. Al traducir del japonés al americano el problema no es tanto la traducción de palabras como la traducción de una cultura y sus valores. No podemos ser literales sin que se nos escape algo. (Nuestro respeto por la tarea que supuso para Takata importar el Reiki a Estados Unidos aumenta cuanto más entendemos esto).

En un intento por salvar esta brecha cultural y con respeto a la preferencia japonesa por las agrupaciones impares, aquí están los preceptos como los he interpretado:

Sólo por hoy, no te enfades y no te preocupes.
Valora tu vida y haz el esfuerzo necesario
para actualizar tu propósito de vida.
Sé amable.

Los preceptos comienzan con el recordatorio de «Sólo por hoy». Esta frase significa el presente, ahora mismo, este momento. Éste es el momento que tenemos. Si siempre estamos pensando, nos perdemos, pero la eternidad es simplemente el eterno presente. Estar en el presente, estando presente, se hace posible todo lo demás.

Mi colega Kumiko Kanayama es una profesional consumada de Ohashiatsu® y Reiki, que se mudó a Nueva York desde Hiroshima en 1987. Ella explica: «El tiempo cronológico es diferente en Occidente y en Oriente. *Sólo por hoy* significa para siempre y significa sólo hoy. Es difícil de explicar, pero la vida es un círculo que va y viene». Los preceptos proporcionan una brújula que podemos utilizar para ajustar nuestro comportamiento interno, nuestro estado, lo que hacemos antes de emprender una acción externa. Por ejemplo, si yo no sé qué hacer con una situación que me ha enfurecido, los preceptos me recuerdan que debo tratar primero mi ira. Si estoy preocupado por algo y frustrado porque no puedo hacer nada al respecto, los preceptos me orientan hacia lo que puedo hacer, que es afrontar mi estado de preocupación, porque la preocupación es la oración negativa. Los preceptos no significan que uno no deba luchar, sino que no debe hacerlo desde la ira. Los preceptos nos protegen. Después de todo, sufrimos mucho más a causa de la negatividad que llevamos en nuestras mentes.

Sólo por hoy, no te enfades, y no te preocupes, no significa que uno deba comprometerse ciegamente, o adoptar la actitud pasiva de «Dios proveerá». La vida comporta la necesidad de actuar, y cada uno tiene la oportunidad de tomar la acción correcta. La verdadera espiritualidad tiene dientes. Incluso aquellos que abogan por la no violencia radical no son tan irresponsables. El estado de ánimo con el que actuamos afecta al resultado, por tanto, el practicante espiritual cultiva la uniformidad en el temperamento. Esto no debe confundirse con un abatimiento del afecto o la incapacidad para sentir, un falso *bypass* espiritual para escapar del presente, sino más bien la capacidad de sentir emociones, al mismo tiempo que las observamos, sin apego. (Para los que deseen profundizar en el tema, el libro de Gurumayi Chidvilasananda, titulado *Courage and Contentment*, ofrece una visión y orientación prácticas sobre cómo anclarnos en la estabilidad, que puede ser un compañero inspirador mientras desarrollamos el vivir con los preceptos).

El Reiki nos proporciona la experiencia de la conexión y los preceptos nos lo recuerdan de manera que nuestras acciones estén alineadas con nuestro verdadero ser y para el bien de todos. «Sólo por hoy, no te enfades y no te preocupes», nos advierte a tiempo para hacer frente a las emociones negativas, antes de que desemboquen en un comportamiento equivocado. Sentirse desconectado e impotente da lugar a la ira y la ansiedad. Una vez restauramos el sentido de conexión, nos sentimos bien con nuestras vidas y estamos motivados para expresar nuestros dones. Conscientes de nuestra conexión expresamos de forma natural nuestra amabilidad. Esta comprensión de la interconexión es común en las culturas indígenas en diversas partes del mundo. Fue una de las prioridades en la vida de los nativos americanos precolombinos, expresada actualmente con la frase «Todos mis parientes».[5] En África, se dice: «Soy porque somos».[6]

Los preceptos tercero y cuarto combinados, «Sé agradecido y trabaja diligentemente», o «valora tu vida y haz el esfuerzo necesario para actualizar tu propósito de vida», expresan el concepto de Dharma que se valora en toda la espiritualidad asiática. Cada uno de nosotros nace con una naturaleza, temperamento y constitución específicos, pregunta a cualquier madre que ha dado a luz a más de un niño. Nuestro mayor regalo al mundo es nuestro propio desarrollo y la expresión de nuestra singularidad. Dharma se traduce a menudo como «virtud», pero el tono moralista de esta palabra es erróneo. Dharma perfecciona la expresión natural de nuestra bondad inherente a través de nuestra naturaleza única.

Cada uno de nosotros tiene algo único y valioso que ofrecer, y no está separado de lo que somos. No es simplemente que tengamos talento; nuestra individualidad está en el paquete completo en el que el talento viene envuelto. Pero no queremos proporcionar al mundo esto a medias. Se necesita esfuerzo para pulir nuestra comprensión y nuestros dones, el esfuerzo del autodescubrimiento y perfeccionamiento de nuestras herramientas. La cuestión es no seguir adelante para convertirnos en algo que no somos, en lugar de tomar las medidas necesarias para madurar, para ser más auténticos de lo que somos, y para aprender las habilidades necesarias para expresar nuestros dones al mundo. El esfuerzo necesario es en gran parte disciplina (por ejemplo, lo indicado en los preceptos) y las prácticas espirituales como la meditación, la contemplación y el autoanálisis. Para que nadie piense que este concepto es una filosofía extranjera irrelevante, expongo una cita de la pionera en danza moderna Martha Graham.

Hay una vitalidad, una fuerza de la vida, una energía, una aceleración, que se traduce a través de ti en acción, y porque sólo hay una de ti en todo momento, esta expresión es única. Y si la bloqueas, nunca existirá a través de cualquier otro medio y se perderá. Ésta es tu única responsabilidad, mantener el canal abierto.

En la interpretación de Takata de los preceptos, honrar a nuestros padres, maestros y ancianos y ganarse la vida honestamente expresa de forma breve y pragmática una acción dhármica en la vida cotidiana contemporánea, de un modo particularmente relevante y accesible a su público. Desde siempre, el hecho de honrar a los antepasados permite encontrarse a uno mismo en el contexto más amplio del que se nos ha presentado. Y en una sociedad con menor movilidad, el trabajo por el cual uno se gana la vida es también una ofrenda a la comunidad.

La esencia de «Mostrar gratitud hacia todo ser viviente» se destila en la sencilla frase «Sé amable». La gratitud engendra bondad. La palabra traducida como «amable» en japonés también implica sinceridad. Según como sea la traducción, el último precepto refleja la sensación de autenticidad apoyado por las palabras «Con agradecimiento, trabaja con constancia». El proceso no es una cuestión de superación de nuestra verdadera naturaleza, sino de eliminar los obstáculos para que el auténtico yo pueda brillar. Es una afirmación de nuestra benevolencia inherente, el campo unificado, la conciencia primordial, el Reiki.

Estos preceptos coinciden bastante con otras guías para vivir correctamente. Eternas virtudes como la ecuanimidad, el autocontrol, la gratitud, el esfuerzo correcto y la bondad… son respetados interculturalmente. Por ejemplo, *ahimsa*, el mandato del Yoga contra la violencia, podría entenderse para proscribir la ira y la preocupación y promover el esfuerzo y gratitud correctos, que a su vez engendran respeto y amabilidad. Se expresa en la medicina convencional en el juramento hipocrático: «Lo primero es no perjudicar».

Los preceptos son meditaciones continuas sobre la vida. Elige la traducción que más te atraiga, la que recuerdes fácilmente. Es tan valioso tener los preceptos disponibles para tu conciencia como tu mano lo debe estar para el Reiki.

AUTOTRATAMIENTO DIARIO

Date un tratamiento completo cada día, o más a menudo si estás enfermo y experimenta con instantes de Reiki durante el día, buscando momentos en que tus manos no estén ocupadas haciendo otras cosas. Si mis alumnos sirven como prueba, una gran cantidad de Reiki se aplica en los autobuses, el metro de Nueva York y en los asientos traseros de los taxis. Por supuesto, en lugares públicos es aconsejable colocar las manos de Reiki discretamente.

Una de las grandes ventajas del Reiki es que puede ser practicado de forma encubierta, si es necesario, en cualquier entorno: durante una reunión, ya sea estresante o simplemente aburrida, mientras se hace cola en el banco o incluso cuando se ve la televisión. Uno de mis alumnos seropositivos llegó a valorar el Reiki después de colocar las manos para el tratamiento mientras veía la televisión algunas horas por la noche. Cuando desconectó para ir a la cama, se dio cuenta de que se sentía realmente bien, centrado, equilibrado y sin dolor. Sabía que la televisión nunca le había hecho sentir esto antes y se dio cuenta de que debía de ser el Reiki.

Es reconfortante saber que las manos de Reiki están disponibles y responden siempre que es necesario, ya que las emergencias y los dramas diarios no son programables por sí mismos a nuestra conveniencia. En momentos de mayor o menor trauma, siempre podemos poner una mano de Reiki en cualquier lugar y experimentar su efecto de equilibrio, incluso mientras estamos llamando al 911.* Los médicos confirman que es más fácil tratar a un paciente calmado que a uno que está desorientado por el dolor y el miedo.

Aunque el hecho de colocar las manos de Reiki en cualquier momento y lugar es beneficioso, no hay duda de que los mejores resultados se obtienen con la constante práctica diaria del protocolo completo durante un período de tiempo. Suelo pedir a los alumnos que

---

* El 911 corresponde al teléfono de emergencias en Estados Unidos. Téngase en cuenta el que corresponda a cada país. (N. de los T.).

se comprometan a practicar al menos seis meses antes de evaluar la diferencia que el Reiki pueda hacer en sus vidas. Mi esperanza es que para entonces habrán pasado de la exaltación del momento en el curso al compromiso entusiasta hacia su práctica diaria.

Cuanto más practiquemos, mayor será nuestra comprensión y a mayor comprensión, más comprometidos estaremos con la práctica. Es así de simple. Aprendemos cómo practicar en clase y nuestra práctica continuada nos muestra el Reiki gradualmente con el tiempo. El Reiki apenas tiene técnicas, así que no hay razón para preocuparse, no se puede hacer mal. Puedes, sin embargo, hacerlo si no comprendes bien y no respetas el proceso. Esto no es malo, pero es menos gratificante.

Para conseguir el máximo provecho de tu formación de primer nivel, te animo a crear tu rutina de trabajo y practicar regularmente. Si lo haces, te proporcionará dividendos para toda la vida relativos a tu inversión en el Reiki. Durante más de dos décadas de práctica y dieciocho años de enseñanza, probablemente he abordado todos los obstáculos posibles en la práctica diaria, tanto en mí misma como en mis alumnos. Éstos son algunos consejos para apoyar tu práctica.

Logística para la práctica diaria

Es más fácil practicar si encuentras un espacio en tu vida para el Reiki. Esto se logra porque, a diferencia de la meditación, el Reiki se puede practicar en períodos cortos o incluso mientras se hace otra cosa. Tienes que decidir dos cosas para crear una base para tu práctica diaria y descansar, y pronto llegará a ser tu refugio diario. Decide dónde y cuándo; dónde: en tu casa, es tu lugar favorito de Reiki, y cuándo: en tu rutina diaria, ¿vas a estar en ese lugar para practicar?

La respuesta para muchas personas es su cama, ya sea por la mañana o por la noche, o en ambos momentos. La mayoría de los alumnos hacen su práctica de Reiki en la cama, cuando se despiertan o van a dormir aportan los beneficios de la práctica diaria, sin añadir presión a sus apretadas agendas. No es raro que los alumnos que practican por la mañana al despertar encuentren sus manos a punto. ¿Y qué podría ser más fácil que aplicarse Reiki mientras se duerme? Incluso si no terminas tu rutina, el Reiki continúa fluyendo el tiempo necesario, y se puede continuar donde lo dejaste la noche anterior.

También se pueden encontrar otros momentos para practicar. Una psicoterapeuta que formé se da Reiki durante el descanso al final del día, entre sus pacientes de la mañana y de la tarde. Las mamás ocupadas pueden reservarse algunos minutos durante la semana para el Reiki cuando están descansando en el sofá y tener rutinas alternativas los fines de semana. Encuentra el lugar y el momento más adecuados para ti.

La práctica diaria: encontrar la motivación

Cuando aprendas Reiki por primera vez, será fácil practicar con regularidad. La experiencia es nueva, agradable, fascinante y flexible. Con el tiempo, sin embargo, la experiencia se vuelve más sutil, menos espectacular. Los alumnos, a veces, temen que esto signifique que su Reiki se está debilitando. Éste es uno de los muchos juicios falsos que pueden causar estragos en nuestra práctica. En realidad, es una buena señal que el Reiki se torne más tranquilo, es la evidencia de que el equilibrio que se necesita es más sutil. Es un indicio de salud.

Cuando comenzamos con nuestra práctica, por lo general, se necesita un pequeño cambio que nos aporte equilibrio. El Reiki está ocupado equilibrando nuestro biocampo y, más allá, efectuando ajustes en los niveles mentales, emocionales y físicos, y nuestras sesiones reflejan esta actividad. Cuando hemos practicado con regularidad durante un tiempo, vivimos más cerca del centro y, a menos que algo dramático esté ocurriendo en nuestras vidas o estemos agotados, no hay tanta reordenación obvia por hacer. Éste es un punto crítico en tu práctica. No te desanimes y abandones el hábito sólo porque no es tan aparentemente poderoso. De hecho, tu tratamiento en este momento puede ser más potente y la prevención a lograr a través de la práctica diaria es inconmensurable. El día que pasas por alto la práctica, no sólo estás pasando por alto la dulce sensación de estar centrado que aporta el Reiki, también estás perdiendo la oportunidad de acabar con futuros desequilibrios de raíz. Comprométete con la práctica en un determinado momento del día, todos los días, y nunca dejes pasar más de veinticuatro horas sin hacerlo. Los días que estén excepcionalmente llenos siempre se puede hacer un tratamiento abreviado, pero asegúrate de volver a tu tratamiento completo al día siguiente.

Los músicos y atletas valoran la práctica y eso es un buen comienzo, pero la práctica espiritual es un poco diferente. El objetivo no es mejorar el rendimiento, sino profundizar en nuestra comprensión. Hay una profundidad que sólo se logra con la práctica continuada en el tiempo, que surge tanto de los beneficios que la práctica en sí misma aporta, como de la fricción creada por nuestra interfaz con la disciplina de la práctica diaria; sería como domesticarnos a nosotros mismos a través de nuestra práctica. Podemos ser disciplinados sin ser rígidos. Podemos ser disciplinados y ser apacibles y amables con nosotros mismos.

Cuidado con otra dificultad derivada de la práctica: el perfeccionismo. No permitas que el perfeccionismo te impida practicar. Recuerda, no se puede cometer un error con el Reiki. Si te parece demasiado hacer un tratamiento completo, empieza con un tratamiento modificado para la primera semana o más. Escoge tu posición favorita en la cabeza, luego coloca las manos en el pecho y el abdomen. Cuando estés listo, sólo tienes que añadir otra posición, de una en una. Tómate el tiempo que quieras para llegar a las ocho posiciones básicas.

Aunque en un principio puede parecer un problema hacerte el autotratamiento, pronto será tan fácil como esponjar el edredón para airear tu cama. Sé claro con tu práctica. Disfrútala. Recuerda cómo nos animaba Takata: «Algo de Reiki es mejor que nada».

¿LA LECTURA APOYARÁ MI PRÁCTICA?

Los estudiantes a menudo me preguntan: «¿Qué puedo leer?». Como aprecio su entusiasmo para aprender más cosas sobre el Reiki, he creado una página web: www.ReikiInMedicine.org, además de publicar documentos médicos artículos de divulgación, y ahora también este libro. Sin embargo, una vez que empiezan a practicar el primer nivel, animo a mis alumnos a dejar de lado el material de lectura hasta que se establecen cómodamente en su práctica.

La lectura nos puede informar sobre el Reiki, pero no vamos a aprenderlo a través de ella. Aprendemos el Reiki con la práctica. Si quisieras aprender a pintar, ¿podrías conseguirlo sólo leyendo libros sobre pintura? En algún momento tendrías que rendirte ante el hecho de pintar. Lo mismo puede aplicarse al Reiki. Espero que pienses en este libro como tu compañero permanente, y reserves tiempo simplemente para estar a solas con el Reiki y dejar que tus manos te enseñen.

Si revisas la bibliografía existente sobre Reiki, verás que está representada por una amplia gama de estilos de práctica. El hecho de confrontar la información contradictoria o comentar con algún amigo que haya sido formado de manera diferente, demasiado pronto, puede ser confuso y desalentador.

Mi consejo es que te des tiempo, simplemente para practicar en la forma en que te enseñaron. A medida que tu práctica avance y profundices en ella, puede llegar un momento en que te resulte estimulante explorar otros enfoques, pero no dejes que tu cabeza se interponga en el camino de tus manos.

DESPUÉS DEL CURSO:
LLEVARTE EL REIKI A CASA

La transición desde el curso a casa, colocando las manos de Reiki en tu cuerpo tan pronto como sea posible después del curso, ha llegado. Deja que algunos momentos de tratamiento localizado, diseminados a través de tu día, sean como pasos que te lleven a través de tus tratamientos completos. Lo que puede llevar algún tiempo para acostumbrarse es no saber cuándo el Reiki entrará en acción o lo que va a hacer. Una vez, una alumna de primer nivel, cuando se despertó el día siguiente a su primera clase, estando todavía en la cama, apoyó la mano en el hombro de su marido para darle los buenos días, y un momento después él le preguntó: «¿Qué está pasando en tu mano?». También puedes sentir inesperadamente el Reiki en tu mano mientras, por ejemplo, acaricias al gato o al perro.

A veces, cuando estoy enseñando las posiciones de las manos a un alumno en clase, el Reiki se pone en marcha tan pronto como pongo las manos en mi «modelo». Médicos y otros terapeutas perciben, en ocasiones, las vibraciones del Reiki durante el breve contacto de un examen médico o una terapia física. A veces, un apretón de manos puede activar mis palmas.

Los alumnos observan diferentes efectos de su nueva práctica de Reiki. Algunos cambios son evidentes, pero la sanación también aparece de forma inesperada. Hablando con una de mis primeras alumnas unos meses después de su formación de primer nivel, me enteré de que a pesar de que disfrutó de la práctica, no se había dado cuenta de los beneficios procedentes de la misma. Pero, oh, por cierto, había conseguido su permiso de conducir, finalmente había aprendido, a los cuarenta años de edad y había conducido ella sola por primera vez hasta su casa de campo, y pasó sola la noche allí, también por primera vez. Además, me explicó que su marido había querido hipotecar la casa, la única propiedad del matrimonio que era sólo de ella, y pudo negociar un acuerdo con él que resultó muy ventajoso cuando se divorciaron al poco tiempo. Después de escuchar todo esto, me reí en voz alta. «¿Y crees que no ha resultado nada de tu práctica de Reiki?», le pregunté con incredulidad. Ella se echó a reír, también. Lo que no se le había ocurrido hasta ahora era bastante obvio.

En otra ocasión, un alumno vino a aprender Reiki como parte de un cambio de profesión. A sus treinta y tantos años, era una víctima de la caída de las «puntocom» y estaba luchando para redirigir su vida. Aunque su esposa ejercía con éxito la abogacía y esto le proporcionaba un alivio a las presiones financieras, el hecho de depender del salario de su mujer marcó su cuestionada autoestima. Estaba malhumorado e irritable y temía que su futuro se derritiese como el chocolate al sol.

Sin saber mucho acerca del Reiki pero pensando que podría estudiar medicina alternativa, se inscribió en mi curso de primer nivel. Este hombre afable, que solía presentarse como un desorientado chiflado de la informática, no tenía experiencia alguna en la vida que lo preparase para el cambio que el Reiki le aportó. Lo que le sorprendió, aún más que la mejoría experimentada relacionada con el sueño, la ansiedad, la confianza y la motivación, fue la reacción de sus amigos y familiares, quienes opinaban: «Está claro que por fin ha ido a la costa para asistir a una reunión de negocios y vuelve a ser el mismo».

Para obtener un buen comienzo con la práctica de Reiki:

1. Practica el Reiki en ti mismo todos los días.
2. Elige el momento y el lugar, y sencillamente «hazlo».
3. Date un tratamiento completo siempre que sea posible, pero sé flexible. Si una posición parece particularmente activa y deseas dejar que tus manos permanezcan allí, que lo hagan; lo que no termina en una sesión se puede retomar de nuevo más tarde o al día siguiente.
4. Sumérgete en la práctica periódica del Reiki, un mínimo de tres meses aproximadamente, antes de recibir formación de segundo nivel.
5. Recuerda, el autotratamiento sigue siendo la base en todos los niveles de la práctica.

Siete

LA FORMACIÓN
DEL SEGUNDO NIVEL
DE REIKI

Lo que está ahí, está también allí; lo que no está aquí, no está en ningún sitio.
VISHVASARA TANTRA. KATHA UPANISHAD

La formación del segundo nivel de Reiki permite a los alumnos dar Reiki a los demás sin contacto, llevando el método de Reiki hacia el más nebuloso reino de la distancia, de la sanación sin contacto. «Más nebuloso» no significa menos real y, ciertamente, no significa menos efectivo, sino que la idea de sanación a distancia puede incitar al escéptico interior a nuevos niveles de duda.

Quizá la realidad de que el Reiki no es fácilmente comprensible al principio se hace siempre más evidente cuando se dan tratamientos de sanación a distancia. Sin embargo, la sanación a distancia puede ser vista sencillamente como una forma no religiosa de oración, y como tal la oración específica para la salud es con creces una de las terapias complementarias y alternativas más empleadas en Estados Unidos.[1]

¿Por qué querrías aprender a hacer Reiki sin contacto? Mucha gente se contenta con la práctica sobre el terreno que aprenden en el primer nivel, y por eso raramente animo a los alumnos a aprender el segundo. No hay ninguna necesidad de avanzar en la formación de Reiki cuando sólo se quiere profundizar en su práctica imponiendo las manos con regularidad.

Hay, sin embargo, algunas razones de índole práctica para aprender el segundo nivel. Profesionales como los psiquiatras, psicoterapeutas, consejeros guía, maestros pueden querer llevar la sanación a sus trabajos, pero el contacto no entra dentro de su campo de acción. Otros buscan en el segundo nivel el modo de fomentar su propia práctica espiritual. Algunos alumnos tienen familiares que viven en otra parte que querrían recibir tratamiento a distancia. También hay alumnos que simplemente aman el Reiki, su práctica regular y quieren expandir sus horizontes reikianos. Todas son razones muy válidas para continuar su formación. Lo único importante es no asumir que «más es mejor».

A no ser que haya una buena razón para avanzar más rápido (lo que en ocasiones me ha pasado), animo a los alumnos a practicar el Reiki con contacto de tres a seis meses antes de matricularse en un curso de segundo nivel. Nunca he perdido un alumno por la espera, pero sí he visto a otros perder el contacto con su práctica por haber ido demasiado rápido. No veo ningún beneficio para los alumnos que no practican regularmente en el hecho de aprender el tratamiento a distancia, por lo que sólo acepto en un curso de segundo nivel a quienes hayan practicado diariamente el autotratamiento. Sin un autotratamiento diario con las manos no hay cimientos sólidos sobre los que construir el tratamiento a distancia. El segundo nivel no es otra herramienta que añadir al personal bagaje curativo: es un método.

Cuando encuentro personas que han sido formadas en Reiki pero que no practican, observo que casi todas invariablemente han hecho los cursos de primer y segundo nivel muy próximos en el tiempo, a menudo en un mismo fin de semana. El hecho de recibir muchas iniciaciones en un corto período de tiempo no les brinda la oportunidad de asumirlas. Una formación tan concentrada tampoco proporciona a los alumnos mucho tiempo para practicar, y los estudiantes que no confían en lo que están haciendo se sentirán menos motivados si cabe para continuar practicando. En el caso de alumnos que han sido formados por un maestro de Reiki viajero, que no les ofrece un posterior apoyo, es fácil ver cómo la práctica diaria puede terminar como la carretera de la muerte en la muy transitada autopista del modo de vida contemporáneo.

¿EN QUÉ CONSISTE EL SEGUNDO NIVEL?

En la formación de segundo nivel, los estudiantes aprenden cómo reemplazar la conexión de las manos en el cuerpo por la mental, empleando tres símbolos que han sido transmitidos de maestro a maestro de Reiki desde los tiempos de Mikao Usui. Ya que los alumnos tienen que aprender los símbolos y el cómo y cuándo utilizarlos, un curso de segundo nivel supone un aprendizaje mucho más técnico que un primero. Sin embargo, mediante una atenta y disciplinada práctica, los alumnos llegan a desenvolverse tan bien en las técnicas de segundo nivel que les parece que no hay nada tan engorroso como el tratamiento con imposición de manos del primer nivel. Además, el segundo nivel promueve un más profundo y fortalecedor acceso del alumno al Reiki.

Como en el curso de primer nivel, practicarás tus nuevas habilidades en ti mismo y en los demás alumnos. Practicarás también las sesiones de sanación a distancia y recibirás una iniciación que establecerá tu conexión con los símbolos de los que vamos a hablar en las siguientes páginas.

Como en el primer nivel de Reiki, la técnica del segundo nivel puede ser aplicada de diversas maneras. Puedes utilizar los símbolos de segundo nivel para breves o largas sesiones a distancia cuando te trates tú mismo o a otras personas. Los símbolos pueden intensificar un punto o toda la secuencia de posiciones del tratamiento. Al igual que en el autotratamiento de primer nivel, podrás hacer Reiki a distancia incluso cuando estés ocupado en otros asuntos.

Los alumnos de segundo nivel han experimentado cambios en sí mismos desde la primera clase, tal y como sucedió en el primer nivel. Como el Reiki ayuda a sanar arraigados desequilibrios sistémicos, las respuestas de los alumnos que cursan el segundo nivel son a menudo, pero no necesariamente, un eco expandido de los beneficios del primer nivel. Una alumna que se sentía más conectada con la tierra cuando empezó a practicar Reiki se sentirá incluso aún más arraigada en el segundo nivel. Un alumno que percibió algo parecido a una ola de motivación y productividad en el primer nivel tal vez sienta otra similar en el segundo.

Una artista comentó que en los últimos veinte años se sentía menos cansada y que confiaba más en sí misma. En una ocasión, acudió a un evento social que era muy esperado por los más renombrados profesionales en su campo y se quedó gratamente sorprendida de lo cómoda que se sentía en dicha reunión cuando antes se habría sentido muy intimidada. También se sentía más segura de sí misma y no se descentraba tan fácilmente como antes por las emociones fuertes. Otros alumnos señalaban diferentes beneficios, como experimentar una mayor intimidad, un mayor poder de decisión, ser más amables o empáticos o simplemente más auténticos y tolerantes con los demás; sentían que controlaban mejor sus vidas y que aceptaban también que hay cosas que no se pueden controlar.

¿AHORA TENGO QUE «CREER»?

El Reiki no es nunca cuestión de creencias, sino un camino de práctica. Los alumnos que tienen una experiencia significativa con las realidades sutiles antes de aprender el segundo nivel, ya sea durante meses o más de práctica diaria del tratamiento con las manos, o, como en mi caso, durante años de meditación, tienen una considerable ventaja sobre quienes no la han tenido. Seguir el camino del método resulta útil para la persona que es escéptica interiormente, que puede cuestionar y protestar de vez en cuando, pero que llega a entender que no hay caso que discutir en el tribunal de las experiencias pasadas.

Cuando un terapeuta tiene ya esa convicción, que nace de la práctica, de que el Reiki puede sanar por un ligero contacto, sustituir el toque por un procedimiento mental no supone tan gran salto como para quienes carecen de una experiencia previa de la realidad vibracional. Para que el alumno pueda apreciar del todo lo que el método Reiki puede ofrecerle, en especial durante una crisis o cuando alguien está inconsciente, es muy importante que el Reiki sea una cuestión de experiencia y no se convierta en una cuestión de creencias.

A diferencia de la magia o de las prácticas chamánicas, el poder del Reiki no es manejado por el terapeuta. Éste simplemente canaliza el potencial del Reiki, que se activa espontáneamente para atender a una necesidad. El Reiki no es controlable o manipulado en modo alguno por el terapeuta del nivel, experiencia o formación que sea. Puesto que el Reiki no tiene su origen en la mente, ésta no prevalece sobre el cuerpo, ni sobre la medicina de la mente y el cuerpo. Éste es un principio constante en todos los niveles de formación del Reiki.

SANACIÓN A DISTANCIA

La sanación a distancia supone incluso una afrenta mayor para la mente escéptica que experimentar con las propias manos el Reiki por primera vez. Siempre que sea posible, tengo gente que quiere recibir un tratamiento a distancia en alguna pausa del curso. Sacar rápidas conclusiones al respecto facilita la confianza de los alumnos. Cuando llega el momento de practicar en clase, llamo a la persona que quiere tratamiento a distancia y le sugiero que se tienda sola en una habitación para descansar. Le digo que me llame en quince minutos si aún está despierta (pues no quiero alarmarla) o incluso que me escriba un correo electrónico durante la mañana. Dado que la mayoría de mis clases son por la tarde, las probabilidades para el receptor de quedarse dormido en una de sus mejores noches en un largo tiempo son bastante altas, pero cuando alguien se despierta para compartir su experiencia como receptor, apoya muchísimo el proceso de aprendizaje.

Una de mis voluntarias, una paciente con cáncer de mama, sufría todavía un fuerte dolor posquirúrgico, especialmente bajo su brazo derecho. Su experiencia con la quimioterapia había sido muy agotadora. Esto y un brote de neumonía la dejaron exhausta y, además, estaba a punto de iniciar la radioterapia. Durante mi curso de segundo nivel los alumnos practicaron haciéndole un tratamiento a distancia, ella experimentó una generalizada sensación de bienestar, impregnada por lo que describía como una sensación de calor calmante. Sintió un cálido hormigueo allí donde había tenido más dolor y durmió especialmente bien durante esa noche.

Una vez que vamos más allá de la práctica con contacto, no importa lo cerca o lejos que estemos de la persona a la que enviamos tratamiento. El Reiki no es como una radio cuyas emisoras están fuera de alcance. Es un campo unificado, omnipresente y sin dimensiones en el que todo existe. A través de una habitación o a través del mar, todo está al alcance de la sanación a distancia. Takata enseñaba el segundo nivel de una manera muy sencilla. El alumno de maestría de Takata, Paul David Mitchell, explica: «Con la señora Takata se sobreentendía que ofrecer un tratamiento a distancia implicaba que uno tenía una relación reikiana con la persona». Mitchell recuerda la anécdota del alumno que preguntó a Takata si uno tenía que pedir permiso para hacer un tratamiento a distancia. Takata le contestó socarronamente: «¿Por qué querría usted enviar un tratamiento a alguien que no lo quiere?».

LOS SÍMBOLOS DE SEGUNDO NIVEL

La práctica del primer nivel es tan simple que lo único que necesitamos son nuestras manos. En el segundo nivel es diferente. En el segundo curso aprenderás los tres símbolos de Reiki o *kotodama*. Los símbolos son imágenes muy intensas que nos conectan con la conciencia del Creador.[2] La iniciación del segundo nivel abre y establece nuestra relación con esos símbolos y nuestra práctica continuada mantiene esa relación. Usamos los símbolos para crear una conexión en la cual la sanación del Reiki puede activarse. Son usados para el tratamiento a distancia cuando no es posible el contacto o para potenciar la conexión de las manos sobre el cuerpo. Cuando uno establece contacto con los símbolos de Reiki por primera vez, puede parecer que hay mucha información. No te preocupes, sólo practica. El dominio y la facilidad vendrán con la práctica y más pronto de lo que te imaginas.

Hay muchas diferencias de opinión en la actual comunidad reikiana sobre los símbolos de segundo nivel. Tradicionalmente, los símbolos eran sólo compartidos con aquellos que habían recibido la iniciación de segundo nivel. Según Hiroshi Doi, un maestro de Reiki japonés y miembro de la Gakkai, eso había supuesto una restricción de orden práctico, puesto que nadie, fuera de la comunidad de alumnos enseñados, sabría qué hacer con los símbolos.[3] La comunidad tradicional del linaje de Takata ha mantenido esa disciplina de privacidad, envolviendo algunas veces los símbolos con un aire piadoso.

La rápida proliferación del Reiki a partir de finales de la década de 1980 expandió sus técnicas mucho más rápido que la propia expansión de su conocimiento. Una vez que las personas que habían tenido una pequeña o nula experiencia reikiana eran iniciadas en la maestría, las tradiciones del Reiki parecieron anticuadas y a algunas el hecho de guardar «secretos» les parecía más antiamericano que una cuestión de espíritu práctico o de respeto. Aunque es comprensible que eso sucediera, las tradiciones existen para transmitir el significado más profundo y el valor del método, para entender el contexto en el cual el método tiene significado. Cuando honoramos las tradiciones y las ponemos en práctica diligentemente, protegemos los aspectos profundos del Reiki y garantizamos que estarán disponibles para las generaciones venideras. Cuando pasamos por alto las tradiciones, perdemos el beneficio de su orientación y protección. Como el Reiki se expandió de forma indiscriminada por Norteamérica y los países de Europa occidental, culturas que no han integrado los métodos espirituales de Asia, el valor de la tradición no fue transmitido y dichas tradiciones a menudo se perdieron.

¿POR QUÉ EL SECRETISMO?

Aunque muchos padres fundadores pertenecieron a la orden de la francmasonería, los americanos hoy en día desconfían del secretismo. Nosotros lo vemos no como el respeto, la deferencia o la discreción o cualquiera de las maduras connotaciones que puedan darse, sino más bien como un signo de elitismo o una afrenta a los grandes valores americanos de libertad e igualdad. En el contexto del Reiki, éste no es el caso. El Reiki se originó en una cultura que valora mucho el respeto y el decoro, en la que lo implícito es tan importante como lo explícito, o incluso más. Además, mientras que la cultura americana venera a los intrépidos pioneros, la cultura japonesa desaprueba pisar un terreno que no le pertenece.

Tras impartir a sus alumnos las enseñanzas iniciales, Usui les dio una formación más avanzada según lo diligente que fuera su práctica y lo que habían logrado gracias a ella. Sin embargo, Usui nunca impartió dicha formación más avanzada a los principiantes, lo que es muy habitual en la espiritualidad oriental.

La formación avanzada se mantiene generalmente en privado por varias razones. Un motivo es el sentido de competencia y respeto. Otro es la protección del poder del método. El manual budista explica que algunas prácticas se han restringido siempre porque «la mala práctica debilita su efectividad: el equivalente espiritual de la devaluación de la moneda».[4]

Una perspectiva tradicional como ésta puede no parecer relevante a los alumnos contemporáneos, pero protege tanto a éstos como al método. Mantener el secretismo de los símbolos ayuda a presentar el proceso como algo interno, así no somos víctimas de distracciones externas y no vagamos inconscientemente en el pensamiento mágico, que puede darse con facilidad en el reino sin fronteras de la sanación a distancia. El secretismo puede ser un modo de mantener los símbolos como herramientas muy significativas para un específico ámbito de práctica.

EL SEGUNDO NIVEL EN LA PRÁCTICA DIARIA

La práctica diaria adquiere una nueva importancia cuando se comienza a utilizar el segundo nivel. Cuando presentamos por primera vez los símbolos, siempre hay un alumno que se gira hacia mí con los ojos muy abiertos y pregunta: «¿Cómo puedo recordarlos?». Eso me hace sonreír. Recuerdo muy bien mi curso de segundo y la primera vez que vi cada símbolo, la respuesta interior, el conocimiento intuitivo que empezó a florecer cuando contemplaba las imágenes. «¿Realmente seré capaz de aprender esto como es debido?», me preguntaba. Pero en la ausencia de tiempo, el segundo nivel se convierte en nuestra segunda naturaleza. Hoy en día, recuerdo los símbolos del mismo modo que recuerdo el número de teléfono de mi casa como cuando lo repetía de niña, mediante el uso diario. Empleo los símbolos del Reiki a diario, varias veces a lo largo del día, añadiéndolos a mi práctica de contacto con mis manos. ¿Cómo si no podría recordarlos?

Cuando comencé a practicar Reiki, era ya una profesional de la sanación mediante el espectro de técnicas mentales y corporales para abrir la conciencia, la alineación y así facilitar la sanación. No necesité ningún estímulo para comenzar a explorar los usos del segundo nivel del Reiki más allá de hacer un tratamiento a una persona en particular. Los usos posibles de la práctica de segundo nivel son ilimitados. Puede emplearse para dar Reiki a grupos de personas –una familia o un equipo quirúrgico– o para favorecer el equilibrio en relaciones o situaciones.

El Reiki es ilimitado y omnipresente. Liberado de la linealidad del contacto de las manos sobre el cuerpo, el terapeuta de segundo nivel puede ir más allá de las limitaciones físicas, que incluyen el espacio y el tiempo. Si bien el Reiki es ilimitado, el entendimiento del terapeuta puede no serlo. Si vas a explorar los posibles usos del tratamiento a distancia, te invito desde ahora a estar atento a tu propia experiencia.

En primer lugar, ¿sientes algo? Los alumnos de segundo nivel a menudo sienten cómo se activan sus manos cuando hacen un tratamiento a distancia de modo similar a cuando lo hacen con contacto. En segundo lugar, estate atento a no intentar manipular algo o a alguien: el Reiki no se someterá a tu voluntad. Más bien piensa que el tratamiento de segundo nivel es como enviar una afortunada bendición para mejorar una situación del todo o a alguien relacionado con ella. No permitas que se convierta en una cuestión de poder, en una fantasía o en un delirio. Quédate con lo que es real para ti. Siente la tensión entre el concepto de lo que es posible y lo que experimentas en la actualidad y limítate a aquellas aplicaciones que te resultan significativas.

Al igual que en el primer nivel, el cómo practicas no es tan importante (dentro de lo razonable) como el hecho en sí mismo de practicar, y sobre todo, diariamente. Deja que tu práctica se guíe por la experiencia y no por tu mente; si no, puede llegar a ser muy abstracta y perder su dulzura y es posible que acabes abandonándola. No seas teórico, sino más bien instintivo. De lo contrario, un día puedes sentirte expansivo y más bien tenue otro. Permanece presente en cada una de tus prácticas diarias y así será.

Al mismo tiempo, te invito a meditar sobre tus experiencias. Una práctica meditativa es una práctica más rica. ¿Sabes cómo volver a pasar una película por la mente un momento después o incluso volverla a mostrar en sueños por la noche? ¿Por qué no usas de igual modo la meditación para alargar tus experiencias reikianas, permitiéndolas madurar para que te den información?

ORIENTACIONES PRÁCTICAS

No es conveniente practicar el segundo nivel con miembros de tu familia a menos que confíes en tu técnica, porque los vínculos emocionales hacia los familiares pueden confundir o alterar la experiencia. Practica primero con gente que tu maestro te haya indicado para enviarles tratamiento. El hecho de no conocerles personalmente mantendrá clara la experiencia y cimentará tu confianza. Los alumnos a menudo terminan entusiasmados estas sesiones del curso y están muy sorprendidos por la grata sensación de intimidad que experimentan cuando envían tratamiento a distancia a gente que no conocen. Esto es lo que sucede cuando entramos en el campo unificado: tanto nosotros como aquellos a quienes ofrecemos la sanación nos sentimos animados. Como sucede en todos los niveles del método, el Reiki sana tanto al terapeuta como a quien lo recibe.

Siempre que dudes sobre si todo es correcto cuando haces un tratamiento a distancia a alguien, hazte también Reiki. Es muy humano pretender sanar a la gente que queremos, y es fácil traspasar las fronteras de intentar sanar aquello que no nos han pedido sanar (lo que puede ser más bien nuestro problema y no el de nuestro ser querido). Si nos autotratamos, seremos capaces de sanar el miedo que nos hace sobreprotectores, quizás hasta el punto de ser controladores o de emitir juicios sobre aquellos que amamos. Es más seguro ofrecer el Reiki desde la confianza, no porque el Reiki sea peligroso, sino porque nuestras mentes pueden serlo. Pero incluso en los momentos en los que no podemos confiar, podemos darnos Reiki con total seguridad. Siéntete a gusto en tu práctica del segundo nivel de Reiki y experimenta profundamente tu directa relación con él.

USOS DEL TRATAMIENTO A DISTANCIA

La sanación a distancia puede trabajar por caminos inesperados. Una mañana una amiga me llamó para pedir tratamiento mientras estaba preparando a mis hijos pequeños para ir a la escuela. Acepté, pero la petición quedó en el olvido debido a una agenda frenética y no me acordé de enviarle el tratamiento hasta las cuatro de la tarde. Al día siguiente, cuando me llamó para darme las gracias, mencionó que aunque por lo general se sintió mejor poco después de llamarme, esa vez las cosas no empezaron a encajar hasta pasadas las cuatro de aquella tarde. En otras ocasiones, he hablado con clientes por teléfono y he sentido que el Reiki se movilizaba tan rápido –sin iniciar siquiera los protocolos de la distancia– que les decía que se fueran a descansar y que volvieran a llamar más tarde si sentían que todavía necesitaban algo más. Esas rellamadas nunca se hicieron.

Una vez que dejamos de sentirnos limitados por ofrecer el Reiki tan sólo a aquellos que podemos tocar, las aplicaciones del Reiki tienen sólo los límites de nuestros pensamientos. Todo puede ser llevado hacia la armonía. La sanación del Reiki acentúa la sensación de tener intereses en común, dirigiendo nuestra atención hacia lo que tenemos en común y no en lo que nos separa. Ésta es la forma en la que mis manos viven la experiencia cuando dan tratamiento, como si vibraran con la única finalidad de conseguir el bienestar de mis clientes, llevando ese bienestar a su inmediata atención.

El mismo proceso sanador que se produce a nivel de un simple ser humano puede ser ofrecido a grupos que lo pretendan, reuniones o cursos, por ejemplo, o listas de personas que piden plegarias por su curación en su lugar de trabajo (a no ser que creas que el Reiki pueda considerarse una «plegaria curativa»). Este proceso sanador puede aplicarse a algo, incluso a la política, no para que los demás estén de acuerdo con nuestros valores pero sí para ayudar al funcionamiento de nuestros procesos democráticos. Piensa en terapeutas republicanos o demócratas haciendo tratamiento a distancia para la Casa Blanca y/o al Congreso. (Esto da un nuevo significado al bipartidismo). O quizás hay una causa que desees apoyar, como el esfuerzo para acabar con el calentamiento global o el hambre en el mundo. Como quieras. Sólo recuerda que el Reiki promueve el equilibrio y que no puedes usar el Reiki para manipular un resultado concreto.

La práctica del segundo nivel de Reiki nos libera de los límites inherentes al contacto. Tú podrías aterrizar en un campo abierto de par en par a objetivos que necesitan ser sanados, o bien volverte loco tratando a cualquiera que se cruce en tu mente a lo largo del día y en cada situación nefasta que aparezca en titulares. Cuando tu cabeza dé vueltas con las diversas posibilidades, recuerda que la libertad significa autocontrol. ¿Y cómo podemos controlarnos antes si nos vamos enredando en la espiral de asumir la responsabilidad de sanar al mundo o un simple detalle a la vez? Recuerda que el fundamento del método del Reiki es la autosanación. Mientras practicas el autotratamiento, revisa y busca el significado de la pregunta en sí misma y examina tus motivaciones. ¿Estás dando Reiki desde una mente centrada o bien eres llevado por un impreciso e incómodo sentido de culpa por querer arreglar el universo? Acoplando de este modo el autotratamiento a la meditación, podremos dirigirnos hacia una profunda conciencia de que estamos haciendo la mejor ofrenda al mundo simplemente fijándonos en nuestro equilibrio. Cada vez que creamos paz en nuestro ser, hacemos una significativa contribución a la paz en el mundo.

Hasta aquí hemos presentado algunos de los modos en lo que podemos aplicar el segundo nivel de Reiki con buenos resultados. Algunos alumnos han intentado encontrar otras aplicaciones y otros, no. Tal vez tú halles otra aplicación particular que te pueda resultar atractiva.

Situaciones estresantes

Todos hemos estado hasta el cuello de dificultades que nos afectan personalmente o bien a otras personas y que han hecho que en algún momento hayamos querido alzar los brazos y escapar. En el camino de la resolución, tenemos que decir o escuchar cosas que nos provocan fuertes emociones y miedos; el Reiki puede ayudarnos. Envía un tratamiento a distancia a la situación. Si hay reuniones o confrontaciones, usa los símbolos antes, durante y después, si te sientes agitado o con asuntos pendientes. El Reiki puede aliviar la hostilidad y potenciar nuestra capacidad de entendimiento, permitiéndonos escuchar los puntos de vista ajenos sin estar a la defensiva. Puedes también ayudar a aquellos que podrían ser victimizados y así fomentar su propia defensa de un modo claro y razonable, al apoyarles en el establecimiento de límites racionales y saludables sin culpabilizar o provocar a los demás.

Resolución de problemas

Una mañana, con mis alumnos a punto de llegar a un curso de segundo nivel, uno de mis cuartos de baño empezó a inundarse. No sé nada de fontanería, y además mi casa tiene más de cien años, así que instintivamente empecé a hacer Reiki a la situación y mis ojos se dirigieron hacia una válvula en concreto, la giré y se cerró el agua. Éste es un buen ejemplo de cómo el Reiki puede lograr el equilibrio tanto en situaciones como en las personas.

Un escéptico empedernido diría que si el Reiki fuese real, el agua debería haber dejado de inundar el baño por sí misma. Tal vez sea la luz del Reiki, pero parece que el pensamiento mágico no es útil en la vida de la mayoría de personas.

Tener acceso a la conciencia sanadora no nos evita la adopción de medidas. Tomarse un segundo de tiempo para crear la alineación mediante el Reiki puede evitarnos la agitación de nuestros brazos en una confusa ansiedad y llevarnos a hacer el esfuerzo que nos deparará resultados.

Relaciones

Ya que podemos enviar tratamiento a distancia para fomentar el equilibrio en cualquier relación, podemos tener la tentación de hacer un tratamiento para «sanar» a nuestros amigos o a nuestro cónyuge con el fin de que haga las cosas a nuestra manera. Pero el Reiki no funciona así. El Reiki no manipulará a la persona con la que estás luchando para que entienda tus puntos de vista, sino que tal vez te permita entender los suyos. El Reiki siempre aporta equilibrio.

Si se ha conseguido establecer una relación y deseas ver cuál es tu papel en ella, haz una sesión a distancia pero a la relación en sí misma. Inmediatamente puedes experimentar su apertura o bien la experiencia de la sesión será del todo irrelevante y las cosas empezarán a moverse más tarde. A menudo, siento un cambio en el transcurso de unas horas y siempre dentro de un día. Otras veces simplemente pierdo la inseguridad o bien el resentimiento contra alguien desaparece bastante rápido. En otras ocasiones, las interacciones del pasado regresan a la mente y «escucho» mis propios comentarios de un modo distinto, lo que me permite entender la posición del otro.

Por supuesto, el tratamiento a distancia no es una varita mágica que regula los vínculos rotos, algunas veces conseguir el equilibrio requiere dejarlos ir. El Reiki puede ayudarte a reconocer lo que es oportuno y promueve tu sanación cuando sigues adelante.

Introspección

La introspección es una potente práctica espiritual que nos ayuda a ser testigos de nuestro comportamiento y a examinar nuestras motivaciones sin deslizarnos hacia la pseudopsicología. La práctica diaria del Reiki incrementa nuestra autoconciencia, te darás cuenta de momentos en los que te muestras intolerante o bien tienes una injustificada cantidad de emociones (nuestros familiares a menudo nos ayudan a identificar esas actitudes e incluso nos dicen cuándo estamos a la defensiva). O tal vez estás reflexionando sobre una determinada acción, pero te sientes confuso respecto a la ética. Prueba a hacer un tratamiento a distancia a la situación. Ocasionalmente tengo nuevas percepciones durante el tratamiento pero con más frecuencia los avances llegan en momentos perdidos de mi jornada, cuando mi mente está ocupada en alguna cosa y, por tanto, está demasiado distraída para impedir el autodescubrimiento. El tratamiento parece desbloquear un resplandor interior y puedo percibirlo como una sensación de cambio en las siguientes veinticuatro horas. El Reiki fomenta la introspección que puede ser un poderoso apoyo en los momentos de crisis, ayudándonos a alinearnos con la quietud interior y, así, crear una fuente de confianza y paciencia según como se van desarrollando las situaciones. Mientras que el autoanálisis puede ser un ejercicio mental que nos mantenga apartados de nuestras emociones, el Reiki promueve la introspección que nos ancla a nuestro más profundo bienestar y nos permite el juicio interior o bien desenreda una emoción latente del pasado desde dentro. La introspección es el exquisito arte de pasar revista sin juzgar, lo que nos permite continuamente abrirnos a una más profunda autoconciencia y aceptación.

Consecución de proyectos

Si estamos creando nuevas proyectos o nuevas empresas, utilizar el tratamiento de segundo nivel en cada nueva fase puede ayudarnos a prevenir los problemas posteriores al promover el equilibrio en cada etapa del proceso. Incluso si reformulamos los planes iniciales, podemos conectar con el Reiki para fomentar el alineamiento y la clarificación de nuestra dirección. En este caso, podemos ayudar a que nuestra creación esté en armonía con su entorno.

Listas de curación

Con ambas manos podemos dar tratamiento de primer nivel a un máximo de dos personas a la vez, con una mano en cada persona. El segundo nivel nos permite multiplicar nuestras manos para ofrecer Reiki simultáneamente a más de dos personas. ¿Cuántas más? Esto ya depende de ti. Puedes crear una lista de curación en la que escribas los nombres de las personas que te han solicitado previamente un tratamiento y enviar luego tratamiento a distancia a dicha lista. El cielo es el límite, pero te recomiendo que te limites a un número significativo para ti. Si empleas las listas de curación para extender tu alcance más allá del umbral de tu experiencia con el Reiki, probablemente pierdas algo de confianza en ello. Mantenlo simple.

RESPECTO A LA ÉTICA Y LAS PROHIBICIONES PARA EL TRATAMIENTO A DISTANCIA

La práctica directa con las manos tiene sus limitaciones inherentes, podemos dar Reiki sólo a las personas que nos han dado su permiso para tocarlas. Como el segundo nivel lleva a los alumnos a la posibilidad de dar Reiki sin contacto, el Reiki puede llegar a ser clandestino. No hay limitaciones. Podemos dar Reiki a cualquiera que queramos durante el tiempo que queramos. Podemos equivocadamente sentir que tenemos la obligación de hacerlo. Pero no es cuestión de lo que podamos hacer o no, sino de sentido común y de tenerlo presente.

El interés de lo que podemos hacer o deberíamos hacer se hace más evidente cuanto más profundamente entendamos la sanación. Ofrezco a mis alumnos, también a ti, meditaciones que empleo yo misma repetidamente para permanecer comprometidos e incluso profundizar en la interiorización de la sanación y el Reiki.

- ¿Qué es la sanación?
- ¿Quién es el sanador?
- ¿Qué es lo que es sanado?

En la última sesión de mi curso de segundo nivel, meditamos sobre estas tres preguntas. Nos sentamos en silencio y cada uno tiene a su alcance lápiz y papel. Para aquellos que no tienen experiencia en la meditación, les doy estas instrucciones:

Prepárate para sentarte en silencio por un momento. Da a tu mente la oportunidad de sosegarse.

Simplemente ten la pregunta en tu conciencia, permitiendo a tu sabiduría interior que surja a través de ella. Deja tu mente tranquila y abierta a la inspiración, lo que sucederá en forma de palabras o imágenes o incluso recuerdos o sonidos. No juzgues lo que ocurre en tu interior: permanece abierto, atento y centrado. Te puede resultar útil visualizar o imaginar que el proceso se produce en tu corazón.

La meditación no es un análisis. Preguntamos y esperamos, no las respuestas sino una respuesta interior, que puede ser esquiva o no verbal. Incluso si hay palabras, si has accedido a tu sabiduría interior, se da una profunda experiencia de conexión con las palabras, una sensación de verdad. Las mismas palabras pueden reaparecer en diferentes ocasiones acompañadas de nuevas percepciones.

Éstas son preguntas que me vuelvo a hacer repetidamente. Cada vez que medito sobre estas cuestiones, tengo una experiencia que expande mi comprensión.

No existen respuestas «incorrectas» a estas preguntas. La meditación continuada descubrirá percepciones en el vasto proceso curativo y mantendrá activo nuestro planteamiento. En el momento en que dejamos de preguntarnos «¿Qué es la sanación?», nos convertimos en meros técnicos.

Mi objetivo como maestra de Reiki es apoyar a mis alumnos en la creación de una cada vez más íntima relación con el Reiki para que, en última instancia, no haya duda sobre cuándo emplearlo. La meditación en la sanación puede ayudar a profundizar aún más nuestra experiencia con el Reiki y resolver las dudas, así como en la práctica regular.

Pero si alguien se siente inseguro, será menos probable que practique. A los alumnos que se sienten más cómodos con las reglas les ofrezco una pauta con la que empezar a practicar: hacer Reiki sólo a gente que se lo haya pedido explícitamente o a aquellos de los que hayan obtenido permiso.

Ocho

LA FORMACIÓN EN
MAESTRÍA DE REIKI

Sólo el que obedece puede mandar.

Rig Veda

Durante un curso de segundo nivel impartido por otra maestra de Reiki ésta me dijo: «Tus honorarios son más elevados que los míos, ¿cómo es que alguien prefiere acudir a ti en lugar de a mí?». Sin tiempo ni de respirar, ella siguió formulando su propia respuesta: «Creo que desde que eres maestra de Reiki, tu trabajas más que yo». «Actualmente –respondí–, yo trabajo menos».

Y es que se trata de eso. Un maestro de Reiki no es quien ha alcanzado la maestría, sino alguien que sigue practicando consigo mismo en profundidad; quien disfruta haciendo lo que le corresponde y deja el resto al Reiki. Como un amigo me dijo una vez, «Tú no eres una gran sanadora, ¡sólo sabes seguir indicaciones!».

Seguir indicaciones es una gran parte de esto; saber en qué momento preguntar es otra. Por tanto, es una disciplina para observar continuamente mi estado y mi conciencia del Reiki. Esto me ayuda a permanecer conectada a la fuente del Reiki en el centro de mi corazón.

Tengo mucho que aprender todavía en esta área, pero llevo practicando más de dos décadas y me resulta obvio que cuanto menos hago y más tranquila estoy, más espacio hay para el Reiki. Miro dentro de mi corazón para observar lo que el Reiki está haciendo y, entonces, me alineo con ello. ¿Cómo se hace esto? Este proceso no es tan fácil de compartir. Años de práctica de meditación me han ayudado y espero perfeccionar esta habilidad mientras viva.

A través de la práctica y la observación, cada maestra de Reiki puede vivir desde el más puro espacio abierto en el corazón, que es auténtico y no puede engañar. En una situación ideal, una maestra de Reiki vive con la convicción de su práctica, confiando en ella para intensificar la conexión con el espacio del corazón y reconectar cuando sea necesario. Es fuerte y clara sin tomar partido. Respetuosa con los demás, responsable de sus acciones, nunca utiliza el Reiki como una excusa para llevar a cabo una decisión o acción que ya ha tomado. Permanece tranquilamente sentada en silencio y escuchando.

Como maestros de Reiki vamos a formar nuestra, propia y única, relación con el Reiki, viviendo con la realidad de que la sanación sucede de una manera profunda cuando ponemos las manos, que nuestro toque lleva una autenticidad que nosotros no podemos controlar, que las vidas de las personas cambian cuando las tocamos, especialmente cuando hacemos la iniciación. Siempre puedo distinguir a los maestros experimentados porque hablan de la sencillez del Reiki. Hay menos que hacer y menos agitación. Un maestro con mucha experiencia es paciente, seguro, tiene el coraje de hacer sólo lo necesario y dejar la sanación al Reiki.

TAKATA: UN MODELO DE MAESTRÍA

Hoy en día cualquier maestro de Reiki debería tener a Hawayo Takata como modelo. Takata se impregnó del Reiki. Trasplantó la práctica espiritual de sanación fuera de su cultura de origen, enraizándola en tierra extranjera, e inspiró a sus alumnos a expandirla por el mundo. Su alumna, la maestra canadiense Barbara Brown, dijo: «Takata nunca rompió sus propias reglas».[1] Los que conocieron a Takata todavía hablan de ella con profundo respeto y admiración.

Paul David Mitchell, otro maestro, alumno de Takata, recuerda que cuando llegó a su curso de primer nivel tenía la sensación de que todo el mundo podría hacerlo excepto él. La única experiencia que tuvo durante la iniciación fue que sentía sus brazos muy cansados mientras los mantenía en el aire. Sin embargo, Mitchell dijo: «Me sentía llevado por lo que ella transmitía en la incorporación del Reiki». Comprendió que tenía la responsabilidad de practicar, y que si practicaba de manera disciplinada, haciéndose tratamiento a sí mismo diariamente, podría avanzar en el Reiki.

Después de su iniciación como maestro, Mitchell se encontró en un lugar paradójico en el que tenía muchas dudas sobre sus propias habilidades, aunque ninguna sobre lo que había recibido de Takata. Supo que había obtenido todo lo que necesitaba, pero también que había mucho que no sabía. Mitchell me dijo: «Yo tenía las herramientas necesarias para impartir esta práctica a otros, para iniciar, enseñar las posiciones de las manos, cómo tratarme a mí mismo y a los demás, algunas cosas de sentido común y los principios, es todo lo que yo necesitaba y ellos necesitaban». Es raro que un maestro de Reiki lo haga como lo hizo Takata. Nadie ha despertado tanto interés hacia su personalidad, aunque ésta no fuera la cuestión. Quizá nadie hoy en día pueda igualar su claridad y confianza, pero como una mujer que vivió tan recientemente, Takata puede ser un modelo para marcar la dirección hacia la maestría en el interior de cada uno de nosotros. Lo más valioso que podemos obtener del conocimiento de los detalles de la enseñanza de Takata no es copiar su personalidad o actitud, sino ser inspirados por su larga e indudable devoción por la práctica. Ésta es la fuente de su fortaleza y autenticidad. Si seguimos su ejemplo de la práctica diaria, también podremos, cada uno a nuestra manera, llegar a ser claramente buenos modelos de Reiki.

¿POR QUÉ SER MAESTRO DE REIKI?

Tradicionalmente, ser un maestro de Reiki es mucho más que un estilo de vida, uno para el cual no existe un manual. La maestría en sí misma es fluida y siempre está en desarrollo. Cada uno de nosotros expresa su maestría de acuerdo a su personalidad o circunstancias, y especialmente a su comprensión del Reiki. No es necesario, por ejemplo, ser vegetariano. Takata no lo era. Incluso comía carne roja, aunque con moderación. A Takata le gustaba jugar al golf, yo prefiero caminar y hacer Yoga, otros quizás jueguen al tenis. Esto no tiene importancia.

Lo que importa es que creemos un estilo de vida dedicado al equilibrio. Es como hacer juegos malabares con pelotas y se añadan platillos, o incluso bastones encendidos sin previo aviso, un juego sin reglas, uno en el cual la conciencia y la intuición son pilares. La maestría de Reiki implica un compromiso para el espíritu, para el desarrollo de una única espiritualidad.

¿Existe una fórmula para la maestría? Creo que no. Pero hay algunos elementos que merece la pena considerar si decides escoger a un maestro que te forme como maestro, valorando el potencial de un candidato a maestro, o evaluando tu propia maestría.

Nuestra principal obligación como maestros de Reiki es, primero, impartir el amor hacia esta práctica y, segundo, enseñar la práctica como la hemos aprendido. Cuando un alumno me elige como maestra, significa que está pidiéndome que le proporcione la base para la práctica y le guíe para que siga teniendo interés en el Reiki.

Como maestros de Reiki, podemos modelar nuevos maestros, teniendo completa responsabilidad de nuestras elecciones y acciones, incluso cuando nos abrimos más y más profundamente hacia el estado radiante interior que llamamos Reiki.

Como maestros de Reiki, lo que no decimos es casi tan importante como lo que decimos. Podemos dar una clara introducción de bienvenida para la práctica de Reiki y humildemente permitir que el Reiki siga desde ahí.

Ser maestro de Reiki no significa permanecer aislado, invulnerable y cerrado al apoyo. Significa tomar entera responsabilidad de la propia vida, viviendo en equilibrio entre la independencia y la interdependencia, reconociendo las aportaciones que los demás nos hacen, animándoles con una actitud apropiada y aceptándolas amablemente.

Hacernos autotratamiento regularmente, recibir tratamiento de otros, y llevar una práctica espiritual, facilita el inestimable soporte en la vida de cualquier estudiante de Reiki y llega a ser lo más importante en el nivel de la maestría.

¿CÓMO SE FORMA UNO PARA LLEGAR A SER MAESTRO DE REIKI?

Una vez que has decidido alcanzar la maestría de Reiki, necesitas encontrar a un maestro que conozca tus necesidades y te acepte como candidato a la maestría. Si es el mismo que te ha preparado en primer y segundo nivel, tienes suerte. Si no, tienes trabajo por delante.

Primero decide qué clase de preparación deseas. La formación de la maestría en Reiki tradicional implica una aprobación mutua entre el maestro y el candidato, un período de tiempo en el cual ellos puedan conocerse, si todavía no lo han hecho. El maestro de Reiki y el candidato tienen que estar de acuerdo cada uno con respecto al otro y valorar su relación. Los detalles de cómo se va a llevar a cabo pueden ser diferentes para cada caso y podrían cambiar enormemente a medida que el candidato va madurando en su maestría.

Habitualmente el alumno se prepara primero en las habilidades de la maestría. Entonces llega la iniciación actual, seguida por algún nivel de supervisión. Los maestros tradicionales tienden a considerar sólo candidatos que ya estén trabajando como profesionales de Reiki, ofreciendo considerables tratamientos en una variedad de situaciones (en su espacio particular de trabajo, en hospitales o a través de visitas domiciliarias), y a quien se siente cómodo hablando públicamente de Reiki. Ser maestro de Reiki es una profesión y también una vocación. Los maestros necesitan tener suficiente experiencia de negocios para organizar y promocionar los cursos y estar al tanto de las tarifas y los gastos.

Por último, es mejor que la maestría se lleve a cabo sobre una base de vida profesional. Si todavía no administramos bien los detalles básicos de nuestra vida, ¿cómo vamos a tomar la responsabilidad añadida de iniciar y acompañar a otros? Tómate el tiempo que necesites en prepararte para esta importante transición en la vida.

Si la formación es en el sistema tradicional, los candidatos a maestro pueden tener la esperanza de participar en un número de clases impartidas por su maestro, y también organizarlas para que su maestro las imparta. Algunos maestros enseñan conjuntamente con el nuevo maestro, aunque la supervisión puede ser concertada de otras maneras. Los candidatos a maestro necesitan aprender determinada información, tal como estructurar las clases y llevar a cabo las iniciaciones.

Los candidatos a la maestría necesitan desarrollar un estilo de vida que les ayude a profundizar en su relación con el Reiki, si no la llevan. Pueden surgir decisiones importantes, y el continuo acompañamiento del maestro puede ser inestimable.

Algunos maestros son muy estructurados y exigen a los candidatos que se ajusten a su metodología. Otros son más partidarios de la improvisación. Un planteamiento no es intrínsecamente mejor que otro, aunque hay que considerar la adaptación entre el estilo del maestro, el temperamento del candidato y la forma de aprendizaje, para que ambos tomen la decisión de trabajar juntos.

Una parte aprendiz, otra protegido, el candidato tiene un acuerdo único con el maestro de Reiki. No estoy a favor de formalizar el proceso en un plan de estudios, como si se tratara de una formación académica. Algunas personas necesitan más preparación y otras menos. Algunos maestros se convierten en compañeros de trabajo con maestros que han formado, al menos durante un tiempo.

Al aceptar un candidato a maestro, busco a alguien que comparta mis valores y tenga el compromiso y las herramientas para ser su propio guía y su propia referencia. Prefiero que el candidato esté desarrollando una práctica espiritual diaria, además de Reiki. No estoy pretendiendo hacer maestros como sellos de goma o crear clones. Estoy buscando a alguien fuerte en sí mismo, que tome cuidadosamente las decisiones, que mire con honestidad en su interior para discernir la verdad de la opinión, que se sienta cómodo con el silencio, el espacio y la incertidumbre, que se base en la práctica y considere los preceptos como guía.

ELEGIR A UN MAESTRO DE REIKI PARA FORMARTE COMO MAESTRO

Ahora que hay tantas opciones, es particularmente importante para los candidatos a maestros elegir cuidadosamente al maestro y las condiciones en las que se iniciarán y serán formados. Considera sobre todo si el maestro prepara de una manera que esté en consonancia con tus valores. Observa si tu maestro te está ofreciendo el soporte que necesitas para comenzar tu práctica. Algunos destacados maestros de Reiki son muy solicitados por su nombre comercial, pero animo a los candidatos a mirar más allá del prestigio y elegir a un maestro que pueda ofrecer lo que el propio candidato necesita, asimilar el material relativo a la maestría y seguir evolucionando en el Reiki. Puede haber un maestro de Reiki menos conocido pero más cerca de tu hogar y más accesible que sea una buena opción para ti.

Una formación satisfactoria puede ser una profunda experiencia. Cuando eliges a tu maestro de Reiki o decides aceptar la invitación que te ofrece para formarte, valora la posibilidad de la relación. ¿Qué tipo de relaciones observas que tiene este maestro? ¿Cómo se comporta con los demás? ¿Cómo trata a la gente, a todo el mundo, no sólo a sus candidatos?

Busca un maestro de Reiki que haya logrado una considerable sanación en sí mismo. ¿Cómo podemos saber que esto es así? Nos damos cuenta cuando alguien se siente cómodo en su piel, aceptando a los demás, claramente, sin juzgar. Quizá lo más importante sea que busques un maestro que tenga límites saludables, que, en lugar de intentar crearte a su imagen, te apoye para que llegues a ser el maestro de Reiki que sólo tú puedes ser, ofreciéndote orientación en momentos de desafío y, sobre todo, refiriéndote de nuevo a tu relación con el Reiki una y otra vez.

No alcanzamos la maestría cuando recibimos la iniciación, sólo comenzamos nuestro camino hacia ella. Hemos pasado el examen de ingreso, pero estamos empezando el trabajo de curso, como otros muchos de los que pueden ocurrir en la escuela de la vida.

Aunque la relación no se desarrolle como habías esperado, como fue mi caso, una parte valiosa de tu preparación consiste en implicarte en la relación con tu maestro de Reiki. Si llegas a un punto en el que es bueno seguir adelante, hazlo. Pero, sobre todo, practica, practica, practica. Si persistes en tu práctica, si dejas que el Reiki te muestre cómo vivir desde tus profundidades, llegará un momento en el que tu maestro exterior dará paso al maestro interior. Si tu maestro de Reiki es hábil y experimentado, tendrá esta transición en mente desde el principio. Se anticipará y te dará soporte. El maestro de Reiki es, a la vez, el maestro que te da la técnica (el símbolo maestro, el conocimiento de las iniciaciones, la habilidad de la práctica), y un guía para el desarrollo del proceso que comienza con la iniciación. Por este motivo se llama «iniciación». Se inicia algo.

Tu maestro de Reiki no te puede hacer maestro de Reiki. Él sólo te puede dar la iniciación. Tú tienes que hacer el trabajo, lo que puede implicar que la estructura de las creencias que te han ofrecido protección y apoyo, que desarrollaste durante muchos años, se desmonten. La verdadera maestría, la que se basa en la autopráctica diaria, te ofrece la oportunidad de ir más allá de estos temporales y bastante arbitrarios soportes, a vivir desde el centro de uno mismo. Hay una transición, a medida que se disuelven los viejos soportes, que pueden tardar mucho tiempo. No sucede todo a la vez, pero con la práctica continua, con la misma seguridad como el agua que gotea erosiona la roca, el Reiki reforzará tu conocimiento y suavizará tu corazón hacia ti mismo y hacia los demás.

OTROS FORMATOS PARA LA FORMACIÓN

Al igual que en primer y segundo nivel, la formación de maestro de Reiki está disponible en una gama vertiginosa de formatos. No importa lo grande o insignificante que creas que es el Reiki, hay una preparación que refleja el valor que tú le das. Hay formatos que ofrecen formación de maestría en una semana, un fin de semana, una tarde, incluso online. Más sorprendente que el hecho de que hay oportunidades para convertirse en maestros de Reiki al instante, es el hecho de que las personas se inscriben en estas oportunidades. Antes de inscribirte, considera esto por favor: ¿Cómo se puede desarrollar la maestría de lo que sea en una semana, en un fin de semana, o en una tarde?

Ninguna gran trayectoria habla de rápido, rápido, rápido. En su presentación del programa en la cadena PBS «Healing and the Mind», Bill Moyers entrevistó a un maestro de Tai-chi en Pekín que obligaba a los aspirantes a estudiantes a que se presentaran a la formación al amanecer cada mañana durante tres años, antes de que él los pudiera aceptar como alumnos. Otro maestro de renombre practicó durante diez años antes de sentir el Chi.

¿Se puede hacer una iniciación a distancia? Sí. ¿Es ésta la mejor manera para que esto ocurra? En la mayoría de los casos, probablemente no. En el mejor de los casos, el maestro de Reiki no sólo sirve como catalizador de la iniciación, sino también es quien ofrece formación técnica y guía al alumno. Cuando la iniciación ocurre en ausencia de la persona, como sucede a través de Internet, estas funciones valiosas se pierden.

HONORARIOS

Takata concibió claramente la maestría de Reiki como una carrera y optó por fijar en 10.000 dólares la tarifa para la iniciación y formación. Recordemos que Takata estuvo dispuesta a vender su casa para pagar su formación en Reiki. Tras la muerte de Takata en 1980, los veintidós maestros de Reiki que ella formó siguieron utilizando sus honorarios. Una década después de su muerte, sin embargo, algunos maestros de Reiki decidieron no seguir con las normas de Takata, tanto en lo referente a la formación como en las tarifas. Al igual que en primer y segundo nivel, actualmente hay disponibles una gran variedad de opciones para la formación en maestría de Reiki con una amplia gama de precios.

Jamás imaginé, como nueva maestra de Reiki, dónde me llevaría esta práctica. Aunque 10.000 dólares era entonces la mayor cantidad de dinero que jamás había gastado en cualquier cosa, de una sola vez, nunca he tenido la sensación de que hubiera invertido demasiado en mi formación. Tampoco conozco a ningún practicante de maestría de Reiki que haya pagado 10.000 dólares para recibir la formación tradicional y piense que se ha gastado demasiado. He oído hablar mucho de la actitud defensiva de los maestros que han pagado menos, incluso maestros bien establecidos y con buenas creencias, como si la opción de desembolsar 10.000 dólares de nuestro propio bolsillo fuera de alguna manera intrínsecamente errónea. Me resulta curioso el drama sobre el dinero. Después de todo, no podemos comprar la maestría. Pagamos para la iniciación y la formación; la maestría se obtiene sólo a través de la práctica.

Bethal Phaigh, una maestra de Reiki formada por Takata, escribió sobre el encuentro con un respetado kahuna, un anciano curandero tradicional hawaiano, en su manuscrito inédito, «Journey into Consciousness». Ambos hablaron de la preparación de los curanderos. Me llamó la atención lo parecido que era a la progresión de la formación en Reiki. Decía que la mayoría de la gente podía formarse en el nivel básico, en el que uno aprende cómo relacionarse con la naturaleza. En la siguiente etapa, el estudiante aprende los secretos curativos de las plantas. Pero el kahuna no desea compartir enseñanzas avanzadas con muchos; dijo: «No voy a tratar de enseñar a otros lo que me ha llevado cuarenta años en aprender a menos que estén dispuestos a dedicar sus vidas a esto».

PARA MAESTROS DE REIKI QUE YA ESTÁN PREPARADOS PARA FORMAR NUEVOS MAESTROS

Una vez que te conviertes en maestro de Reiki, tu vida va a cambiar de dos maneras, sutil y evidentemente. Date tiempo para acostumbrarte a tu nueva relación con el Reiki. Al iniciar la enseñanza, dedícate a las clases de primer y segundo nivel por un tiempo. Éstos son los niveles de la práctica que has estado practicando, por lo que tienes mucha experiencia personal para aprovechar. ¿Por qué aceptar ser un estudiante de maestría antes de tener al menos la misma experiencia de maestro que tienes en la práctica de segundo nivel?

Así como no me sentí atraída para hacer la maestría de Reiki en formatos más económicos, no me siento cómoda cobrando menos de lo que pagué en su momento. Sin embargo, la disposición de un alumno a la hora de pagar mis honorarios no es suficiente para calificarlo como un candidato a maestro. Se me han acercado alumnos que quieren pagarme 10.000 dólares para iniciarlos y que les enseñe rápidamente la mecánica de iniciar a otros. Al escribir estas líneas, todavía tengo que estar de acuerdo en que tal vez esto es debido a que ninguno de ellos mostró creer profundamente en la práctica, que es la piedra angular de la maestría. A medida que el alumno comprometido con la práctica diaria avanza hacia la maestría, el compromiso con la práctica allana el camino a la confianza en la propia práctica.

La formación en cualquier nivel no se consigue únicamente con el dinero. Sólo quiero enseñar a los alumnos en maestría que verdaderamente valoren tanto el Reiki como lo que tengo que ofrecer como maestra. Busco personas que tengan una relación con el Reiki basada en la práctica y la autorresponsabilidad. Quiero saber que puedo estar orgullosa de las decisiones futuras de mis alumnos, aunque no esté de acuerdo con ellos en todo, porque están profundamente comprometidos con el Reiki. Si siento que un alumno tiene potencial de maestro, pero no está preparado para ello, se lo diré. Si me lo ha pedido, le ofreceré orientación de cómo llevar a cabo su preparación, pero para que él mismo pueda prepararse para la maestría, no yo. Mi trabajo es sólo iniciarlo y formarlo una vez estemos de acuerdo en el momento oportuno.

La formación en cada nivel se adapta a los alumnos en curso. En las clases de primer y segundo nivel, la personalización se lleva a cabo dentro de la estructura del curso. Takata no dejó una estructura para la formación de maestros, y sus maestros no tenían una formación elaborada. Por lo general organizaban los cursos para ella, participaba en otras clases, y siguió teniendo algún acceso con su tutor. Lo más importante es que los veintidós maestros formados por Takata tuvieron su inquebrantable ejemplo de vivir la maestría de Reiki y seguir con la práctica.

Si te comprometes a formar a un maestro, recuerda que somos maestros de Reiki, no sargentos. La maestra de Reiki Helen Haberly, que estudió primero y segundo nivel con Takata, la describió diciendo que tenía «una sonrisa siempre a punto y un humor tranquilo, buscaba siempre el lado positivo de las cosas. Como era muy atenta e inteligente, nada le pasaba por alto. Una juez excelente para las personas, sus juicios eran a veces incómodamente precisos, aunque rara vez expresó ninguna crítica personal. En cambio, se centraba en lo positivo y ofrecía elogios siempre que era posible».[2]

Si es necesario decir algo, hazlo con imparcialidad y amabilidad. Todo el mundo necesita crecer. Es suficiente identificarse delicadamente con la necesidad o indicar el camino. Si el maestro de Reiki intenta controlar cada paso, nadie podrá evolucionar, ni el candidato a maestro ni el maestro. Si nos sentimos agobiados, es el momento para preguntarnos respecto a los límites y cómo estamos llevando nuestra maestría.

La decisión de un maestro para formar a un maestro de Reiki dependerá de su definición sobre la relación estudiante/maestro. Aquellos que sienten que cambia la dinámica de poder entre dos personas deberían ser prudentes y no mezclar esta relación con las relaciones personales. Si como maestro tienes alguna duda acerca de la aceptación de un candidato en particular, sólo escucha tu interior. No asumas que todo lo que parece resistencia es algo a superar. Puede ser mejor no llegar al acuerdo de formar a un maestro, a menos que sientas claramente en tu interior que debes seguir adelante. Los maestros con experiencia se sienten mejor confiando en su intuición. Si hay alguna señal interior de que debes parar, no la personalices ni la proyectes sobre el candidato. Puede que ahora no sea el momento o que no estéis en armonía, por razones que quizá nunca lleguéis a conocer. Si no confías en el proceso del candidato, no aceptes su dinero.

Si maestro y candidato asumen cada uno la responsabilidad de su propio bienestar e integridad, la formación de un maestro puede ser una experiencia gratificante para ambos. Piensa en el año de aprendizaje, sólo como pauta. Dale a cada alumno lo que necesita, que puede ser más o menos lo que ambos tenéis en mente. Si se enmarca la relación entre el maestro de Reiki y el candidato con innecesaria formalidad, se pueden crear problemas innecesarios. Cuando hay dificultades, a menudo es porque estamos viendo la situación de forma plana, o en otra escala. El hecho de pasar a la perspectiva más completa de «ambos», algo que el Reiki nos ayuda a lograr, nos permite restaurar el equilibrio y el flujo de la relación.

La formación en la maestría puede hacer aparecer cuestiones de autoridad para ambos, alumno y maestro. Si esto sucede, tal vez el maestro aún no está listo para ser formador de maestros. Si un maestro está alineado con el Reiki, maneja fácilmente la autoridad del Reiki y no genera luchas de poder. Un maestro de Reiki no es un gurú. Reiki es el verdadero maestro; el maestro es un guía.

Al igual que el padre de un hijo adulto, es prudente para el maestro de Reiki dar un paso atrás y dejar que los maestros que él ha iniciado busquen su tutoría cuando sientan la necesidad. Su maestría está entre ellos y el Reiki, y el maestro no tiene que estar encima de ellos durante todo el tiempo.

EL VALOR DEL TIEMPO

El conocimiento interior se va desarrollando en la maestría con el tiempo, no es algo académico. Sencillamente vamos sintiéndonos más cómodos con el misterio. Del mismo modo que nos desprendemos de la necesidad de saber y entendemos que esta necesidad nos impide estar completamente en el presente, debido a que una parte de nosotros siempre está pensando y analizando, una forma diferente de conocimiento emerge y evoluciona. A medida que vamos entrando en la escucha, aumenta la seguridad de que sabremos lo que tenemos que saber en el momento preciso, y esto nos establece en la maestría. Este proceso lleva tiempo y no se puede pasar por alto. La maestría es una posición solitaria. Estamos solos en el misterio y somos eso.

Nueve

PRÁCTICA DEL REIKI: CREACIÓN DE UN APOYO CONTINUADO

Da a un hombre un pez y le alimentarás un día.
Enséñale a pescar y le alimentarás toda la vida.
LAO TZU

Cuando empecé a aprender Reiki durante los primeros meses de embarazo, sentía las habituales molestias del primer trimestre; estaba cansada y con náuseas a cada momento.

Quizá porque topé con el Reiki cuando me sentía tan abatida, mi entusiasmo por la práctica fue muy fuerte desde el primer día.

Para mí, aprender Reiki fue como el inicio de un romance. Encajé el Reiki en los momentos perdidos de mi jornada y no podía esperar a darme un tratamiento completo.

Un par de amigos practicaron conmigo ocasionalmente, sobre todo una vez que mi hija hubo nacido, pero la mayor parte del Reiki que recibí vino de mis propias manos.

Era algo dulce, reconfortante y profundo.

El placer del autotratamiento y los obvios beneficios que me proporcionaban estimularon aún más mi práctica.

No tuve que disciplinarme para practicar porque disfrutaba mi tiempo de Reiki.

LOS DONES QUE PROPORCIONA
LA PRÁCTICA DIARIA

El Reiki clarifica la mente, restablece el cuerpo y revitaliza el espíritu. No tienes por qué creer en mi palabra, inténtalo por ti mismo. No tardarás en notarlo. Después de todo, la mente no es un horno que se limpia solo y que automáticamente convierte los restos de nuestra experiencia vital en ceniza. Los residuos de las experiencias negativas y las emociones no resueltas persisten, a menudo afligiéndonos de un modo que no percibimos. Al igual que nunca salimos de casa sin peinarnos o lavarnos los dientes, el Reiki nos muestra también un camino para barrer los escombros de nuestra mente y de nuestro espíritu.

Cuando somos jóvenes, consideramos el tiempo como nuestro aliado. No nos damos cuenta de que, como mi profesor de meditación dijo una vez, no pasamos el tiempo, es el tiempo el que nos pasa. Nuestros cuerpos son resilientes y nos hemos librado de bastantes cosas. No tenemos que hacer muchos esfuerzos a diario para sentirnos bien y eso que habitualmente no lo hacemos. Sin embargo, a medida que envejecemos, la resiliencia en nuestros cuerpos va disminuyendo. Si no creamos salud en nuestra vida diaria, sentiremos rápidamente la diferencia. El proceso de envejecimiento no sólo nos afecta físicamente, también perdemos claridad mental y no recordamos cuándo empezamos a perder memoria. Desde el punto de vista emocional, nos volvemos quebradizos y temerosos. Si somos inteligentes comenzamos a apreciar que cada pequeña cosa que hacemos apoya nuestros esfuerzos por estar bien.

¿Qué sucede si comprendemos esto antes de que nuestros cuerpos envejezcan? ¿Piensas que estaríamos más motivados para practicar diariamente? ¿Son tan profundos los beneficios de la práctica diaria que no los podemos apreciar? Aunque esto pueda parecer intrascendente, los beneficios invisibles del Reiki son desde muchos puntos de vista los más trascendentes porque son preventivos. Siempre me ha parecido curioso que, cuando las personas con diversas dolencias experimentan los beneficios que les proporciona el Reiki, hay un momento en que detienen su práctica diaria justo al empezar a sentirse mejor. No hace falta ser un vidente para predecir el futuro en ese escenario. Chris Conairis, un profesor de Anusara Yoga en Tucson (Arizona), anima a sus alumnos con estas sabias palabras: «Practica ahora, cuando no lo necesitas, porque cuando lo necesites, no te quedarás corto».

Si eres mínimamente bueno en las tareas domésticas, entenderás de inmediato los beneficios de la práctica diaria. Si, por otra parte, esperas hasta que el suelo esté sucio para que te parezca divertido limpiarlo, la práctica diaria va a ser un reto, pero un reto que vale la pena afrontar. Permite que siga con el ejemplo de las tareas domésticas. Si puedes comparar el impacto del hollín en los alféizares de las ventanas a punto de volar desde tu casa cada vez que abras las ventanas con la acumulación de estrés en tu vida, estarás en el camino correcto de la motivación para hacerte un autotratamiento de Reiki cada día de tu vida.

Hay muchas razones por las que la práctica diaria marca la diferencia. Todo aquel que reciba cuidados regulares, como ir a terapia o recibir un masaje semanal o incluso hacerse la pedicura, sabe lo mucho que significa tener ese tiempo específico en su agenda. Si te das Reiki en determinado momento de tu jornada cada día, te relajará en ese ritmo de cuidados. Con la práctica diaria, sabrás que no dejarás pasar más de veinticuatro horas para volver a centrarte.

Uno de los más valiosos beneficios que proporciona la práctica diaria es la disolución de las raíces de las emociones y los comportamientos negativos. Esto lleva su tiempo. Desde que empecé a practicar Reiki, me he encontrado en situaciones en las que habría estado asustada en el pasado. Aunque ya no me sienta miedosa como antes, puedo aún sentir el esqueleto del hábito del miedo vibrando en mi interior a punto de manifestarse. Pero también confío en que las transformaciones seguirán produciéndose mientras continúe con mi práctica diaria.

De vez en cuando, la vida es todo un desafío incluso para los alumnos que practican a diario el autotratamiento. Pero si practicamos a diario, nos sentiremos seguros de que contamos con los medios para mantenernos. Cuando practicamos el autotratamiento con regularidad, las dificultades no nos agobiarán, las sentiremos tan sólo como meros detalles. Si no practicamos, las dificultades serán mucho más onerosas, se harán cargo de nuestros puntos de vista y nos sentiremos inútiles. La práctica diaria nos permite expresar nuestros valores más elevados.

EL AUTOTRATAMIENTO CONTINUADO

El Reiki es tan natural como el contacto de una madre; yo adoro que sea tan normal y sencillo. Pero como el Reiki es tan normal y simple, requiere el esfuerzo de la práctica diaria para optimizar sus beneficios. Desarrollar conscientemente el hábito de la práctica diaria extraerá la calidad natural del Reiki y te nutrirá cada día.

Incito a mis alumnos de primer nivel a que se comprometan a seis meses de práctica diaria. Mi esperanza es que, dentro de este período de tiempo, lleguen a enamorarse tanto de su práctica que continúen siempre con ella. Después de seis meses, un alumno puede mirar atrás y ver claramente las diferencias que el Reiki ha marcado en su vida. Porque es por eso por lo que practicamos, por su beneficio acumulativo, no sólo por el placer de un tratamiento individual.

La mayor parte de mis sesiones de Yoga no se basan en aumentar la fuerza o dominar una nueva postura, son simplemente prácticas diarias de Yoga. Me puedo sentir maravillosa después de cada sesión específica de Yoga y esto es algo bueno pero no representa el beneficio que recibo de la práctica regular del Yoga. Sucede lo mismo con el Reiki. Algunos días el Reiki me ofrece experiencias maravillosas, la mayor parte de días simplemente practico.

Por eso muy pronto expongo en el curso con firmeza y claridad mi petición de un compromiso de seis meses con la práctica diaria. Es muy importante que los alumnos entiendan desde el inicio que, sin práctica, los beneficios que experimentan desde el curso pierden intensidad en la memoria, engullidos por las fauces del estrés diario.

A continuación, expongo unas cuantas preguntas que, como era de esperar, surgen en mis cursos en lo que respecta a la práctica diaria.

- *«¿Tengo que practicar realmente cada día?»*.

  Veo esta pregunta en la cara de mis alumnos de primer nivel, algunos de los cuales nunca se han comprometido a otra cosa que a comer a diario. Bien, el Reiki es como comer. Nos nutre incluso más profundamente que la comida. Nos relaja más que el sueño. Nos refuerza el espíritu. No es que uno tenga que hacerlo cada día, es sólo ponerse a ello. La respuesta a esta pregunta es un inequívoco «Sí». Practicamos cada día. Por esta razón se llama práctica.

- *«Pero nunca he sido muy disciplinado. ¿Cómo puedo esperar mantener una práctica diaria?»*.

  Admiro la sinceridad de los alumnos que hacen esta pregunta. Son probablemente los únicos que al menos se han preocupado por mantener su compromiso. La respuesta es fácil. Cada día que no te sientas capaz de hacer tu práctica regular, hazla justo antes de quedarte dormido colocando una mano o ambas sobre tu cuerpo. Por supuesto que no queremos ser todo lo que hacemos con regularidad (aunque sería mejor eso que no practicar en absoluto), pero a menudo la vida nos supera y el quedarnos dormidos con el Reiki nos mantiene en la práctica. Si dejas de practicar, recuerda que simplemente puedes comenzar de nuevo en todo momento.

- *«¿Perderé el Reiki si no practico?»*.

  Rotundamente no. Si tienes las cuatro iniciaciones del primer nivel (pregúntaselo a tu maestro de Reiki), no puedes perder el Reiki. Lo peor que puede sucederte es fracasar en el desarrollo de tu Reiki al no practicar regularmente. Pero, incluso en ese caso, cuando lleguen los tiempos duros, como sucede a menudo en la vida, el Reiki estará ahí para nosotros. Takata enseñaba que el secreto de la competencia está en cuánto practica uno.[1] Si no practicas, no tendrás la misma destreza con el Reiki que la que tendrías de haber practicado asiduamente. Tampoco tendrás la misma resistencia en tu organismo que la que habrías tenido de haberte cuidado con regularidad, ni la seguridad en el Reiki que la práctica diaria consolida. Pero siempre tendrás la posibilidad de acceder al Reiki mediante tus propias manos. Practica el Reiki del mismo modo que te pones el cinturón de seguridad en el coche. No pienses en si te sientes a gusto, simplemente hazlo. Deja que el Reiki sea tu cinturón de seguridad de por vida, manteniéndote cercano a tu centro.

Como el Reiki es tan abierto y flexible, es muy provechoso si tenemos autoconciencia y disciplina. Crea tu tratamiento diario como un refugio, escogiendo el momento del día en el que puedas al menos colocar tus manos durante unos minutos.

CUANDO LA PRÁCTICA SE VUELVE RUTINA

Cuando practicamos Reiki por primera vez, hay habitualmente un gran número de sensaciones nuevas. A menudo las sensaciones pueden ser muy fuertes y es fácil asumir lo que significa el Reiki cuando es activado con mayor intensidad. Es así pero no lo sabemos. Es importante separar las *sensaciones* del Reiki de sus actuales *funciones*. Lo que sentimos es superficial comparado con todo aquello que sucede durante un tratamiento. Después de un momento, las sensaciones que sentimos durante la práctica diaria llegan a ser menos espectaculares porque se necesita menos reajuste. Pero, cuando la experiencia del Reiki es muy calmada, se produce la más profunda sanación. Cuando practicamos observando con paciencia, la suma de la disciplina de la atención relajada y los efectos del Reiki expandirá nuestra conciencia. Recuerda: no practicamos por diversión o disfrute, sino por beneficio acumulativo. Como en cualquier relación a largo plazo, habrá momentos en que tomes el Reiki por sentado o lo encuentres aburrido. Pero se producirán también momentos de redescubrimiento y más profunda intimidad.

Puesto que somos animales de costumbres, nos ayuda el ser metódicos con nuestra práctica. Honoramos a los maestros que nos iniciaron en la práctica adoptando su método. El hecho de practicar tal y como nos enseñaron protege nuestra inversión y permite que madure con el interés. Después de todo, si cambiamos el método, ¿cómo podemos estar seguros de que estamos recibiendo todo el beneficio? Sólo la práctica revela la profundidad de este arte de sanar y desarrolla todo su poder.

La maestra de Reiki Helen Haberly escribió «Reiki: Hawayo Takata's Story». Según Haberly, a veces Takata decía que había que empezar el tratamiento por la cabeza, otras por el abdomen, o manifestaba que no importaba por dónde se empezase con tal de que se diera un tratamiento completo.

Deja que tus manos desarrollen el hábito del Reiki. Si sigues una secuencia para todas las posiciones, las manos sabrán dónde ir la próxima vez y el tratamiento no requerirá de otro pensamiento que acordarse de empezar. Si no practicas tal y como te enseñaron por limitaciones físicas, como una movilidad restringida o un dolor crónico, modifica la secuencia para encontrarte con tus necesidades y deja que sea ésa tu secuencia.

Como cuando nos referíamos a la práctica diaria, hay veces en las que sentimos que no sucede nada. Podemos reducir nuestro tiempo de práctica, pero si reducimos tanto podemos llegar a pararnos. El hecho de que no sintamos nada no quiere decir que no esté sucediendo algo. Es probable que esas sesiones, en las que no notamos prácticamente nada, sean las que estén haciendo el trabajo más importante: el de la prevención. Durante esos apacibles momentos el Reiki puede estar equilibrando nuestro biocampo. Manteniéndonos en ese nivel es como si limpiáramos los muebles mucho antes de que podamos escribir nuestro nombre en el polvo. Así que cuando tengamos una «tranquila» sesión de práctica, más que asumir que no hay nada que valga la pena que suceda, pensemos que cuanto más perseveremos en nuestra práctica diaria, más ganaremos en el retorno de nuestra inversión. Este nivel sutil está dándose siempre, pero cuando hay grandes niveles de desequilibrio, el reequilibrio suele ser muy espectacular. Lo notamos y pensamos: «¡Caramba, caramba, caramba!». Estamos por descontado excitados por lo que percibimos, pero dejemos que la razón nos recuerde que hay más cosas que están sucediendo. Así, cuanto más perseveremos en nuestra práctica, más se expandirá nuestra conciencia y percibiremos más todavía.

A menudo oigo decir a los alumnos de Reiki que hubo un momento en su práctica en que necesitaron algo más fuerte que el Reiki. Nunca he sentido nada parecido, y me intrigó durante largo tiempo. Entonces me di cuenta de que había persistido en mi práctica a pesar de los altibajos de las sensaciones. Que estaba en el largo plazo y que no abandoné cuando el Reiki no me daba la experiencia que pensé que tendría que darme. Practiqué incluso cuando no me sentía a gusto haciéndolo. No fui rígida en eso, mi práctica ha resultado siempre bastante fluida. Hubo veces en que me había hecho dos horas de Reiki al día y otras en que me había dado considerablemente menos. Pero convertí el autotratamiento en una práctica diaria, con la comprensión de que dicha práctica era más grande de lo que sabía y que mi relación con el Reiki iba creciendo incluso cuando no la podía ver. Si el Reiki es tu primera experiencia con la práctica, necesitarás un poco de disciplina y paciencia. Si no practicas con regularidad, nunca sabrás cuán beneficioso y gratificante puede llegar a ser. Siempre hay días en los que practicamos no porque nos sintamos a gusto sino porque debemos hacerlo.

Cuando tu entusiasmo se vaya apagando, practica el Reiki de un modo divertido. Date un tratamiento mientras ves una película o escuchas tu música favorita, o hazlo junto a un amigo reikiano. La estructura y el delicioso sonido de mi temporizador de campanillas son suficientes para animarme en esos días en los que no estoy de humor. (*Véase* www.ReikiInMedicine.org, apartado de «Resources»). No te engañes: continúa practicando.

DESARROLLANDO TU INTUICIÓN

La intuición se desarrolla de una forma natural si conectamos constantemente con la conciencia a través de la práctica diaria. Muchos alumnos lo perciben incluso durante el curso de primer nivel. No es que probablemente tengan más intuición sino que ésta es menos «estática» en sus mentes. La práctica del Reiki nos hace más tranquilos y por ello percibimos nuestra realidad interior más a menudo. Cuanto más conectados y centrados nos sintamos, con mayor probabilidad escucharemos la intuición que siempre ha estado ahí.

Takata animaba a sus alumnos a ser intuitivos en su práctica, poniendo la atención en su método. Puedes dejar tus manos más tiempo donde las sientas activas, o ponlas en una posición distinta a la que te enseñaron si tus manos se ven impulsadas a ello. Mientras tu contacto sea el apropiado, sigue tus manos. Takata decía: «El Reiki te guiará. Deja a las manos de Reiki encontrarlo. Ellas sabrán qué hacer».[2] El término japonés para la práctica intuitiva es *reiji*. Sabrás cuándo/si eso sucede (y nada se pierde por practicar simplemente el tratamiento básico). Aunque cada uno tiene sus propias experiencias, serás consciente de que tus manos tienen una directa relación con el Reiki que no pasa por tu mente, como si tus manos se convirtieran en el mismo Reiki.

Claire llegó al curso de segundo nivel afectada por las experiencias psíquicas que sus amigas estaban teniendo cuando practicaban Reiki. El mero pensamiento de ello la hacía sentirse incómoda, pero también se preguntaba por qué eso no le sucedía a ella. Claire no sabía si tenía más miedo a tener esas experiencias o bien estaba más preocupada por no tenerlas. Si te sientes identificado con esto, sólo recuerda que cada uno tiene sus propias experiencias con el Reiki, y que Takata no enseñaba ejercicios psíquicos en su formación de segundo nivel.

Cuando nos damos Reiki o lo ofrecemos a los demás, tenemos que escuchar con disimulo nuestra conversación interior. A veces escuchamos más y, en otras, podemos permanecer sordos. Piensa cuidadosamente antes de compartir tu experiencia o tus observaciones con la amiga a la que acabas de tratar. En primer lugar, puedes tardar años en estar seguro de que estás accediendo a la pura intuición (una meditación continua ayuda). En segundo lugar, la persona puede sentirse invadida, demasiado vulnerable y expuesta. Su intención era acudir a un tratamiento, no a una lectura. Confía en que el Reiki sólo hará lo que sea necesario, y guarda tu experiencia para ti mismo.

Un alumno mío de segundo nivel estaba buscando gente para practicar. La madre del hijo de mi amigo estaba interesada en el Reiki, así que conecté con ambos. La madre me llamó más tarde para darme las gracias y para soltarse. A pesar de los varios avisos que le di sobre «compartir» esas nuevas percepciones después de dar un tratamiento, mi alumno me comentó que había dejado a la mujer como si se hubiera sentido violentada. Llevó su tiempo quitarle esa idea y esa sensación desagradable. Algunos terapeutas habrían considerado esto como parte de la sanación, pero, con sinceridad, encuentro esa actitud muy irresponsable. Sí, no todo el mundo lo consigue fácilmente, y algunas personas por su naturaleza ponen de los nervios a los demás. Pero si el terapeuta limita su conversación a conocer y saludar, no hay gancho alguno sobre el cual el receptor del Reiki pueda colgar esa irritación (lo que no le impide intentarlo).

Pon atención dentro y fuera. Aprende la diferencia entre intuición e imaginación, y sobre todo entre intuición y proyección. Aprende a discernir la vibración de la verdad y la de la fantasía. Date tiempo.

EL REIKI COMO PRÁCTICA ESPIRITUAL

El Reiki es una práctica de sanación espiritual a través de la cual se accede a la conciencia. Sin embargo, si el Reiki es una práctica espiritual o no depende de lo que llevamos en nuestra práctica. ¿Practicamos regularmente con compromiso y gratitud? ¿Observamos nuestra práctica y a nosotros mismos y meditamos sobre nuestras experiencias?

La práctica espiritual no precisa de creencia y no significa que renunciemos a nuestro pensamiento crítico. Más bien al contrario, cuanto más nos abrimos a estados sutiles y crecientemente expandidos, más importante es contemplar nuestras experiencias y emplear nuestro intelecto para agudizar nuestra comprensión, para descubrir la verdadera esencia, liberar las distorsiones y revisar nuestras vidas en el contexto de lo que hemos experimentado que es verdadero. Nos abrimos a las experiencias interiores y, entonces, empleamos nuestro pensamiento crítico para entender cómo aplicar lo que hemos percibido a nuestras vidas. Es como respirar: inspiramos, nuestros cuerpos toman lo que podemos usar y exhalan lo que sobra. No podemos estar inspirando, inspirando e inspirando hasta explotar. Abrimos nuestra sutil conciencia, sabiendo que la distorsión puede filtrarse en una experiencia. Aplicamos el pensamiento crítico incluso si somos conscientes de los límites de la lógica.

Como nuestra experiencia con el Reiki se desarrolla gracias a la práctica comprometida con el tiempo, la distinción entre las vibraciones del Reiki y su conciencia se vuelve borrosa. El terapeuta se hace consciente de que está anclado a ese inefable estado, o incluso viendo visiones de él cuando no está practicando Reiki. Los médicos y otros profesionales sanitarios encuentran en esto un gran apoyo, pues les ayuda en el mar de peticiones que el cuidado clínico puede conllevar. Se sienten apoyados por el compañero callado que acompasa la relación con el paciente en vez de enfrentarlos unos contra otros.

Aquellos de nosotros que no somos profesionales de la salud experimentamos ese apoyo espiritual de maneras que son significativas en nuestras vidas. Un alumno de Reiki de Oriente Medio me envió un correo electrónico con una pregunta. El correo estaba escrito en un limitado inglés, su mensaje era muy inspirador: «He aprendido aquí que no es necesario buscar la verdad porque ésta viene a nosotros cuando abrimos nuestros corazones mediante esta bella práctica».

COMPARTIENDO REIKI

Dar Reiki a cualquiera o a una mascota es de algún modo como darse Reiki a uno mismo, pero es algo diferente. Algunos de nosotros tenemos muchas oportunidades de compartir Reiki, pero otros no. Siéntete libre de compartirlo o no, siempre que te sea cómodo; pero planifícalo por adelantado. No termines tu curso de primer nivel sin conectar con alguien con el que sientas afinidad. De este modo, tendrás un agradable compañero de Reiki con el que llevar a cabo un tratamiento en el momento que quieras. Haber compartido el mismo curso te ayudará a dejar atrás el lastre del «¿Lo estoy haciendo bien?». Siempre procuro que los alumnos practiquen entre ellos durante el curso, por lo que se sentirán menos cohibidos cuando hayan acabado.

Una vez hayas terminado el curso de primer nivel, sé consciente de que no hay prisa en tratar a los demás. El autotratamiento es lo más importante y querrás comenzarlo inmediatamente. Según el maestro de Reiki canadiense Rick Bockner, Takata animaba a sus alumnos a comenzar por el autotratamiento diariamente y luego ofrecer Reiki a las personas y a los animales de su entorno próximo y ver cómo evolucionaba todo desde ese momento. Cuando te sientas atraído por la idea de compartir Reiki con la familia o los amigos, aquí tienes unas cuantas sugerencias que te ayudarán a dar el paso adelante.

Con atención y cuidado

Compartir Reiki con otro alumno de tu curso hace más cómoda la transición de practicar con los demás. Pero, si no tienes un compañero de Reiki y te sientes atraído por la idea de ofrecer Reiki a alguien, tómate el tiempo preciso para abordar la situación con atención. Si se te ocurre pensar: «Sí o sí lo necesita», haz el favor de detenerte aquí un momento. Cualquiera puede beneficiarse del Reiki pero no todo el mundo se ve atraído a ello, sobre todo si sienten que se lo están haciendo tragar. Evita llegar a alguien con la actitud de que vas a ayudarle a mejorar –es la mejor manera de añadir tensión a tu relación– y tu amigo tal vez rechace con rotundidad tu ofrecimiento. No es conveniente, pues, intimidar a las amistades para que reciban Reiki, incluso si están enfermas, y especialmente en esos momentos.

Incluso en las familias el Reiki puede convertirse en una cuestión política si el alumno siente la necesidad emocional de compartirlo con su pareja, hijos o padres. Recuerda, primero háztelo a ti mismo y luego a cualquiera que se te presente con la suficiente naturalidad. (Takata contó una anécdota de sí misma en la que daba Reiki a una mujer que estaba mareada y la maestra de Reiki sin darse cuenta puso su mano sobre la billetera de la mujer, provocando que ésta gritara: «¡Auxilio!»).[3]

Preparando el ambiente para compartir Reiki con comodidad

Cuando ofrezcas a alguien un tratamiento completo, tómate unos minutos para preparar el espacio. Una camilla de masaje cubierta con una sábana o toalla en una habitación libre de distracciones es lo ideal pero no es necesario. Puedes utilizar si lo necesitas un simple sofá o incluso una cama que no tenga tope en los pies. La gente que está acostumbrada a sentarse en sillas en vez de en el suelo encontrará agotador el hecho de dar un tratamiento completo sobre el suelo o sobre un simple tatami, como hacen los terapeutas de Shiatsu. En el Shiatsu, los terapeutas cambian de posición frecuentemente y usan el peso de su cuerpo para trabajar ciertos puntos. Los terapeutas de Reiki posan con suavidad sus manos y mantienen esa posición durante unos minutos, por lo que es más cómodo estar sentado un poco más bajo que la persona a la que se está tratando. Por supuesto, si te encuentras en una postura incómoda, cámbiala con suavidad y anima a tu amigo a hacer lo mismo. No hay razón alguna para lastimarse dando Reiki. Si estás encorvado en un ángulo extraño y eso te ocasiona dolor en la espalda, cadera, hombros o cuello e incluso va a peor, cambia de postura en cuanto percibas la más mínima molestia. Tu amigo estará tan relajado que no le molestarán tus maniobras de ajuste de la posición.

La experiencia del tratamiento. Tú y tus amistades

En ocasiones, durante o después de un tratamiento, el receptor recuerda espontáneamente una experiencia del pasado. Algunas veces, y mientras está recibiendo Reiki, la persona siente emociones o suelta algunas lágrimas sin razón aparente. Haz el favor de ser cuidadoso. Comenta a tu amigo que eso forma parte del proceso natural de sanación, ofrécele un pañuelo y no interfieras. La maestra de Reiki formada por Takata, Wanja Twan, describe poéticamente esas lágrimas «como hielo que se funde» y dice simplemente: «No tenemos por qué saber». Lo que tenga que hacerse, dice Twan, «El Reiki lo hará con sumo cuidado».

Los alumnos tienen un amplio abanico de respuestas en sus primeras experiencias dando o recibiendo Reiki a/de los demás. Algunos perciben una sensación de atemporalidad, especialmente cuando lo reciben. Otros sienten una suave aspiración en las palmas de las manos o como si éstas o el cuerpo del terapeuta emitieran vibraciones muy suaves e invisibles. En una ocasión, un médico comentó que sentía las manos de su pareja como si estuvieran escuchando su cuerpo. Cuando un alumno diga que se ha sentido incómodo, tal vez sea porque no lo está haciendo bien porque no hay nada tan fácil. Otros alumnos sienten la continuidad entre dar y ofrecer Reiki y dicen que también reciben Reiki cuando colocan sus manos para dar tratamiento a alguien.

Evita interpretar la experiencia ajena. Si te preguntan, puedes siempre desviar el tema al receptor, animándole a observar su propia experiencia. El significado es una cuestión individual y a veces se revela con el paso del tiempo. Si hay momentos en que aflora una dulce emoción, y tú decides decir algo, haz el favor de pasar tus palabras por el filtro de las cuatro puertas de la palabra. Antes de hablar, hazte las siguientes cuatro preguntas:

- *¿Es verdadero?*
- *¿Es considerado?*
- *¿Es necesario?*
- *¿Es oportuno?*

A veces aumenta la sensación de que hay un área en la que el Reiki se activa con intensidad. Si tu amigo se encuentra incómodo, explícale que esto es habitual y pasajero, y mueve simplemente tus manos. Las personas por lo general son pacientes con esas experiencias, pues sienten que forman parte de su proceso curativo. Si, a pesar de todo, tu amigo no está cómodo, retrocede. No hay razón alguna para forzar la situación. El proceso curativo ha comenzado y no hay ninguna necesidad de seguir centrado en ello. Según Rick Bockner y Wanja Twan, Takata daba las gracias al Reiki y al receptor al final del tratamiento.

Como ya he mencionado en capítulos anteriores, en teoría uno no tiene por qué estar consciente para dar Reiki. Esto es una buena noticia para aquellos padres que se quedan dormidos cuando hacen Reiki al hijo para que se duerma o que se quedan dormidos con la mano que da Reiki sobre el cónyuge enfermo. Es también una buena noticia para los alumnos de Reiki que van a ser operados. Basta con que indiques a tus cuidadores que pongan las manos sobre tu ombligo tan pronto como sea factible, incluso antes de recuperar la conciencia después de la intervención. La reactiva y espontánea activación del Reiki es uno de sus mayores dones.

EL REIKI EN SILLA

Los alumnos tienen a menudo más oportunidades de compartir Reiki con amigos mediante el tratamiento abreviado en silla que mediante el tratamiento completo acostado, incluso hay quienes prefieren actualmente el formato en silla. No sobreestimes lo que puede suceder en cinco o diez minutos de Reiki en silla y no dudes en ofrecer tan sólo momentos de Reiki como primeros auxilios (mientras se llama al teléfono de emergencias si es preciso). Como el Reiki se activa donde es necesario, incluso un tratamiento abreviado puede considerarse como uno completo. Permanece atento a las posiciones empleadas en la secuencia completa y haz lo que puedas en la situación en la que te encuentres y por el tiempo que puedas. Si no sabes si la persona está bien, es más prudente colocar las manos en la cabeza y en los hombros. Recuerda las palabras de Takata: «Haz lo que puedas. Algo de Reiki es mejor que nada».

Ten siempre en mente que eres el embajador de este método. La gente a la que te dirijas se interesará en el Reiki o lo despreciará dependiendo de la calidad de tu presentación, de tu habilidad para evitar suposiciones y de hablar a la gente allí donde esté. Piensa con cuidado en tus palabras y sé consciente de tu conducta. ¿Es tu presencia bien recibida?

PRECAUCIONES EN LA PRÁCTICA

Como el Reiki es seguro, muchas personas que comparten el Reiki con otras creen que no hay repercusiones y que no necesitan, por tanto, leer esta sección. Pero si experimentas cualquier tipo de repercusión cuando haces un tratamiento a otra persona, lee con atención.

En ocasiones, una punzada momentánea atraviesa el cuerpo del terapeuta cada vez que da Reiki. Mientras sea breve, no debe tenerse en cuenta. Cualquier molestia persistente es el resultado de interactuar en determinados niveles más que a causa del Reiki en sí. Si te está sucediendo esto, reflexiona sobre las siguientes cuestiones:

- ¿Le permites al Reiki hacer su trabajo o estás intentando «hacer» algo?
- ¿Te sientes apegado al resultado?
- ¿Estás intentando impresionar a alguien?
- ¿Aprecias el valor de lo que estás ofreciendo?

Esto puede parecer complicado porque el Reiki no precisa esforzarse y estamos acostumbrados a valorar el esfuerzo. ¿Estás orientado hacia los resultados o hacia la práctica? Los objetivos del funcionamiento pueden ser apropiados para un médico que evalúa un programa de curación en el que el Reiki sea un componente más, pero cada objetivo debe ser sostenido suavemente por el alumno de Reiki.

¿Qué puede salir mal cuando compartimos Reiki? Si sigues la secuencia de tratamiento y te comportas con integridad, nada va a ir mal en apariencia. Pero por dentro otras cosas pueden estar pasando. Observa cómo te sientes durante la sesión y después de ella. Si te sientes agotado, es una señal evidente de que algo distinto al Reiki está sucediendo.

Si te sientes decepcionado o como si te faltara algo después de tratar a otra persona, analiza cómo lo estás haciendo. Cualquiera de nosotros hace un tratamiento sin condicionantes ni apegos o lo negociamos. Si lo estamos negociando, tenemos que ser claros en qué, no hay que ser tímido y esperar a que nuestro amigo saque el tema. No abordar estos asuntos puede dañar las relaciones.

Observa honestamente cómo te sientes respecto a la persona que estás tratando. Compadecerse de alguien no le va a curar y eso le perjudica. Crea una relación no igualitaria. No crees dependencias. La protección es la capacidad de conectar y desconectar, poniendo las manos y quitándolas.

Si tienes experiencias negativas cuando das Reiki a los demás, detente. Practica más en ti mismo. Es posible que el problema esté en tu relación con una determinada persona, en cuyo caso puedes derivarla a otra para seguir con el tratamiento. Sin embargo, si esto sucede con frecuencia, es tu relación contigo mismo la que requiere ser sanada. Deja de tratar a los demás y atiende tus propias necesidades mediante un consistente autotratamiento, con introspección (que tal vez te lleve a un proceso de remordimiento y perdón) y recibe tratamiento de parte de experimentados, compasivos y no enjuiciadores terapeutas de Reiki o bien de psicoterapeutas, consejeros espirituales o de cualquiera que se te presente en ese momento.

MANTENIENDO UNA CLARA COMPRENSIÓN

La confusión puede surgir cuando el terapeuta utiliza un lenguaje muy coloquial. Cuando escuchamos frases como «Hice esto» o «Hice aquello» y palabras como «movimiento», «ruptura», «generación» o «radiante», parece que el terapeuta de Reiki estuviera dirigiendo la sanación. Sin embargo, cuando pregunto a los terapeutas que hablan de esa manera (y siempre pregunto porque quiero comprender), invariablemente expresan el sentimiento de que están alineados con el Reiki más que en hacer que ello suceda. Esto puede resultar aún más desafiante cuando se emplea un lenguaje que refleja tanto la pasividad del terapeuta como nuestra experiencia de crecimiento y florecimiento con el Reiki, y nos lleva hacia una mayor identificación con la conciencia del Reiki. Estos estados expandidos requieren vigilancia y disciplina. No importa lo expansiva que haya sido nuestra experiencia sutil, seguimos siendo responsables de nuestras acciones, comportamiento y actitud. Es muy importante permanecer arraigado para bien de todos.

Los terapeutas que han sido educados en varios modelos de anatomía sutil como los chakras o los meridianos hacen bien en recordar no sólo que es un sistema diferente pero que la conciencia primordial no está confinada en dichas estructuras. La conciencia primordial carece de características y atributos. La conciencia pura y sin forma tiene todo su potencial y no se ciñe a las limitaciones de los sistemas y los modelos educacionales que los humanos hemos creado en un esfuerzo de entender lo inefable, por lo que quedarse atrapado en determinadas ideas o constructos puede ser funesto.

FORMACIÓN CONTINUADA
Y LA COMUNIDAD REIKIANA

Aunque la práctica es nuestra primera conexión con el Reiki, los alumnos buscan con frecuencia caminos adicionales para mejorar su comprensión o compromiso en la comunidad reikiana. Escribo *Reiki Update* (Actualización de Reiki), mi ocasional e-newsletter (boletín electrónico), para estimular el diálogo sobre una aproximación comprensiva al Reiki y para informar a la comunidad de investigadores médicos (puedes acceder a www.ReikiInMedicine.org). Deberías también considerar la posibilidad de retomar algún curso. El material básico es el mismo, aunque cada curso es único y tu experiencia previa ayuda a comprender nuevos enfoques.

Ofrezco periódicamente encuentros de Reiki al que los alumnos van para reconectar o expandir su conexión con el Reiki. Karen, una veterana practicante de Reiki, acudió una de esas tardes. No había estado practicando recientemente. Cuando compartió Reiki con otros alumnos, se sintió profundamente emocionada y reconfortada. Karen dijo que se había quedado energéticamente estancada y comprendió cómo se había perjudicado por no practicar como era debido. Se dio además cuenta de que había dejado de practicar el Reiki porque se sentía enfadada (*sólo por hoy*). Tras haber meditado sobre ello, vio claro que estaba enfadada porque se había sentido obligada a ofrecer Reiki a cualquiera de su entorno.

No es que el Reiki encendiera a Karen cuando dejó de practicar. Más bien, ella se había acostumbrado a experimentar la reanimación que el Reiki proporciona periódicamente. Cuando dejó de practicar, ya no volvió a sentir más ese beneficio. Puesto que Karen había practicado durante tanto tiempo y había meditado sobre su experiencia, pudo explicar al fin esa diferencia. Comprendió lo que había hecho y cómo ella misma había creado su propio malestar, el daño que alimentar su ira le había causado y lo aliviada que se sintió cuando volvió a practicar de nuevo.

Algunas comunidades tienen grupos de Reiki o consultorios donde los practicantes y no practicantes se reúnen para compartir y vivenciar el Reiki. Dirijo una reunión mensual de Reiki en el centro de la comunidad judía en el Upper West Side de Manhattan a la que acude un amplio número de alumnos de Reiki y profesionales, así como miembros de la propia comunidad que sienten curiosidad por el Reiki. Cada uno consigue tenderse sobre la mesa o camilla para recibir un tratamiento de unos treinta minutos, habitualmente realizado por dos practicantes a la vez. Los practicantes se quedan luego para hablar sobre Reiki y orientar a quienes han recibido tratamiento y también a los que se fueron antes. Animo a los alumnos y practicantes a hacer compañeros de Reiki y a quedar para compartir tratamientos. Si hay un grupo o consultorio en tu población, pruébalo. El apoyo de un grupo es siempre valioso y la gratitud y la retroalimentación que se consigue a partir de la experiencia de la gente con el Reiki por primera vez son muy alentadoras.

Si ninguna de esas opciones está disponible en tu localidad, ¿por qué no te ofreces a ayudar a tu maestro de Reiki en la organización de un grupo? Bien albergando tu propia reunión de Reiki o invitando a otros alumnos que conozcas. Puedes tener una red social e informal de Reiki similar a las reuniones de mujeres que se ayudaban a coser en los tiempos de los pioneros, un grupo de alumnos que se juntan para compartir Reiki periódicamente según sus horarios. No es necesario un maestro de Reiki para supervisar porque por poco que tú seas considerado con las necesidades del otro, no vas hacer Reiki erróneamente. Basta con que estés atento a practicar juntos y evita ponerte a enseñar.

Si te sientes desconectado de tu práctica por cualquier razón, arréglatelas para recibir tratamiento de otro practicante, sobre todo de tu maestro de Reiki si está disponible. Puedes también hacer un retiro incluso formando parte de tu grupo espiritual o simplemente reserva tiempo para dedicarlo a la práctica espiritual, incluyendo en ésta el Reiki. Puede ser tan sencillo como descolgar el teléfono una tarde y crear una sencilla ceremonia que tenga sentido para ti, pidiendo interiormente ayuda al Reiki y practicando después.

SERVICIO COMUNITARIO

Podemos desarrollar nuestra relación con el Reiki mediante un solitario autotratamiento, pero a menudo los alumnos sienten el deseo de ofrecer Reiki a los demás. El Reiki se ha convertido en algo tan popular, respetado y de confianza que diversos hospitales, hospicios, asilos e incluso escuelas están empleando voluntarios para dar tratamientos. Los requisitos para el voluntariado varían según los grupos y, a menudo, incluyen el proceso de solicitud y formación del voluntariado que es algo aparte de la formación general de Reiki. No es necesario ser un profesional de la terapia para dar servicio a los demás, pero el profesionalismo, sin embargo, es siempre importante.

Si te conviertes en voluntario de Reiki, probablemente te pedirán que adoptes un protocolo, aprobado desde el trabajo *in situ*, que puede ser bastante diferente a cómo practicas tú en tu casa. Los hospitales, hospicios y otros ambientes convencionales de asistencia están comprensiblemente implicados para que el Reiki no parezca extraño a los pacientes, visitantes o personal médico, y por costumbre desaprueban movimientos oscilantes de las manos sobre el cuerpo, por ejemplo. Cuando se ofrece Reiki en cualquier recinto público, es importante no traspasar determinados límites y no hacer comentarios intuitivos o promover la conversación más allá de presentarse.

Si eliges ser voluntario, estate atento a dejar tu trabajo en el sitio. Si notas que te llevas algo a casa, si te sientes molesto por la gente que estás tratando o sientes que tu labor está afectando a tu bienestar emocional, analiza cuidadosamente lo que está sucediendo en tu interior. La higiene interior es vital. Gran parte del trabajo del voluntario se realiza con personas que se enfrentan a enfermedades graves. Bastante tienen ya con lo suyo como para estar cargando con las emociones no resueltas de sus cuidadores. La gente a la que ayudamos necesita y merece ser cuidada por ello, honrada y fortalecida… no infantilizada, compadecida y victimizada, ellos sienten la diferencia. Pero ya hemos hablado bastante de ellos. No es sano para ti estar inmerso en una situación en la cual no puedas mantener unos límites. Date mucho Reiki y medita sobre lo que está sucediendo.

CONVERTIRSE EN UN PROFESIONAL DEL REIKI

La formación te enseña cómo practicar el Reiki, pero no te preparara para ser un profesional. Por supuesto, la base más importante para convertirse en un profesional es una considerable práctica, tanto con el autotratamiento diario como dando o recibiendo tratamiento. Los profesionales necesitan además habilidades en comunicación, práctica clínica y formación comercial. Y, especialmente, si quieres colaborar en ambientes médicos, es muy útil tener un gran conocimiento de la visión médica, las normas profesionales y la investigación (*véase* página 299). Ofrezco formación individualizada, asesoría personalizada y clases «online» para ayudar a los terapeutas de Reiki a prepararse para la práctica profesional y la colaboración con los cuidadores. (Mi programa de viajes se encuentra en www.ReikiInMedicine.org).

Si te estás planteando ser un profesional del Reiki, deberías considerar realizar durante un tiempo prácticas no remuneradas que te proporcionen tanto una formación profesional como experiencia clínica. Haz un amplio uso de supervisiones periódicas que estén a tu alcance, tanto en los centros sanitarios como de tu maestro de Reiki y pide a tu supervisor directo periódicas evaluaciones sobre tu trabajo voluntario, como las que se darían al personal remunerado. Si estás pensando en utilizar tu posición de voluntario como trampolín para conseguir empleo en esa institución, averigua primero si eso es posible, ya que algunas entidades prohíben que el voluntario pueda convertirse en personal remunerado.

La creación y el posterior mantenimiento de la disciplina y la rutina probablemente sean la parte menos interesante del desarrollo de la práctica significativa del Reiki, pero una vez se ha iniciado, es la más importante. Crea la base para todo aquello que la práctica del Reiki traerá consigo. Después de todo, ¿qué es la práctica del Reiki sino práctica?

Diez

EL REIKI EN LA
VIDA FAMILIAR

Todo el mundo está bien realmente.
A. A. MILNE, *WINNIE THE POOH*

Durante su formación de primer nivel, Helen puso la mano sobre la cabeza de su hijo de cuatro años, a la hora de acostarse. «¿Se supone que esto va a calmarme?», preguntó el niño. «Sí», dijo ella. «¿Está funcionando?». «Sí», respondió él.

El mismo niño adorable hizo un débil intento para descarrilar los planes de la cena de aniversario de sus padres, al señalar que no podría ir a dormir porque su niñera no podía hacerle Reiki. Él lo reconsideró cuando su mamá le prometió hacerle Reiki cuando llegase a casa, pero sólo si estaba dormido.

Las mamás Reiki no sólo tenemos, como es habitual, ojos en la nuca, sino también sensores en las manos. A veces, cuando saludaba a mis hijos al regresar de la escuela, el Reiki me alertaba acerca de algo que necesitaba atención. Siempre que se activa mi mano durante el abrazo de bienvenida a casa, un suave interrogatorio suscita una historia de dolor, una burla, una calificación desalentadora en una prueba, un incipiente resfriado. Mis hijos pensaban que era una mamá mágica que podía leer sus vidas. ¿Quién era yo para discutirlo?

Takata animó a sus alumnos a tratarse a sí mismos primero y luego a ofrecer Reiki a familiares y amigos. Deja que el Reiki entre en tu vida familiar poco a poco y de forma natural. Empieza con tu propia práctica y deja que el Reiki alcance a los niños con el tiempo. No vincules el Reiki al castigo o para evitarlo. Que sea parte de la vida cotidiana, una práctica diaria que se pueda utilizar con más frecuencia cuando sea necesario. Como práctica diaria, el Reiki encaja fácilmente a la hora de acostarse. Los padres pueden ofrecer a sus hijos una mano de Reiki durante unos minutos, o si los niños han sido formados pueden practicar en sí mismos, o bien las dos cosas a la vez.

EL REIKI EN EL EMBARAZO

Aprendí Reiki al principio de mi último embarazo, y la diferencia en mi salud y vigor fue inmediata. La sabiduría y el sentido práctico del cuidado de las mujeres embarazadas son evidentes.

También hay una creciente evidencia científica, no sólo del grado en que el estrés prenatal y materno afecta a los bebés en el útero y después del nacimiento, sino también de cómo sucede. El estrés crónico durante el embarazo se ha relacionado con problemas de sueño y alimentación después del nacimiento del bebé, así como ansiedad, síntomas del trastorno por déficit de atención con hiperactividad (TDAH), agresividad y problemas de conducta durante el crecimiento del niño.[1]

Además, se ha investigado el origen de las enfermedades del corazón, cáncer, osteoporosis y otras afecciones de útero, independientemente de las influencias genéticas, aunque la conducta maternal también altera los genes.[2]

Es evidente que protegiendo el bienestar de la madre también se protege el de los hijos. El embarazo es un momento de incertidumbre y cambio constante. Algunas mujeres se sienten fuera de control, especialmente durante el proceso del parto. El Reiki, la «leche materna» de las terapias sutiles, ayuda a calmar a la madre y al bebé.

Takata dijo que es mejor si la mujer recibe tratamiento antes de quedar embarazada, después de un aborto involuntario y durante el embarazo para fortalecerla, y más si aparece cualquier síntoma.[3]

Wanja Twan recuerda que durante el tratamiento de mujeres embarazadas, Takata ponía, a menudo, su mano directamente sobre el corazón, diciendo que estaba latiendo para dos.

Para muchas mujeres, el agotamiento de los últimos meses del embarazo las conduce al trabajo más extenuante de sus vidas, sin tiempo para recuperarse después. El agotamiento aumenta en las semanas, o meses, antes de que el bebé se acomode en un patrón de sueño. El Reiki ayuda a las nuevas mamás a relajarse de forma rápida y duermen más profundamente, aunque no consigan dormir mucho tiempo.

EL REIKI Y LOS NIÑOS

Yo era una madre Reiki mucho antes de convertirme en mamá de fútbol. Era difícil ver cómo los niños se hacen daño en el campo y no poder usar mis manos de Reiki para calmarlos y ayudarles a disminuir el dolor y el trauma en el mismo momento de la lesión. Esto fue parte de mi motivación para comenzar a entrenar. Se supone que los entrenadores pueden acercarse a los jugadores lesionados y, aunque afortunadamente en casa no hemos tenido lesiones graves, el toque de Reiki ha aliviado a muchos jugadores abatidos. Cuando la habilidad atlética de mi hija superó la mía y se graduó con un entrenador más experimentado, éste se sorprendió de lo rápido que curaban sus heridas. El Reiki es, literalmente, un botiquín de primeros auxilios. Los accidentes son la razón principal por la que los niños menores de diez años van al médico. Y ésta es sólo una de las formas en las que el Reiki ayuda a los niños.

Para hacerles Reiki a los niños es necesario un toque ligero, literal y figurativamente. Un niño nunca me ha rechazado el tratamiento, pero algunos están más interesados que otros. No hay necesidad de imponerles tratamiento. Sé consciente de las posiciones de las manos, déjate guiar por la sensación en tus manos, o simplemente haz lo que puedas. Para un bebé, con una mano en la cabeza y/o una en el torso puede ser suficiente. Los niños suelen responder más rápido que los adultos y necesitan menos tratamiento. Sobre todo, cuando tratamos a los niños, incluidos los adolescentes, nos viene bien recordar las enseñanzas de Takata: «El Reiki te guiará. Deja que las manos de Reiki lo encuentren. Ellas sabrán qué hacer».

También he visto buenos resultados formando a niños con autismo, síndrome de Asperger y otros síndromes de desarrollo. Las causas del autismo son desconocidas, y existe mucha controversia. Debido a que el Reiki consiste en equilibrar, puede ser beneficioso, independientemente de la causa que lo produzca, y puede proporcionar momentos relajantes para los padres y niños por igual. Los niños que aprenden Reiki se benefician tanto de la capacitación, como del hecho que les ayuda a centrarse. La práctica del Reiki envuelve a la familia en una cultura de bienestar.

Según el doctor Lawrence Palevsky, exjefe del Departamento de Cuidados Intensivos Pediátricos del Hospital Lenox Hill de la ciudad de Nueva York, uno de los mayores problemas para los niños de hoy es mantener un comportamiento aceptable al tratar ansiedades, miedos, emociones, presiones de los compañeros y presiones educativas. Además, la gama de dolencias infantiles, infecciones de oído, respiratorias, asma, molestias gastrointestinales se extienden para incluir muchas de las enfermedades que una vez afectaron sólo a los adultos, tales como la diabetes tipo 2, que se inicia en la edad adulta. Palevsky ve el Reiki como una valiosa parte del cuidado asistencial, que puede abordar el componente emocional de enfermedades como el asma y el síndrome del intestino irritable, mientras fortalece a los niños con una herramienta más para la autorregulación.

En Lenox Hill, Palevsky era responsable del cuidado de los niños en la unidad de cuidados intensivos neonatales y pediátricos (UCI). Utilizaba habitualmente el Reiki para mejorar los resultados médicos en los recién nacidos. Mientras controlaba cuidadosamente las constantes vitales y la administración de oxígeno si era necesario, Palevsky ponía las manos en la cabeza y el torso de un bebé nacido con dificultades, flácido, que no respondía, débil, o que no lloraba. En general, en el plazo de diez a quince minutos de Reiki, los bebés abrían sus ojos, se movían y aumentaban su tono muscular. No se necesitaba ninguna otra intervención médica.

Palevsky también dio Reiki a los bebés nacidos en intervenciones obstétricas, como las relacionadas con fórceps o extracciones realizadas como respuesta a la percepción de sufrimiento fetal, o los bebés que nacen con la angustia causada por complicaciones como el cordón alrededor del cuello, o en partos prolongados. En los casos en que los problemas respiratorios no se resolvían o la angustia del bebé parecía intensificarse, Palevsky efectuaba la intervención médica apropiada, aplicando Reiki dentro de lo posible en la unidad de cuidados intensivos neonatales (UCIN). El tratamiento de Reiki no interfirió con la atención médica necesaria y se continuó hasta que las constantes vitales del bebé mostraron que no era necesaria una nueva intervención. Palevsky siguió actuando de este modo con todos los bebés hasta que se les daba el alta.

Casi todos los bebés que recibieron Reiki se libraron de la entrada en la UCIN, no tuvieron complicaciones médicas adicionales y se fueron a casa en el momento oportuno. Aunque en la UCIN se proporciona asistencia esencial, la alta tecnología de la misma ocasiona sus propias molestias y complicaciones potenciales. Estabilizar a un recién nacido y evitar los cuidados intensivos es una buena medicina.

Palevsky también administraba Reiki durante el tratamiento nebulizador a los niños y adolescentes asmáticos en la sala de emergencias, la UCI, la unidad de hospitalización y en su consultorio médico privado. Simultáneamente daba instrucciones para respirar. Algunos niños sólo con sibilancias leves respondían con Reiki e instrucciones de respiración y no necesitaban el nebulizador. La experiencia de Palevsky le ha convencido de que el Reiki puede minimizar o evitar los medicamentos de forma segura.

A veces los médicos que no están familiarizados con el Reiki expresan su preocupación acerca de su uso con recién nacidos. Temen que, como he escuchado, «la energía agobiará» al infante. Esta preocupación surge del modelo médico en el que una intervención que ayuda también tiene la capacidad de hacer daño. Si retomamos lo básico y recordamos que el Reiki estimula el equilibrio y actúa en función de la necesidad del beneficiario, es evidente que no es peligroso a cualquier edad, o durante el embarazo.

EL REIKI Y EL TDAH

Daniel decidió aprender Reiki después de ver a su padre enfermo mejorar con el tratamiento. Comenzó el curso notablemente escéptico, no acerca del Reiki ya que había sido testigo del beneficio que le había causado a su padre, pero sí de su capacidad por aprender. Yo estaba intrigada cuando llegó a la segunda clase presumiendo de su increíble hijo, un niño de once años diagnosticado de TDAH. Su hijo estaba en ese maravilloso y fugaz momento, a punto de ser un completo adolescente, sin embargo, todavía abierto al afecto físico. Cada noche, Daniel se acostaba abrazando a su hijo para ayudarle a conciliar el sueño. Una noche decidió dar al Reiki una oportunidad y apoyó ligeramente la mano en la coronilla de la cabeza de su hijo. En unos momentos, el niño dijo con total naturalidad: «Papá, tu mano está vibrando».

Dudando todavía de su propia experiencia de Reiki, Daniel pensó que su hijo era precoz, y podía serlo. Pero los niños notan vibraciones sutiles fácilmente, y los niños con trastorno por déficit de atención TDAH o problemas de aprendizaje parecen especialmente sensibles en esta área. Su falta de atención está relacionada con su sensibilidad. Imagina un niño muy en sintonía con la realidad sutil, cuya sensibilidad no se valora en la escuela, y que ningún adulto a su alrededor puede validar esta conciencia sutil. Estos niños se aferran fácilmente al Reiki, y adoran la independencia y la autonomía que les aporta. He visto que el Reiki ayuda a muchos niños a establecer una relación más armoniosa con ellos mismos y el mundo que les rodea.

EL REIKI Y LOS ADOLESCENTES

El Reiki continúa beneficiando a los niños a través de los años de la adolescencia, cuando la relajación inmediata y no tener que hablar de sí mismos es algo particularmente atractivo. Así que muchos adolescentes luchan con el autocontrol. Muchos niños verdaderamente dotados no se adaptan con facilidad y tienen problemas para encontrar sus propios ritmos. Se resisten a los intentos de «arreglarlos», y ¿quién no? He visto a niños que no aceptarían más ayuda que rendirse en la camilla de Reiki.

Un adolescente, al que le tengo particularmente aprecio, desconcertó por completo a sus padres. No sabían lo que quería o necesitaba. Nuestras familias se conocían entre sí, y él estuvo de acuerdo en venir a recibir Reiki. Durante cada tratamiento, cayó en un estado profundo mientras estaba acostado en la camilla, su cuerpo se agitaba como dando vueltas, como si su sistema nervioso estuviera «desenrollándose». Su sensación de alivio era palpable, empezó a sentirse en casa, en sí mismo.

Unos cuantos adolescentes afortunados habían descubierto el Reiki en la escuela, en Camden, Maine. A la escuela secundaria regional Camden Hills asisten 750 niños de cinco comunidades. Según la maestra Judy Ottman, la escuela perdió ocho estudiantes debido a varios accidentes, ahogamientos y suicidios en un período de seis meses en el año 2001. Como parte del deseo de la comunidad para apoyar a los adolescentes por estas tragedias, fue creada una Sala de Bienestar para ofrecer Reiki a los estudiantes y al personal. Los estudiantes pueden acudir por su cuenta o por sugerencia de un profesor o de la enfermera de la escuela. En el año escolar 2003-2004, hubo 370 visitas estudiantiles. Los estudiantes presionaron para recibir formación para sí mismos, y tres maestros de Reiki colaboraron para formar a veinticuatro alumnos en primer nivel. Un año más tarde, ocho de los alumnos practicantes solicitaron y recibieron formación de segundo nivel. Un amplio sector de los estudiantes hace uso de la Sala de Bienestar. Más de la mitad del alumnado ha recibido tratamiento, y todo el equipo de baloncesto acude antes de un partido importante.

No tenemos que esperar hasta que los adolescentes muestren signos de estrés para introducirlos en el Reiki como una forma de centrarse y recuperar la sensación de control. Si el Reiki se presenta en un espacio neutral, los adolescentes a menudo se sienten atraídos a experimentarlo, y aprecian los rápidos resultados que el Reiki puede aportar. Por otra parte, cuando un adolescente tiene dificultades, el Reiki puede ser un salvavidas, aliviando el sufrimiento y la alienación y ayudándole para que pueda recibir apoyo de otras vías. He trabajado con adolescentes y adultos con anorexia y bulimia, dos problemas serios y resistentes, que utilizaron el Reiki como parte de un plan de tratamiento interdisciplinario que les permitió sanar.

ENSEÑAR A LOS NIÑOS LA PRÁCTICA DEL REIKI

Un alumno de ocho años que llevaba practicando desde hacía tres años me dijo, «El Reiki me ha ayudado en muchas situaciones en las que yo estaba realmente mal, me tranquilizó y me hizo sentir mejor». Su madre, una de mis cocineras favoritas, que era un poco más comunicativa, dijo: «Es un poco hipocondríaco , el más mínimo golpe o rasguño le hace sentirse mal. Así que, cada vez que ha estado "afligido", normalmente recuerda que puede darse Reiki y siempre siente como si todo estuviese mucho mejor después del tratamiento. Él también da Reiki cuando se trata de los demás. Han sido muchas las veces, estoy segura, cuando mi torpeza se interpone en el camino y por este motivo me he cortado cocinando, me he quemado, también cocinando, o simplemente he sido descuidada, aunque no siempre sea estando en la cocina, él se ofrece a darme Reiki y siempre quiere saber si estoy mejor».

A pesar de todas las pruebas de la vida que incluyen el dolor, nuestra sociedad persiste en tratar de proteger a los niños de la sensación de dolor a toda costa, en lugar de dotarles de las habilidades espirituales para aprender a estar presentes con el dolor y aprender de esa experiencia. Abordar las necesidades emocionales de los niños a diario es una buena inversión para su futuro. Usa el Reiki como una intervención de sanación cuando es necesario, pero los mejores resultados se obtienen introduciéndolo como una práctica. Esto podría empezar como un tratamiento diario a través de uno de los padres, a menudo a la hora de acostarse. En algún momento, el niño puede ser formado también. ¿A qué edad? Según la maestra de Reiki Wanja Twan, Takata enseñaba a los niños a la edad de cuatro años.

Yo no tengo un límite de edad para la formación de los niños, sino que evalúo cada situación cuando se produce. En especial miro a ver si el niño quiere aprender Reiki, que no sea sólo una idea de los padres. Si una familia entera está practicando y un niño es muy joven, pero dispuesto, no tendría sentido excluirlo.

Parece imprudente iniciar a los niños pequeños a no ser que uno de los padres esté practicando Reiki. A medida que los niños progresan, necesitan el apoyo de un padre que esté en contacto con la sanación. Esta necesidad se desvanece cuando son adolescentes porque tienen más iniciativa y libertad. Un adolescente que se encuentra con el Reiki fuera del hogar es probable que tenga algún otro sistema de apoyo a través del cual lo encontró. Pero yo siempre pido permiso a los padres cuando formo a adolescentes que acuden a mí sin un progenitor.

Los cursos de los niños están mejor ajustados a las edades y personalidades de los alumnos. Realmente, los niños sólo necesitan las iniciaciones y algunas instrucciones básicas. Wanja Twan, madre de cuatro hijos y abuela de siete nietos, dice: «No queremos que el Reiki interfiera en la vida de los niños. Las iniciaciones tendrán su efecto a lo largo de los años». Wanja ha visto, en repetidas ocasiones, cómo los niños responden después de recibir tratamiento. Ella dice: «Sienten en sus cuerpos que es algo que no sabían que existía. Esto les da esperanza para el futuro, hace la vida más emocionante de vivir». Yo'el Erez es hijo de dos maestros de Reiki, Amy y Ofer, que ya eran maestros desde antes de que él naciera. Como puedes imaginar, Yo'el ha recibido una gran cantidad de Reiki en su vida, pero sus padres no se apresuraron a iniciarlo. Más bien esperaron a que él sintiera y expresara el deseo de ser iniciado, y mantuviese ese deseo por un período de tiempo.

A los cinco años, Yo'el comenzó a pedir que lo iniciaran. Seis meses más tarde, se organizó un curso. Cuando tenía unos nueve años, Yo'el se dio cuenta de que no sabía mucho sobre el dolor, ya que el Reiki siempre estaba disponible para equilibrar cualquier trauma. Se negó a someterse a tratamiento durante varios meses, permitiéndose a sí mismo sentir el dolor que acompaña a los golpes y heridas de la vida. Esto le dio la experiencia para reconocer en qué situaciones podía necesitar tratamiento y cuáles eran simplemente consecuencia de la vida cotidiana. Yo'el con doce años, en el momento de escribir estas líneas, sigue dándose tratamiento cuando es necesario y lo pide cuando quiere.

EL REIKI, LOS PADRES Y LOS NIÑOS

Los padres tienen plena autoridad para tomar decisiones sobre el tratamiento de sus hijos, pero un niño puede optar por aprender Reiki o no. No podemos obligar a nadie a sanar, ni siquiera a un niño. Podemos ofrecer oportunidades y podemos modelar la curación. Los niños son más propensos a querer aprender Reiki si ha estado en su entorno y no se han sentido obligados a ello y si les dejan usarlo cuando ellos deseen. Los niños aprenden mucho cuando ven a los padres hacerse el autotratamiento como una prioridad. Piensa en las instrucciones del asistente de vuelo en tu último viaje en avión. Nos decía que si se activan las máscaras de oxígeno, tenemos que ponérnoslas nosotros primero y luego a las personas que tengamos a nuestro cargo. Nuestros hijos dependen de nosotros, cuidemos de nosotros mismos para que podamos cuidar de ellos.

Como padres, no podemos dejar de querer proteger a nuestros niños de todos los posibles daños. Por supuesto, no es posible hacer eso. Lo que podemos hacer es imbuir a nuestros hijos con la confianza de que pueden hacer frente a lo que la vida les depare. Estamos mejor preparados para hacer esto, abordando nuestras propias ansiedades por su seguridad, porque no somos capaces de controlar sus vidas y no es bueno intentarlo; no es saludable para nosotros ni para ellos.

¿Mi receta para la ansiedad de los padres? Tratamiento de Reiki una vez al día y más si es necesario para los niños, claro, pero sobre todo para los padres. En gran medida, creamos el contexto en el que viven nuestros hijos. En realidad, podemos afectar al bienestar de nuestros hijos, aún más a través de un regular autotratamiento que tratándolos a ellos directamente. Cuanto más estables estamos, mejor modelamos el bienestar para ellos y más conectamos con nuestro conocimiento interior, incluso en momentos de miedo.

EL REIKI Y LA FUTURA SALUD
DE NUESTROS HIJOS

Gran parte de la salud del adulto se crea en la infancia, tanto a nivel emocional como en niveles muy físicos que, pueden o no, estar relacionados con lesiones. Por ejemplo, un estudio demostró que las niñas que sufren lesiones de fútbol en las rodillas tienen una mayor probabilidad de desarrollar una artritis potencialmente incapacitante cuando sean mayores.[4] (Es posible que haya una condición subyacente, aún no reconocida, quizás una debilidad constitucional que predispone a algunas personas a ambas, lesiones y artritis).

Según los tradicionales sistemas médicos holísticos, tales diferencias subyacentes explican por qué algunos niños (y adultos) tienden a padecer asma o alergias alimentarias, mientras que otros son vulnerables a ataques de pánico o irregularidades de aprendizaje. Aunque la investigación biomédica ofrece algunas causas de los trastornos subyacentes, la medicina convencional todavía no puede aclararlas todas. Mientras tanto, sabemos que los niños están siendo afectados por tensiones que dan forma a su bienestar, ahora y en el futuro.

Con el Reiki no tenemos que conocer todos los detalles para dar un paso efectivo hacia el mantenimiento del bienestar de nuestros hijos. Al ayudar a los niños a recuperar el equilibrio, el Reiki puede fortalecer los mecanismos de autorregulación de sus cuerpos y ayudar a prevenir, o minimizar, una amplia gama de problemas, físicos, mentales y emocionales, sin riesgo para el desarrollo pediátrico natural o preocupación sobre los efectos secundarios. El hecho de ser capaz de reducir el estrés y volver a conectar con ellos mismos, cada día, con una sensación de bienestar, puede ayudar a reducir el riesgo de diabetes, artritis, asma e intolerancias alimentarias. El Reiki nos evita una gran cantidad de incertidumbre y nos ayuda a mantener una salud óptima para nuestros hijos.

EL REIKI Y LA AUTOESTIMA

Las preocupaciones sobre la autoestima y el aislamiento social que se sienten en la niñez se repiten lo largo de nuestras vidas. La investigación de Richard Davidson en adultos que practican la meditación demostró que dichos meditadores habían disminuido la actividad en la parte del cerebro asociada con la emoción negativa.[5] El caso es que los meditadores tienen más probabilidades de enmarcar la vida de una manera positiva. Aunque esto todavía no ha sido estudiado, es factible que el Reiki ofrezca, al menos, algunos de los beneficios de la meditación, tal vez ayude a desarrollar los circuitos neuronales que apoyan la ecuanimidad y permita a los niños de todas las edades gestionar mejor los sentimientos negativos o incluso reducirlos. ¿Qué horizontes se abren para los niños que tienen la capacidad del equilibrio del Reiki a su alcance y que crecen con la realidad del Reiki, conscientes de la continuidad de la materia y del espíritu? ¿Cómo podrían crecer con una relación pragmática, con la forma invisible de la comprensión infantil del mundo? ¿Qué impacto podría tener en la pandemia de aislamiento y alienación posmoderna?

A los seis años de edad, después de practicar Reiki durante seis meses, Yo'el Erez escribió este poema, que fue publicado en *Reiki Magazine International*:[6]

God is willing (Dios está dispuesto)
Deep inside (En lo más hondo)
Give me the face (Muéstrame la cara)
Of myself (De mí mismo)

EL REIKI Y LOS ANCIANOS

Como las circunstancias de nuestras familias cambian continuamente, el Reiki sigue siendo un compañero constante, tan relevante para los achaques y dolores de la abuela como para las lesiones en el fútbol de su nieta, y una experiencia para disfrutar juntos. Uno de mis alumnos mayores volvió para una reunión de Reiki y alegremente anunció, «Hay tres cosas que hago todos los días: oraciones, uso del hilo dental y el Reiki. Mi alma está intacta, todavía tengo mis dientes y ya no camino con bastón». Otra habló sobre el uso preventivo del Reiki, cuando creía que podía llegar tarde a las citas y eso le alteraba en gran manera: «Voy a llegar tarde es sólo una idea que no tiene que ser una realidad», dijo. «Practico el Reiki y la ansiedad puede ser sólo otra idea que no se convierta en realidad».

En función de sus trayectorias, las personas mayores pueden no tener un marco conceptual para el Reiki, pero esto pronto deja de ser un problema. Han vivido el tiempo suficiente para saber cuándo algo les hace sentir bien, son lo suficientemente pragmáticas para agarrarse a esto y agradecen que no necesiten otro tipo de medicación. En un momento en que necesitan más ayuda de otros, las personas mayores se motivan fácilmente por aprender algo que puedan hacer por sí mismas, incluso si no pueden salir de la cama.

El Reiki les ayuda a calmar la ansiedad, aliviar el dolor y dormir mejor. El círculo de Reiki o el curso donde aprenden crea un nuevo y confortable entorno social para el bienestar. Muchos creen que el Reiki les ayuda con los efectos secundarios de la medicación.

Marjorie llegó a un curso de Reiki a sus ochenta y tantos años. Se mostró poco comunicativa acerca de sus razones, y yo no me inmiscuí. Su sinceridad y compromiso fueron evidentes. Después de practicar durante seis meses explicó lo debilitada que había estado debido a la ansiedad, dijo textualmente: «He perdido tres años de mi vida a causa de la ansiedad». Marjorie se cuidaba mucho, tenía médicos competentes, pero ni el cardiólogo ni el psiquiatra pudieron encontrar medicamentos que le fuesen bien.

Aunque Marjorie no tenía experiencias importantes mientras practicaba el Reiki, la diferencia en su bienestar cuando empezó el autotratamiento fue espectacular. En un mes, cogió el tren ella sola para visitar a la familia en el campo. Su sobrina agradeció al Reiki el haber quitado a su tía favorita el camisón y sacarla de la casa. Marjorie se dio cuenta de que si se dormía mientras practicaba por la tarde, se sentía descansada al levantarse, pero todavía era capaz de conciliar el sueño a su hora habitual y dormir bien.

La depresión en la tercera edad es más frecuente de lo que comúnmente se dan cuenta no sólo los ancianos sino también los miembros de la familia y los médicos.[7] Se asocia con las enfermedades que se producen con más frecuencia entre las personas mayores como la enfermedad de Parkinson, cáncer, epilepsia, diabetes, enfermedad pulmonar crónica, accidente cerebrovascular, cardiopatías, dolor intenso, y el tratamiento de múltiples enfermedades comunes en la medicina geriátrica. Los ancianos deprimidos requieren mayor asistencia.[8] Corren el mayor riesgo de suicidio de todos los grupos poblacionales estadounidenses, siendo los hombres los que tienen mayor riesgo.[9] El suicidio es la causa de muerte de casi tantos estadounidenses entre los sesenta y cinco y los setenta y cuatro años como la enfermedad de Alzheimer. Éste no es un patrón que se observe en todas las culturas.

La atención médica se vuelve más compleja a medida que envejecemos, y las deficiencias de nuestro actual sistema sanitario afectan duramente a nuestros mayores. Maximizar la atención y reducir al mínimo el consumo de los productos farmacéuticos es siempre una buena medicina, pero sobre todo tiene una importancia fundamental con las personas mayores. La capacidad del cuerpo para metabolizar y excretar los fármacos se debilita con la edad. Cuantos más medicamentos toma un anciano, mayor es el riesgo de que se produzcan interacciones entre medicamentos peligrosos. Algunos tienen efectos secundarios que requieren aún más medicamentos. La gente mayor a menudo encuentra en el Reiki una ayuda con los efectos secundarios y los que lo utilizan son capaces de reducir los medicamentos para la ansiedad o el dolor, siempre bajo la supervisión de sus médicos.

Una enfermedad o lesión que requiera que un anciano sea hospitalizado a menudo conduce a una discapacidad permanente.[10] En mi experiencia clínica, he visto que el Reiki ayuda a reducir el tiempo de recuperación, lo que permite a la gente mayor recuperar la movilidad más rápido y disminuir la probabilidad de discapacidad permanente. Además, se está comprobando que los cambios en el estilo de vida pueden marcar la diferencia en una amplia gama de dolencias que afligen a las personas mayores, como el Alzheimer y la hipertensión. Al fortalecer el bienestar aumenta la capacidad de recuperación emocional y física.

DOROT, Inc., un centro comunitario para personas mayores en el Upper West Side de Manhattan, puso en marcha un programa de Reiki en el año 1999. Karen Fuller, naturópata, trabajadora social, acupuntora y directora de servicios de salud y nutrición, me había invitado a presentar el Reiki a la comunidad y al personal como parte de unas jornadas de bienestar el año anterior, lo que fue bien recibido. Alentado por el entusiasmo de los clientes, ofrecimos cursos y empezamos un círculo de Reiki, que aún seguimos haciendo, donde los alumnos pueden reunirse para compartir tratamiento y otros acuden a probarlo. Cuando supe que uno de los clientes de DOROT era una maestra de Reiki, le cedí el grupo.

No existe una modalidad que satisfaga las necesidades de todos continuamente. Las personas se sienten cómodas recibiendo de diferentes maneras. El ofrecer una gama de opciones es una parte importante de servir a una comunidad. Las reuniones de Reiki eran otra forma en la que DOROT podía introducir la sanación y el apoyo de la comunidad a sus clientes. Fuller comentó que el círculo de Reiki proporciona un núcleo de apoyo a las personas cuyas necesidades no pueden ser gestionadas de otra forma, ofreciendo esperanza, relajación, tranquilidad, de una manera muy significativa para los participantes. «El Reiki es una modalidad de fortalecimiento», dijo Fuller.

Esto es lo que algunos ancianos de DOROT me contaron sobre su experiencia con el Reiki:

«Me siento más tranquilo».

«Siento que es bueno, y es algo que puedo aceptar».

«Ha sido difícil durante dos semanas. Una noche, después de hacerme Reiki, sentí que todo estaba bien».

«Cuando hago Reiki, empiezo a meditar. Es muy reconfortante. Cada parte de mi cuerpo se vuelve cálida y se siente viva».

«Me siento más tranquilo. Puedo dormir mejor».

«Es agradable sentir que el Reiki es como un aliado. Me ayuda a hacer frente a las situaciones. Tiene un gran efecto en muchas cosas».

«En una ocasión, se produjo una situación familiar en la que llegué a enfadarme con mi nieta. Quería enseñarle algo sobre la forma en que trataba a su madre, que está gravemente enferma, pero yo no quería hablar desde la ira. Me hice Reiki y de pronto me di cuenta de que no me sentía enfadado. Me sentía triste. Por último, me relajé y entendí de qué manera podía hablar con mi nieta. Cuando pudimos hablar, todo fue muy bien».

Los grupos de Reiki en las residencias asistidas pueden animar a los ancianos a hacer algo saludable por sí mismos. A menudo se sienten aislados en su nuevo entorno, incluso cuando son ellos los que eligen ir. El aspecto de unión del Reiki puede ayudar a las personas mayores a socializarse y a adaptarse a su nuevo entorno. El Reiki los eleva por encima de los muchos aspectos negativos que supone envejecer en Estados Unidos, ayudándoles, de verdad, a envejecer dignamente.

EL REIKI, EL DOLOR Y LOS CUIDADOS PALIATIVOS

Nadie quiere que le tomen por un hipocondríaco. Esto significa que es importante abordar la cuestión del dolor. No sólo la causa del dolor, sino el dolor en sí. Experimentar dolor es estresante y el estrés intensifica el dolor. ¿Acaso te estoy diciendo que tu dolor está en tu mente? De ningún modo. Si lo sientes, es real. Y esto puede estar afectando a tu calidad de vida y la de tu familia. ¿Por qué no explorar cómo aliviarlo?

A veces la gente no quiere recibir ninguna ayuda hasta tener un diagnóstico médico. Cuando se trata de tratamiento de Reiki esto no afecta. El Reiki no enmascara artificialmente el dolor o cualquier otro síntoma. Sentir un poco de alivio puede hacer más fácil el trabajo del médico. Por tanto, acude al médico, pero también prueba el Reiki.

Los cuidados paliativos son la especialidad médica dedicada al tratamiento del dolor. El dolor puede estar vinculado a una enfermedad o a una lesión o puede ocurrir por razones que la medicina convencional no puede diagnosticar. En ese caso, se trata al dolor por sí mismo como una enfermedad.

Muchos pacientes con dolor quieren tomar el mínimo de medicación posible, y algunos no obtienen mucho alivio de los medicamentos o incluso padecen sus efectos secundarios. El Reiki puede ayudar (la evidencia de la investigación sobre esto se comenta en el capítulo 13). No necesitamos saber cuál es la fuente del dolor para sentir alivio con el Reiki. El alivio generalmente se nota durante el primer tratamiento, a menudo en cuestión de minutos, pero los mejores resultados vienen con un tratamiento continuado, ya sea autotratamiento, a través de otra persona, o ambos. Colocar una mano de Reiki en la zona del dolor le hace sentir bien al paciente y, para crear la curación más profunda posible, asegúrate de darle un tratamiento completo.

El Reiki puede aliviar el dolor asociado con enfermedades graves, incluso un dolor tan intenso como el que acompaña a la anemia de células falciformes. El Servicio de atención al dolor y cuidados paliativos de los Institutos Nacionales de Salud Warren Grant Magnuson Clinical Center en Bethesda, Maryland, donde todos los pacientes incluidos en los ensayos clínicos de los INS reciben atención médica, incluye el Reiki como parte de una amplia gama de técnicas convencionales y complementarias para tratar el sufrimiento en las personas de todas las edades, los pacientes, así como sus familias y seres queridos. El sufrimiento implica muchas formas de dolor, incluyendo la ansiedad, la alienación social y la angustia psicoespiritual y todos responden rápidamente al tratamiento de Reiki. Una de las mayores ventajas del Reiki es que cualquier persona que esté interesada, hijos y otros familiares, amigos cercanos, incluso el mismo paciente, pueden aprender a practicar.

Landis, capellán y maestro de Reiki en el National Institute of Health (NIH), Clinical Center, a veces enseña el Reiki a pacientes y familiares. Vance señala que la posibilidad de aliviar el sufrimiento de un ser querido evita a los miembros de la familia el sentimiento de impotencia e involucrarlos en actividades, a veces molestas, como colocar constantemente sus almohadas. Tener las manos de Reiki disponibles para ellos puede ayudar a aliviar la carga de los que sufren y crear poderosos momentos de unión. Cuando el paciente es incluido, la formación debe adaptarse a la situación inmediata. Si es necesario, los aspectos conceptuales de la formación se pueden dejar a un lado, si los miembros de la familia participan compartiendo el Reiki con otros.

EL REIKI Y LA MUERTE

Morir es parte de la vida y de la vida familiar, un pasaje para el que estamos demasiado a menudo mal preparados. Es natural que las familias permanezcan juntas cuando un miembro de la familia se está muriendo. El Reiki puede ayudar tanto al moribundo como a los seres queridos, al aliviar el dolor físico, emocional y espiritual experimentado al final de la vida. Los profesionales de los cuidados paliativos han constatado la efectividad del Reiki en la asistencia a los pacientes terminales y muchos hospitales ahora lo incluyen. Si un ser querido está recibiendo apoyo del hospital, en casa o en una residencia, pregunta si alguno de los empleados del hospital está formado en Reiki.

El Reiki ofrece una actividad tranquila en la que los miembros de la familia pueden participar como deseen, uniéndolos aún más, al apoyarse mutuamente. A veces toda la familia, incluyendo a la persona terminal y los niños, se reúne para recibir formación. De todos modos, no es necesario que todo el mundo participe y no hay que presionar a los miembros reacios de la familia. La presencia de un sólo practicante de Reiki en la familia puede ser una fuente de apoyo para todos, incluyendo a aquellos que no quieren recibir tratamiento directamente. El profundo confort que el Reiki aporta en el proceso de muerte es obvio, y por sí solo es un enorme alivio.

A veces me llaman para dar tratamiento a una persona que se está muriendo. Durante estas visitas, ofrezco un par de minutos de Reiki en silla a cualquier miembro de la familia que esté interesado. El Reiki conecta silenciosamente a cada persona con su propia y única espiritualidad, facilitando su paso en este momento profundamente espiritual.

A menudo se pasa por alto a los niños cuando un miembro de la familia se está muriendo, ya sea debido a las exigencias del momento o en un intento de protegerlos del dolor. Incluso los niños pequeños pueden participar en el Reiki. Así se les proporciona una forma de abordar su propia ansiedad y la tristeza que instintivamente sienten y les permite conectarse y contribuir con el paciente y otros miembros de la familia.

El Reiki puede reducir la necesidad de medicación para el dolor

Siempre es importante que el dolor pueda ser gestionado. Muchos pacientes que quieren librarse del dolor también desean mantener la claridad mental durante el proceso de la muerte. Aunque yo siempre animo a los clientes a tomar la medicación para paliar el dolor, muchos pacientes, incluso con metástasis, permanecen sin dolor usando el Reiki y una mínima medicación y a veces sólo con el Reiki. Tal vez esto se debe a que el Reiki alivia los problemas emocionales y espirituales que son muy difíciles de tratar, en gran medida agravados por el dolor. El Reiki no sólo reduce el dolor, sino que también aporta una profunda paz y notable claridad mental.

Las personas al final de sus vidas se pueden enfrentar a otras molestias, además del dolor, tales como la falta de aliento, que puede no estar relacionada con la falta de oxígeno. El Reiki a menudo hace que la respiración sea más fluida y puede aliviar la tensión general y las náuseas causadas por la enfermedad o los medicamentos. Los beneficios del tratamiento varían de paciente a paciente y pueden ser de larga duración. Proporciona tanto Reiki como sea cómodo para el paciente y el terapeuta. El Reiki se puede hacer a alguien que está dormido o inconsciente.

El cansancio y la pérdida de apetito son síntomas comunes cuando una persona se acerca a la muerte. Puede ser difícil para las familias aceptar que más comida o incluso alimentos de mejor calidad no devolverán la salud a su ser querido. El deseo de alimentar a un ser querido debilitado está profundamente arraigado en nuestros corazones. El Reiki ofrece el alimento espiritual que necesita el paciente y nos ayuda a todos a conectar con el momento de la muerte. Gracias a él se restaura un sentido de equilibrio, incluso cuando atravesamos el momento de la pérdida. La serenidad que puede aportar es innegable.

EL REIKI Y LOS ANIMALES

Deseo que todos mis alumnos sean tan entusiastas del autotratamiento como los dueños de mascotas cuando tratan a sus animales. Una alumna efusiva llamó a sus nuevos gatitos Hawayo y Takata. A otra le encantaba darle Reiki a su tortuga, siente el Reiki vibrando en sus manos mientras sostiene a su amada mascota y tiene la impresión de que esto la relaja. Incluso cuando la tortuga se ha sobresaltado, se calmará en sus manos, liberando gradualmente las extremidades y la cabeza del caparazón.

Los animales son muy conscientes del cambio que se produce en sus propietarios cuando éstos empiezan a practicar Reiki. La noche después de su primera iniciación, los gatos siameses de una psicoterapeuta ronroneaban tan fuerte que incluso su marido se dio cuenta. Competían por estar a su lado, uno siempre a sus pies y el otro en el regazo. A la mayoría de los animales les gusta el Reiki, aunque a alguno le resulte indiferente.

Estar en la naturaleza, en cualquier forma, aumenta nuestra conciencia del Reiki. Para los habitantes de la ciudad, los animales representan una dosis concentrada de naturaleza. Si tienes la oportunidad de hacerle Reiki a un animal, pruébalo, observa y ¡compáralo con el tratamiento en los adultos humanos! Los animales (y los niños) no se hablan a sí mismos de su experiencia. Si les gusta, se quedan, cuando tienen suficiente, se levantan y se van.

Maggie tenía un conflicto sobre qué hacer para ayudar a su gato, un amado compañero de dieciséis años, que se acercaba a la muerte. Aunque el Reiki aliviaba su dolor y angustia y la paz que les proporcionaba a ambos era innegable, Maggie temía que no fuese suficiente y no quería que su gato sufriese. Aunque nunca le expresé mi opinión, nuestras conversaciones sobre Reiki le aportaron a Maggie el apoyo que necesitaba para confiar en lo que le decía su corazón. Su gato murió tranquilo con las manos de Reiki posadas en él. Maggie agradeció al Reiki que les hubiera permitido estar juntos cuando la naturaleza siguió su curso, y no tener que llevarlo al veterinario.

«Todo fue bastante sorprendente, tan pronto como puse mis manos profesionalmente sobre los caballos», dice Cindy Brody, maestra de Reiki, en Woodstock, Nueva York. «Los propietarios no creían en lo que estaba haciendo, pero una vez visto el cambio que hizo el Reiki dejaron de preocuparse por sus creencias». Brody es propietaria de

CinergE, un servicio que proporciona equilibrio energético equino, entrenamiento, Reiki y comunicación animal.

La mayoría de los caballos con los que Brody trabaja han estado a su cuidado durante seis o siete años. Ella los trata una vez al mes. Sus clientes equinos ganan un montón de premios y rara vez se lesionan, lo que ella atribuye a su buena salud y al estar centrados. «Los caballos son felices y los propietarios también», comenta. Brody puede ser la única terapeuta de Reiki cuyos clientes son caballos.

La maestra de Reiki Elena da a todos sus caballos un tratamiento semanal. A los caballos de Jespersen particularmente les gusta el Reiki en la parte delantera de la cara y entre las orejas. Mientras reciben Reiki, sus caballos a menudo dejan caer la cabeza y duermen, como la gente en un sueño de Reiki. Jespersen dice: «Los caballos son como los gatos y los perros, se van cuando tienen suficiente». Jespersen ha trabajado con cólicos y problemas de cojera, y sostiene que el Reiki ayuda a sus caballos a competir mejor. Cuando le hace Reiki en el cuello a un caballo con cólico, observa una disminución rápida y notable del dolor y una total relajación. Jespersen comenta: «El Reiki calma la mente del caballo y relaja el intestino». Uno de los potros de Jespersen tenía una pierna rota. Después de un tratamiento diario durante un par de semanas, los rayos X mostraron una recuperación completa y creció hasta ser un caballo capaz de montar.

Una de las muchas alegrías del Reiki es poder compartirlo. Si bien es más importante tratarte primero a ti mismo y asegurar tu propio bienestar y equilibrio, compartir el Reiki con aquellos que amas: familia, amigos, incluso tus amadas mascotas, te hará profundizar y ampliar tu relación con el Reiki.

EL REIKI,
LOS MÉDICOS
Y LOS PACIENTES

*Los médicos del futuro no administrarán medicación, sino que
se interesarán por sus pacientes, en el cuidado del marco humanístico,
de la dieta y en las causas y la prevención de la enfermedad.*
THOMAS A. EDISON

Un médico de familia en una clínica de un área urbana pobre se ofrece a sostener las manos dolorosas de una paciente de ochenta y tres años mientras hablan de su salud. Aunque está centrado en su paciente, percibe las suaves vibraciones del Reiki en sus manos mientras conversan. Al día siguiente, ella le deja un mensaje en el contestador diciéndole que se siente mejor en ambas manos. ¿Qué marcó la diferencia? ¿El Reiki o el placebo? ¿O simplemente el contacto de un cuidadoso ser humano que además era médico? ¿Importa algo eso? Tanto el paciente como el médico estaban satisfechos de la interacción y del resultado. ¿Qué más podemos pedir para mantener el cuidado de nuestra salud?

El equipo de Harvard que estudió cómo los norteamericanos estaban usando las medicinas complementarias y alternativas (CAM, por sus siglas en inglés) en la década de 1990 dejó pasmada a la profesión médica con sus resultados. Los investigadores descubrieron que un alarmante porcentaje de la población estaba ya usando las CAM, un número mucho mayor de lo que los médicos convencionales imaginaban. El equipo de investigación también descubrió que los pacientes estaban pagando de su propio bolsillo por estos servicios, pagando de hecho incluso más en efectivo que cuando buscaban una asistencia médica convencional. Pero los norteamericanos no estaban abandonando los tratamientos convencionales por las CAM, ¡sino que estaban usando ambos![1]

Sin embargo, los pacientes no suelen contar a sus doctores lo que están haciendo. Al no contárselo, ellos están tomando el control del cuidado de su salud alejados de sus médicos. Esto preocupa a los médicos, y con razón, pues ciertas terapias de las medicinas complementarias y alternativas, así como los productos que éstas utilizan, pueden afectar las actuaciones de la medicina convencional y no sólo en las supuestas y potenciales interacciones entre los fármacos y las hierbas. Pero nada de esto afecta al Reiki, porque el contacto no es manipulativo y no hay nada que se ingiera y que pueda interferir con la medicación. Si dejas de fumar o de tomar cafeína, o empiezas a meditar con la esperanza de mejorar tu salud, probablemente se lo contarás a tu médico. ¿Por qué entonces no mencionas el Reiki?

HABLANDO DE REIKI CON TU MÉDICO

El mero pensamiento de contar a tu médico que estás practicando Reiki o simplemente sacar el tema puede hacerte sentir incómodo. ¿Qué pasa si el médico se ríe de ti? (A veces ocurre). Es más probable que muestre desdén por tus esfuerzos de sanar por ti mismo o que lo envíe todo al garete. Después de todo, los médicos están formados en la ciencia que trabaja con fenómenos que puede observar, medir y tratar. Además, dadas las presiones en el tiempo de visita de los médicos por su alto coste y los cuidados administrados, tú no puedes perder ni uno de esos siete minutos de visita en algo que no esperas que tu doctor entienda o conozca. Puede que no quieras poner en riesgo tu relación con el médico, si es negativa, sobre algo que es importante para ti, pues podría afectar a tu relación terapéutica. Pero ¿estás seguro de que el hecho de ocultárselo no está de alguna manera afectando ya a vuestra relación?

Si consideras a tu médico como un aliado en el cuidado de tu salud, hay muchas razones para establecer una buena y honesta relación. Querrás saber más pronto que tarde cómo él define su papel en tu cuidado y hasta qué punto puedes mostrarte abierto de mente y colaborador. Esto tiene sentido si todos los integrantes del equipo médico saben algo más, incluso si no se comunican directamente. También te da la confianza de saber que todos los miembros de su equipo te apoyan en lo que estás haciendo con los otros integrantes.

Los médicos están habitualmente interesados en todo aquello que ayude a sus pacientes sin perjudicarles. Sé que hay médicos que se han sorprendido por la clara mejoría en los síntomas y el bienestar general que sus pacientes atribuyen al Reiki. Algunos han hablado a otros pacientes del Reiki o incluso han aprendido por sí mismos. La mayoría de los médicos que tratan a pacientes entienden que hace falta algo más que ciencia para crear ese bienestar. Si has encontrado algo que te ayuda y que no es peligroso, ¿por qué no habría de apoyarte tu médico a seguir con esa terapia? Si no lo hace, debes considerar que tu médico y tú no sois compatibles y, tal vez, debieras buscar esa atención en otra parte.

Aunque no es peligroso hacerse Reiki si estás tomando medicación —insisto: no hay nada en el Reiki que resulte contraproducente para ésta—, el Reiki puede ayudarte a sanar de tal modo que afecte a tu necesidad de tomar medicación. Por ejemplo, aunque no he trabajado con muchos diabéticos, los únicos con los que trabajé que tenían necesidad de inyectarse insulina la redujeron bastante mientras se trataron regularmente con Reiki. Ésta es tan sólo una evidencia anecdótica, que se basa en informes de casos individuales, de personas a las que administré tratamiento y de a las que les enseñé su práctica.

De igual modo, la gente con la que he trabajado que tomaba medicación para el dolor según lo requerían habían acabado necesitando menos o incluso nada una vez que empezaron a recibir tratamiento de Reiki o bien se hacían autotratamiento. Si te estás medicando, especialmente para el dolor, la depresión, la ansiedad, el insomnio, la diabetes o desequilibrios hormonales, efectos secundarios de otras medicinas o incluso hipertensión, habla con tu médico sobre la posibilidad de que tal vez necesites reducir la medicación, cuando comiences tu tratamiento con Reiki. Averigua cómo él puede monitorizar tu necesidad y ten por seguro de que entiende lo que ha de vigilar. Los médicos generalmente están de acuerdo en que es mejor emplear la menor dosis efectiva de medicación y estarán encantados si eres capaz de reducir sus prescripciones. Sin embargo, es importante que tu médico supervise esa transición. Algunas medicinas causan síntomas al ser retiradas o la enfermedad se reaviva si se dejan de un día para otro.

PREPÁRATE PARA HABLAR CON TU MÉDICO

¿Por qué no dar a tu médico la posibilidad de sorprenderte? Si estás utilizando el Reiki, por qué no instruirle al respecto y si no lo estás tú, él sí podría instruirte o incluso podríais aprender juntos. Si no lo mencionas, nunca lo sabrá. Conozco médicos que apoyan las terapias complementarias, el Reiki y otras, pero sólo hablan de ello con los pacientes que han sacado el tema en la conversación. No hay forma de identificar externamente a esos médicos y algunos más orientados científicamente resultan luego ser los que tienen la mentalidad más abierta cuando se emplea una terapia «no demostrada» si no hay evidencias de que pueda perjudicarte. Cuando participo en jornadas médicas en los hospitales, compruebo que hay todo tipo de doctores y otros profesionales, hombres y mujeres de diversas edades y experiencias y nadie aún me ha lanzado un tomate. Tal vez tu médico escuchó una presentación similar la semana pasada.

Pero tal vez no lo haya hecho. Estate preparado en caso de que ignore totalmente lo que es el Reiki y asuma este hecho como algo negativo. Es tu oportunidad y saca lo mejor de ello. Reúne algunas frases que expresen lo que es el Reiki y no lo expliques. Debes saber expresar por qué el Reiki es tan importante para ti y dejarle claro desde el principio que el Reiki no es peligroso y que apoya el trabajo que vais a realizar juntos en vez de suplantarlo. Ten claro que estás informando a tu médico de la decisión que has tomado y de que no le estás pidiendo permiso. A los médicos les preocupa la responsabilidad.

Aquí hay algunas cuestiones que tu médico querrá saber:

- El Reiki equilibra a quien lo recibe.
- No tiene contraindicaciones médicas conocidas. El Reiki nunca es peligroso.
- El contacto es ligero, no hay presión ni manipulación alguna.
- No hay sustancias que ingerir, por tanto, no hay contraindicaciones y nada interfiere con la medicación.
- El Reiki combina con seguridad y da apoyo a cualquier intervención médica, como la cirugía, la medicación, la radioterapia o quimioterapia o la rehabilitación.
- El Reiki calma y revigoriza (si ya estás utilizando el Reiki, haz una lista sobre la manera en que te beneficia el tratamiento y expresa lo importante que es para ti).

Lleva contigo libros sobre Reiki que puedas dejarle a tu médico. Tal vez tu terapeuta tenga folletos o imprime algo desde mi web (www. ReikiInMedicine.org) o dirígele directamente a ella. Esta web ha sido creada teniendo en cuenta a los médicos y contiene informes escritos en un lenguaje que es comprensible para ellos (algunos artículos han sido incluso traducidos a otras lenguas). También contiene artículos que detallan cómo el Reiki ha sido utilizado en hospitales como el Clinical Center of the National Institutes of Health (NIH) en Bethesda, Maryland. Da a tu médico la información que necesita para apoyar tu decisión. Si no la apoya, pregúntale en qué te afecta. Si no sabes cómo atraerle, deja que él sepa que harás alguna investigación y que volverás a consultar con él. Si marcas esto como una prioridad le mostrarás de inmediato lo importante que es para ti.

¿QUIÉN SE BENEFICIA DEL REIKI?

Los médicos no familiarizados con el Reiki a menudo quieren saber a qué pacientes podría beneficiar. Le hice esta pregunta a una alumna mía, la doctora Danna Park, miembro de la Sociedad Americana de Pediatras (FAAP, por sus siglas en inglés), que practica la medicina integrativa y que es profesora asistente del programa en Medicina Integrativa de la Universidad de Arizona. Me contestó: «Es una pregunta capciosa porque todo el mundo puede beneficiarse del Reiki y no imagino a nadie que no se beneficie». Park entiende que gracias a que el Reiki es reequilibrador, puede ayudar a todo el mundo; pero eso no quiere decir que todos los pacientes deban sentirse atraídos por el Reiki, así que le pregunté cómo decidía ella cuándo sugerir su empleo a un paciente. Ésta fue su respuesta:

> Pienso en el Reiki en el caso de personas que hacen frente a mucho estrés y que son realmente ambiciosos y sienten la necesidad de estar siempre haciendo algo. El Reiki es el modo de recibir y no tener que hacer. El Reiki es también muy útil en aquellas personas que han sufrido muchas enfermedades crónicas y no se sienten conectadas con sus cuerpos o bien se sienten frustradas por éstos, como pacientes con fibromialgia o artritis. Cualquiera que haya empleado la medicina de la mente y el cuerpo apreciará también el Reiki porque le ayudará a adentrarse en su conciencia.

El internista neoyorquino Michael Gnatt da Reiki a los pacientes que están «tensos, estresados o afligidos». A menudo les ofrece un tratamiento completo de Reiki y con frecuencia lo emplea durante un examen médico. Cuando examina un abdomen tenso, por ejemplo, mantiene ligeramente sus manos sobre el abdomen hasta notar que la musculatura del paciente se relaja, lo que le permite realizar una exploración más cómoda. Un reconocimiento para un tratamiento o una formación en Reiki puede revelarse desde esa experiencia o bien continúa con el más físico.

Cuando evalúa un paciente para darle Reiki, la doctora Ann Berger, jefa del Servicio de Cuidados Paliativos y Tratamiento del dolor en el NIH Clinical Center de Bethesda, Maryland, no busca establecer el diagnóstico sino saber cuál es el estado general del paciente. Recomienda el Reiki a pacientes con «dolor y ansiedad, y ese peculiar dolor espiritual que a menudo se manifiesta como dolor y ansiedad». Ella observa que el Reiki es especialmente útil en pacientes que no son muy expresivos verbalmente, pues refuerza su capacidad y buena voluntad de expresar bien sus necesidades.

Cuando hay gente muy enferma, les cuenta lo mucho que han de cambiar su estilo de vida para apoyar su bienestar y eliminar los sentimientos de desesperación. Los médicos pueden dar a sus pacientes un poco de Reiki y sugerirles más adelante un tratamiento o bien una formación. El Reiki impactará rápidamente en su capacidad de autonomía. Con una perspectiva mejorada y en funcionamiento, los pacientes pueden entonces atender a lo que deben hacer. El Reiki supone el primer paso, lógico y efectivo, para crear un sólido fundamento para la curación.

EL REIKI EN EL HOSPITAL

Tal vez querrías que tu terapeuta de Reiki te acompañase durante un proceso médico, en un parto o en una intervención quirúrgica. Si el terapeuta de Reiki es además un profesional sanitario, no habrá ningún problema, incluso durante una operación. Si no es el caso, deberás transigir. Si el cirujano o el médico te apoyan, podrías incluso tener cerca o en la sala de operaciones a tu terapeuta de Reiki. (Yo he hecho Reiki en el quirófano, incluso durante trasplantes de corazón). Es importante que el terapeuta sepa cómo comportarse en ese entorno. Si no puedes conseguir que tu terapeuta de Reiki permanezca en el quirófano, probablemente tu médico pueda permitir su presencia en la sala de reanimación para que te trate. (Los familiares a menudo son llevados a esa sala de reanimación en algún momento). Pregunta a tu cirujano si puede permitir que tu terapeuta esté contigo más tiempo del habitualmente permitido. La negociación en el terreno de los médicos requiere una hábil combinación de deferencia, diplomacia y confianza. Mucho de lo que pueda pasar también en la sala de reanimación o en la unidad de cuidados intensivos (UCI) depende de la actitud de la enfermera asignada al paciente. Si tu terapeuta de Reiki nunca se ha visto en una situación semejante, instrúyele en la importancia de ser colaborador y de respetar lo que el equipo médico está haciendo. Si el terapeuta permite que la enfermera haga su trabajo, ella probablemente dejará al terapeuta hacer el suyo. El terapeuta de Reiki puede siempre retirarse a un lado para dejar actuar a la enfermera. Nunca ha de ser un problema interrumpir un tratamiento de Reiki, y en el hospital, el terapeuta emplea de todos modos una secuencia modificada de tratamiento, trabajando entre cables y tubos y tratando a pacientes que a menudo no pueden ni siquiera moverse.

Por otra parte, el terapeuta debe mantenerse firme con amabilidad y diplomacia y recordar a la enfermera que está allí a petición del paciente y con el permiso del cirujano. Pero ten en cuenta que si tu terapeuta de Reiki no maneja la situación correctamente, no es probable que tu próxima petición sea aceptada.

Asegúrate de dejar muy claras tus disposiciones. Una clienta que quería que yo le atendiera durante el parto contó al hospital (sin habérmelo dicho antes) que yo era una doula (una acompañante y consejera en los partos). Se produjo un momento muy incómodo cuando el obstetra me dijo que preparara a la paciente para que empujara. Afortunadamente, ella no tuvo tiempo para empujar. Todos reímos mucho luego y el médico quedó impresionado sobre cómo el Reiki había ayudado a su ansiosa paciente a mantener una calma relativa.

Los programas de Reiki hospitalario

Los programas de Reiki están brotando en los hospitales como semillas que caen en suelo fértil. El hospital regional de Portsmouth, en New Hampshire, tiene el programa de Reiki más amplio y el que lleva más tiempo en activo de los que me he encontrado. Iniciado en 1995 por Patricia Alandydy, diplomada en enfermería, ofrece más de 2.000 sesiones anuales de Reiki a pacientes de todos los departamentos del hospital. Hay una maestra de Reiki a jornada completa y con contrato remunerado. Un respetado y entrenado cuerpo de voluntarios cubre el hospital cuando ella no está disponible de modo que los pacientes puedan acceder al Reiki siete días a la semana. Los pacientes han sido derivados hacia el Reiki por los médicos, enfermeras u otros profesionales sanitarios o por sus familiares. Algunos pacientes leen los avisos de que el Reiki puede estar disponible en cada habitación y que es un tratamiento puesto a su disposición. El hospital elaboró una «encuesta de satisfacción sobre el Reiki» que se emplea para evaluar el programa trimestralmente.

El hospital Warren Grant Magnusson de los Institutos Nacionales de Salud de Bethesda es el centro donde los pacientes que se han inscrito en ensayos clínicos reciben sus cuidados médicos. Pacientes de todo el mundo que están luchando contra una amplia gama de enfermedades acuden allí a tratarse. El centro hospitalario de cuidados paliativos y tratamiento del dolor (PPCS, por sus siglas en inglés) ofrece tratamientos de última generación que alivian el sufrimiento de esos pacientes. Esto se hace mediante tratamientos especializados en modalidades convencionales y complementarias. El Reiki es una de las terapias complementarias utilizadas. El servicio en los Institutos Nacionales de Salud (NIH) fue creado por la doctora Ann Berger, quien sostiene: «No puedo explicar científicamente cómo funciona, pero funciona. No sé cómo permite a los pacientes sanar interiormente sin mantener largas conversaciones con consejeros espirituales». Todas las terapias del centro de cuidados paliativos y tratamiento del dolor (PPCS) están integradas en los cuidados médicos y han de usarse combinadas con otras. Por ejemplo, un paciente con un severo desorden del movimiento (como la enfermedad de Parkinson) encuentra algo de alivio con la hipnosis, pero cuando se añade el Reiki la mejoría es mucho mayor (y captada por las cámaras). Algunos cuidadores han sido formados y los pacientes que reciben tratamiento por un período largo de tiempo son a veces iniciados e instruidos en el autotratamiento.

En el año 2005, un acuerdo entre el Instituto para el Fomento de las Terapias Complementarias (I*ACT, por sus siglas en inglés), una organización sin ánimo de lucro que creé para proporcionar información y educación a los profesionales sanitarios y al público en general e impulsar la investigación en terapias complementarias; y el Centro Integral de Cuidados Paliativos St. Vincent de Nueva York permitió desarrollar un programa que ofrecía Reiki a pacientes, familiares y personal médico. El Reiki puede ayudar a los pacientes oncológicos en cualquier fase del tratamiento.[2]

Los nuevos pacientes y sus familiares sienten que su ansiedad se alivia cuando reciben un diagnóstico de cáncer; los pacientes en tratamiento comentan que el Reiki es muy reconstituyente y tranquilizador, ya que les proporciona gran tranquilidad y paz. Y al finalizar el tratamiento, el Reiki les ayuda a recuperar la fortaleza física y emocional que necesitan para retomar sus tareas habituales, a la sombra de la incertidumbre en cuanto a una posterior recaída. Della-Terza da Reiki a los pacientes del St. Vincent.

Ella compara el hecho de ser paciente de cáncer con viajar en un autobús lleno de gente por una carretera con baches, aguantando con la cara pálida hasta la siguiente parada. Ella piensa que el Reiki alisa la carretera.

Della-Terza creó con cariño el término «síndrome post-Reiki» para describir el abrazo que continúa después del tratamiento. Según su experiencia como terapeuta corporal, los abrazos después de un tratamiento son raros y cuando se dan a menudo se sienten como la expresión de necesidad emocional del paciente. Della-Terza no siente que haya ninguna necesidad en esos abrazos posteriores al Reiki, sólo una sensación de alegría y celebración.

Algunos médicos han comentado que los momentos de Reiki durante un examen ayudaron a los pacientes a abrirse y empezar a dar información, incluso sobre pensamientos suicidas, que es algo muy crítico para los pacientes que precisan los cuidados pertinentes. Esto ha sucedido incluso en consultorios donde los médicos tienen un tiempo muy limitado para atender a sus pacientes.

CÓMO LOS PROFESIONALES SANITARIOS ESTÁN AYUDANDO A SUS PACIENTES CON EL REIKI

La introducción del Reiki en la medicina va más allá de los programas específicos. Los profesionales sanitarios de todas las especialidades están aprendiendo Reiki y lo incorporan en su pauta de cuidados. Ciertamente, una vez que alguien se forma en Reiki, éste se activa con el simple contacto. El Reiki no requiere una intención consciente, por tanto, puede vibrar mientras la atención de los profesionales está enfocada en la práctica de la medicina. Las siguientes historias muestran cómo los profesionales sanitarios que he formado están empleando el Reiki con sus pacientes.

El Reiki y el dolor

James Dillard, médico especialista en tratamiento del dolor y autor de *The Chronic Pain Solution*, comenta: «Los pacientes con dolor a menudo están muy aturdidos y se mueven en varias direcciones a la vez. Experimentan mucha angustia y frustración. Cuando les hago Reiki se aquietan y calman muchísimo». Dillard siente que el Reiki le ayuda en los casos de náuseas y reacciones adversas a los fármacos, aunque él considera que es más valioso centrarse en su práctica. «El dolor tiene un gran componente emocional y el Reiki es una muy potente herramienta para abordarlo. Simplifica y devuelve aún más a los pacientes a su esencia».

El Reiki y la cirugía oncológica

Bert M. Petersen Jr., médico jefe del Departamento de Cirugía Mamaria y jefe adjunto de la División de Cáncer de Mama del Hospital de la Universidad de Hackensack en Nueva Jersey, se formó en Reiki conmigo en 1998. A partir de entonces, empezó sosteniendo las manos de sus pacientes en el quirófano y les daba Reiki mientras se les administraba la anestesia. Los anestesistas que solían trabajar con él pronto empezaron a comentar lo dulcemente que los pacientes se iban durmiendo. Petersen percibió que muchos pacientes eran reacios a tomar la medicación analgésica después de la cirugía. Primero insistía, pero cuando los pacientes que habían tomado la medicación para el dolor a pesar de su deseo inicial de no hacerlo se quejaban de las náuseas y/o se quedaban sin fuerzas, dejó de insistirles. Una vez ya se encuentran en su domicilio después del alta quirúrgica, los pacientes le llaman a menudo para decirle lo bien que se sienten y lo rápido que se recuperan. Él considera que las visitas postoperatorias no le restan como antes tanto tiempo en función del dolor. Ahora se centra en todo aquello que concierne a la calidad de vida en vez de tener miedo a las disfunciones. Este apreciado médico afirma ahora que el dar Reiki le resulta de gran ayuda en su práctica profesional. Una de sus pacientes, precisamente terapeuta de Reiki, sintió algo muy familiar que provenía de las manos del médico que preparaba la intervención. Ella sorprendió a Petersen al preguntarle: «¿Quién me está dando Reiki?». Estaba sorprendida y encantada de saber que eso formaba parte de su operación quirúrgica.

El Reiki alivia la angustia de los pacientes durante los tratamientos médicos

El doctor Lewis Mehl-Madrona valoró el Reiki como muy valioso durante un estudio que requería medicación intravenosa y que debía ser administrado a autistas, tanto niños como adolescentes. Las inyecciones intravenosas eran problemáticas. Los niños no cooperaron hasta que la enfermera les empezó a dar tratamiento de Reiki de forma individual. En esos tratamientos de veinte minutos, mientras la enfermera seguía haciéndoles Reiki, el doctor entraba en la habitación y les ponía rápidamente la inyección. Los chicos apenas se dieron cuenta.

La enfermera Pat Toney trabaja en el Centro Integral de Cuidados Paliativos St. Vincent de Nueva York. Ella está presente en las biopsias de médula ósea, probablemente la más invasiva de las pruebas diagnósticas que se realizan con anestesia local. Toney coloca su mano de

Reiki en la espalda del paciente durante el proceso y siempre recibe comentarios de agradecimiento. Los pacientes perciben su calma y relajación y comentan cómo el agradable calor de sus manos les distrae de su ansiedad. Tras el procedimiento, los pacientes la presentan con orgullo a sus familiares como la enfermera de Reiki.

El Reiki mejora la relación médico-paciente

Todos los médicos encuentran pacientes que les desafían de vez en cuando. Cuando el osteópata George Kessler siente que la interacción con un paciente no va bien, le sugiere que pruebe algo distinto. Colocar ambas manos sobre la cabeza del paciente durante un minuto o dos les relaja y provoca una conversación más fructífera. Un paciente incrédulo le preguntó: «¿Me está haciendo Reiki, doctor?».

El Reiki puede ayudar incluso cuando ya no se puede hacer nada más

Algunos médicos han compartido historias de cómo el Reiki ha ayudado a sus pacientes en esos momentos difíciles en los que la medicina ya no tiene nada que ofrecerles. Las siguientes historias describen muy bien los beneficios que el Reiki ofrece tanto al médico como al paciente.

Elena Klimenko es una doctora de Medicina Familiar en un consultorio del centro de la ciudad. Le enseñé Reiki como parte de programa de difusión de Medicina Integrativa en el centro sociosanitario Continuum en la ciudad de Nueva York. Una de las pacientes de Klimenko estaba especialmente alarmada por la complejidad de su enfermedad y la intensidad de su sufrimiento. La paciente, una mujer en la mitad de la treintena, había sido diagnosticada de trastorno bipolar y de ansiedad generalizada. Padecía además obesidad mórbida, trastorno compulsivo y estaba casi a punto de ser considerada diabética. Klimenko decidió darle un tratamiento de Reiki durante su visita. En el transcurso de veinte minutos tanto paciente como doctora se relajaron profundamente y la paciente quedó muy satisfecha por el alivio de su dolor. Dos semanas después, ella acudió a la segunda visita. En vez de la habitual e incomprensible letanía de quejas, simplemente dijo: «Me siento genial». Aunque los problemas médicos no estaban resueltos, Klimenko sabía que esa marcada diferencia en el sentido de bienestar y funcionamiento general de su paciente era un importante paso en la dirección correcta.

Michael Gnatt cursó el primer nivel de Reiki en 1999 y el segundo en 2005. Aunque empezó a integrar el Reiki en su praxis médica cuando empezó a practicar, una reciente experiencia con un enfermo terminal de cáncer le hizo profundizar en su apreciación de los beneficios del Reiki. Una paciente suya, Karina, había sido recientemente diagnosticada de una recidiva de un cáncer de ovarios tras haber remitido casi un año antes. La extensa cirugía a la que siguió inmediatamente después la quimioterapia la dejó postrada en la cama. Contestando al mensaje de su alarmado vecino, Gnatt la llamó a casa. Se sintió muy desilusionado al ver tan débil y desmejorada a Karina y reconoció que no tenía herramientas médicas para aliviar la intensidad de su padecimiento. Al igual que Klimenko, Gnatt pensó que un breve tratamiento de Reiki podría al menos proporcionarle a su paciente un alivio momentáneo. Se sintió humillado por el resultado. Gnatt dijo:

> Fue la primera vez que experimenté cómo el Reiki tenía su propio impacto, distinto al del terapeuta. En esa situación, en la que ya no había nada que yo pudiera hacer, incluso hacia el final del tratamiento, la vitalidad de Karina mejoró y se levantó de la cama. El dolor se disipó y ella volvió a la vida. Después parecía estar sorprendentemente bien y animada y caminamos por su apartamento, compartiendo detalles de su vida de una manera encantadora.

Klimenko me habló de otra oportunidad que tuvo de emplear el Reiki en un paciente, una mujer con VIH que llegó a consulta tras haber vomitado intensamente durante varios días. La paciente tuvo otro ataque en la sala de consulta y estuvo después muy desorientada. Klimenko colocó sus manos sobre los hombros de la mujer para darle Reiki. La mujer empezó a sollozar, diciendo: «Discúlpeme, tengo tanto miedo» y rechazó que la llevaran a la sala de urgencias (protocolo habitual tras los ataques). Aunque la paciente estaba muy histérica, Klimenko sabía que el cambio en la autoconciencia de su paciente y su habilidad de comunicación era una buena señal y continuó dándole Reiki en la espalda. Cuando los médicos del servicio de emergencias llegaron, la mujer estaba sonriendo. Miró con compasión a uno de los médicos y dijo: «Se le ve muy cansado». En cinco minutos de tratamiento, la paciente había pasado de la desorientación posterior al ataque causada por una intensa emoción a una situación de equilibrio que le permitió ser consciente de los cuidados médicos que ella misma necesitaba de su entorno.

ENFRENTARSE A ENFERMEDADES CRÓNICAS

El Reiki puede ser muy valioso en individuos con enfermedades crónicas y graves como el lupus, fibrosis quística, linfomas, síndrome de fatiga crónica o enfermedad de Lyme. El VIH/SIDA ofrece un llamativo ejemplo y el modo en que el Reiki puede emplearse en el VIH es muy relevante para gente que se enfrenta a cualquier enfermedad crónica. Mucha gente con VIH/SIDA ha empleado habitualmente el Reiki para fomentar su bienestar y gestionar los efectos secundarios de la medicación. Mi primer curso para formar en Reiki a gente con VIH/SIDA fue en un centro asistencial para hombres gay de Nueva York en 1994. Esos cursos empezaron antes de la llegada de la terapia antirretroviral altamente activada (HAART, por sus siglas en inglés), cuando la medicación disponible sólo trataba las infecciones secundarias. Aparte del miedo y el constante sufrimiento que el VIH/SIDA causaba a mis alumnos, las frecuentes muertes de amigos llevaron a algunos a un estado de duelo permanente. El aprendizaje del Reiki les mostró el camino para aliviar su dolor y ansiedad. (Más adelante documentamos este beneficio, *véase* el capítulo 13). Les permitió además reducir el sufrimiento de los moribundos. Ayudar a los amigos a afrontar la muerte con placidez suavizó en los supervivientes la angustia por esas pérdidas.

Estaba claro que los alumnos se beneficiaban de los cursos de Reiki, pero me preguntaba qué sucedía cuando la formación terminaba. Entonces elaboré una serie de cuestionarios de seguimiento para ser cumplimentados con carácter voluntario que mostró una tendencia que vinculaba el Reiki con la mejora de la actividad y la disminución del dolor. La tendencia de los alumnos era practicar Reiki diariamente durante y después de acabar los cursos y eso conllevó la consiguiente reducción del dolor y de la mejora de la actividad. Como solían encontrarse mejor, experimentaban menos dolor y disfrutaban de una gran facilidad de movimiento, algunos empezaron a espaciar su práctica de Reiki. ¿Y qué fue lo que sucedió? El dolor aumentó y la mejoría cayó en picado. Cuando los alumnos volvieron a hacerse Reiki diariamente, comentaron de nuevo la disminución del dolor y la mejoría en su actividad.

EL REIKI EN LA ATENCIÓN DE URGENCIAS

«Esto no duele. Puede ayudar y es mi trabajo ayudar», dice Jay Ferrill, paramédico y terapeuta de segundo nivel de Reiki. Ferrill es uno del cada vez mayor número de profesionales sanitarios que emplean el Reiki junto a (nunca en vez de) los protocolos convencionales de urgencias en ambulancias, salas de urgencia y centros de pacientes agudos a lo largo del país. La espontánea y responsable activación del Reiki permite a los médicos de los servicios de urgencias usarlo incluso mentalmente si están concentrados en los procedimientos médicos a vida o muerte.[3] A menudo los primeros que intervienen y que han sido formados en Reiki no son conscientes de que el Reiki se ha activado en sus manos hasta que un paciente es estabilizado. El Reiki puede ser invisible pero los resultados no lo son, especialmente en situaciones críticas.

La doctora Nancy Eos es un espléndido ejemplo de médico que ha integrado con naturalidad el Reiki en la praxis médica. Eos era ya una veterana doctora del servicio de urgencias cuando se formó en Reiki en 1990. Empezó a poner sus manos en los pacientes más a menudo y a observarles con atención. Como médico que también había pasado por la Facultad de Derecho, Eos no estaba interesada en los actos de fe y no tenía interés personal en el funcionamiento del Reiki, pero si éste podía mejorar el estado de sus pacientes ella quería aprenderlo.

Eos enfocó su experiencia con el Reiki con sentido crítico, observando atentamente para ver si sus pacientes mejoraban y estar alerta por si se producía cualquier reacción adversa. Tras seis años de integrar el Reiki en los habituales protocolos de urgencias, Eos está convencida de que los pacientes de urgencias que reciben aunque sea sólo unos minutos de Reiki obtienen mejores resultados que aquellos que no lo reciben. Después de ofrecer Reiki, Eos observaba que los pacientes se desviaban del habitual procedimiento médico. «Sus situaciones mejoraron inexplicablemente». Continúa diciendo Eos: «Los pacientes que recibieron Reiki casi siempre mejoraron más allá de las habituales expectativas médicas».

Todos los profesionales sanitarios ven que algunos pacientes se recuperan contra todo pronóstico mientras otros fracasan inesperadamente. La observación clínica de Eos era que el Reiki mejoraba las oportunidades de recuperación de sus pacientes. Al darse cuenta de la importancia de sus observaciones, Eos siguió de cerca a todos los pacientes que trataba con Reiki. Ella sin duda alguna admitía a pacientes en los departamentos apropiados según fueran los detalles en sus gráficos. Una vez los pacientes eran admitidos, a menudo mejoraban tan rápidamente que los doctores encargados de su cuidado se sentían inseguros del motivo por el que los pacientes eran llevados al hospital. En un gran consultorio del centro de la ciudad, esto no podría ser observado, pero en el pequeño hospital en el que Eos trabajaba, sí.

Ocasionalmente Eos colocaba sus manos sobre un paciente que había sido clasificado de baja prioridad y se daba cuenta de que en realidad estaba peor de lo que las enfermeras pensaban. Al principio, las enfermeras, cuando Eos les preguntaba por los cuidados que aparentemente los pacientes no necesitaban, éstas no le hacían mucho caso, pero después de observar los resultados empezaron a confiar en sus valoraciones. Con el tiempo, Eos escuchó a sus enfermeras decir:

«Nancy, pon tus manos sobre ese paciente». Una vez se dio un caso de una mujer que había saltado desde un camión en marcha, de esos que tienen neumáticos grandes. Aunque la víctima estaba muy intranquila, chillando y gritando, apenas había señales de heridas. Cuando Eos tocó a su paciente para calmarla, las manos de Reiki respondieron con tanta fuerza que hizo cambiar a la enfermera el rango de prioridad de la paciente. Una atención médica más rigurosa reveló cuatro costillas rotas, una hemorragia interna en el pulmón y una contusión cardíaca. El Reiki pareció estabilizar a la paciente y el cambio en los cuidados médicos salvó su vida. La paciente fue llevada al centro de traumatología y dada de alta dos días después.

¿Ve cualquier problema Eos al emplear Reiki en la sala de urgencias? «Hubo un tiempo en el que examinaba el trastorno tratando de averiguar cuánta medicación había que emplear y cuándo confiar en el Reiki», comenta. Eos sigue diciendo: «No quería dejar de dar medicación cuando suponía que debía hacerlo, pero tampoco quería excederme. Estaba constantemente reflexionando sobre cómo podía seguir usando tanto el Reiki como la medicina convencional para llegar a un mejor resultado para los pacientes en una situación de emergencia».

Cuando un paciente llegaba a la sala de urgencias con un nivel de trastorno cardíaco que justificaba el activador tisular del plasminógeno (t-PA), la medicación cardíaca que se prescribe para detener el ataque al corazón, que en aquella época tenía un coste de 1.000 dólares por inyectable, Eos prescribía el t-PA y daba Reiki mientras las enfermeras preparaban la medicación. Cuando la enfermera llegaba con la inyección, el paciente ya no la necesitaba, decía. Cuando esto pasó por segunda vez, Eos se dio cuenta de que necesitaba dar Reiki mientras examinaba a esos pacientes.

Los médicos tienen diferentes soluciones para el dilema de qué hacer primero al que se enfrentan tanto los profesionales sanitarios como los terapeutas de Reiki. La doctora Patricia Bayley comparte los suyos en la revista *Hospital Physician*.[4] Según su relato, una joven de treinta años que había tomado una sobredosis de la medicación habitual antidepresiva de su madre llegó en estado de paro cardíaco a la sala de urgencias del hospital en el que Bayley trabajaba. La paciente no tenía las suficientes constantes vitales para ser admitida. Sin embargo, el equipo médico intentó durante dos horas devolverla a la vida. Finalmente, cuando ya no había opciones médicas, Bailey colocó con cuidado sus manos sobre la frente de su paciente para decirle adiós. Bailey se había formado en Reiki y, mientras su mano permanecía sobre la frente de la chica, se sorprendió al sentir cómo se activaba el Reiki. La presión arterial de la paciente empezó a subir lo suficiente como para que fuera admitida y llevada hacia la unidad de cuidados cardíacos.

Bailey visitó a la chica después de terminar su turno en la sala de urgencias aquella noche. El electroencefalograma era plano e indicaba que el cerebro de la paciente no tenía actividad. Se esperaba que fuera declarada legalmente muerta en las siguientes veinticuatro horas. Aunque Bayley empleaba el Reiki en el centro de salud holística donde trabajaba, no solía emplearlo en los cuidados habituales de urgencias. Ahora que era más una visita que una doctora, sintió que ella podía ofrecer libremente Reiki. Mientras recibía Reiki, la paciente abrió los ojos. Fue dada de alta una semana después. Su único síntoma residual fue una leve parálisis del nervio craneal.

NO SÓLO SE BENEFICIAN LOS PACIENTES

El Reiki permite a los médicos cuidar a los pacientes de un modo tal que favorece a los cuidadores también, humanizando e incluso espiritualizando cada punto de contacto. Los profesionales médicos que a menudo tienen que someter a dolor a sus pacientes para conseguir su alivio incorporan el contacto confortable del Reiki a su praxis habitual. El Reiki incluye con calma a los cuidadores en el círculo de sanación.

El oncólogo infantil John Graham-Pole es profesor de Pediatría en la Universidad de Florida en Gainesville y también terapeuta de Reiki. Considera que éste es muy válido en los cuidados paliativos, particularmente en niños con anemia depranocítica. Según él: «La experiencia es muy gratificante. Ofrecer Reiki me permite tener una conexión muy directa con el paciente de modo que literalmente supone una conexión. Es también bueno para mí porque me permite reducir el ritmo de mi trabajo y me da un espacio en el que soy un mejor sanador».

Como la relación con el Reiki se desarrolla desde la praxis comprometida con el tiempo, los terapeutas encuentran que esa distinción entre las vibraciones del Reiki y la conciencia del Reiki es borrosa. El terapeuta es consciente de estar anclado a ese estado inefable o incluso tienen visiones de ello, en momentos en los que el Reiki no se practica deliberadamente. Los médicos y otros profesionales sanitarios encuentran esto de una gran ayuda, porque les libra del alud de peticiones de cuidados que pueden llegar a tener. Así, se sienten apoyados por un silencioso compañero que acompasa su relación con el paciente en vez de empujarles unos contra otros.

El especialista en tratamiento del dolor John Dillard dice: «El Reiki ayuda a mis pacientes y en el tratamiento, pero también siento cuánto me está ayudando. Tengo siempre esa conciencia, lo que no es intrascendente. Los médicos tienen que procurar estar al día de lo que ocurre con cada paciente. No podemos ir de aquí para allá por nuestras consultas. El Reiki alimenta la interacción con mis pacientes y me permite seguir así durante el día». Son tantas las exigencias y expectativas puestas sobre los médicos y cuidadores que el Reiki les da una vía para estar con el paciente, frente a ellos, sin estar preocupados sólo por los resultados, lo que, irónicamente, da mejores resultados.

El agotamiento es un problema en todos los campos de la medicina. El gran número de muertes causadas por negligencias médicas, más de 44.000 personas al año en Estados Unidos, sugiere que debemos cuidar adecuadamente a nuestro personal médico. Formarles en la práctica del Reiki les da una herramienta para cuidar de sí mismos e, igualmente, establecer un compasivo contacto entre el paciente y sus cuidadores. La creación de un esquema de trabajo más humano es complicada, pero darles pequeñas pausas para que puedan recibir Reiki en su lugar de trabajo no lo es.

EL REIKI Y LA CIENCIA

Lo importante en la ciencia no es tanto obtener nuevos hechos
como descubrir nuevas formas de pensar sobre ellos.
Sir William Bragg

H awayo Takata, la maestra de Reiki que llevó la práctica de Japón a Estados Unidos, en sus enseñanzas decía: «Elimina la causa y no habrá efecto».[1]

¿Demasiado simplista? ¿Insatisfactorio? Totalmente comprensible.

La forma en que el Reiki trabaja no es tan concreta como muchos de los tratamientos médicos convencionales, en los que la causa y el efecto están a menudo claramente definidos. Para entender cómo funciona el Reiki, tenemos que ir más allá del ámbito de la medicina convencional, pero no más allá del alcance de la racionalidad. Más bien necesitamos permitirnos ampliar los límites, más allá de lo que la tecnología científica es capaz de medir en este momento. Si tenemos en cuenta que los límites de medición científica han cambiado drásticamente, esto no es un pensamiento mágico ni requiere un acto de fe.

En el año 1997, casi la mitad de la población estadounidense utilizaba en bastantes ocasiones la medicina complementaria y alternativa (CAM). Ese año, los americanos hicieron 629 millones de visitas a profesionales de la CAM, más de las que recibieron los médicos de atención primaria.[2] Los Institutos Nacionales de Salud (NIH, por sus siglas en inglés) respondieron a esta notable estadística poniendo al día la Oficina de Medicina Alternativa con el Centro Nacional para la Medicina Complementaria y Alternativa (NCCAM, por sus siglas en inglés), un centro dedicado al estudio de estos planteamientos «no científicos» para la salud con el fin de entender si, cuándo y cómo funcionan y si son seguros. Además, la NCCAM lleva a cabo la investigación disponible, tanto para el público como para la profesión médica, por lo que las eficaces terapias CAM pueden ser integradas en la atención de salud convencional. El gobierno está interesado en la CAM porque ofrece no sólo la promesa de un mayor conocimiento de la prevención, sino también tratamientos más seguros y menos invasivos para muchos problemas de salud y beneficios tales como una recuperación más rápida, menor estancia hospitalaria, una mayor satisfacción del paciente y el personal y menores costes.

LAS RAÍCES TRADICIONALES DE LA MEDICINA

Las terapias de CAM, incluido el Reiki, han surgido de tradiciones curativas. ¿Qué quiero decir con «tradiciones curativas»? Déjame contarte una historia. Érase una vez, mucho antes de que la ciencia fuese siquiera un destello en los ojos de Descartes, la cara de la medicina se veía muy diferente a cómo se ve en la actualidad. Las culturas premodernas de todo el mundo desarrollaron tradiciones únicas indígenas de sanación, algunas de las cuales evolucionaron en sistemas complejos, de varios niveles, como la medicina indígena de la India (Ayurveda), el Tíbet y la China.

Aunque las tradiciones curativas de África, América nativa y Europa no encajan en los sistemas regionales coherentes, como ocurrió en Asia, a menudo se emplean técnicas sorprendentemente avanzadas, incluyendo la cirugía cerebral en África y la acupuntura en América. Ötzi, el hombre de hielo, fue descubierto congelado en los Alpes austríaco-italianos. Murió 5.300 años atrás, con parásitos en sus intestinos y hongos medicinales en su bolsa, de una variedad conocida como eficaz contra aquellos parásitos en particular.[3]

Las técnicas sutiles de sanación

Los médicos indígenas recibían formación para ser maestros sanadores durante un largo período de aprendizaje. Además de aprender cosas como rituales de curación y cómo identificar y preparar medicinas naturales, también aprendían técnicas de meditación para perfeccionar su intuición, una habilidad considerada esencial para ser eficaces en las prescripciones. Los médicos que practicaban la medicina antes de la llegada de la tecnología avanzada, utilizaban la intuición para observar la compleja red de conexiones subyacentes a la realidad material, que enlazan a las personas entre sí, a su medio ambiente y las influencias invisibles al ojo humano.

La red de la conciencia

No es tan ilusorio como parece. Estos médicos se dieron cuenta de que todo, incluidas la salud y la enfermedad, existe dentro del mismo contexto vibracional. Esta red vibracional global se mantiene en el nivel más sutil de la realidad, que llamaremos conciencia primordial. La conciencia primordial es inherente a todo aquello que se puede intuir o experimentar directamente, pero también es trascendente, en el sentido de que es mayor que la suma de sus partes manifiestas. Los médicos indígenas de todo el mundo sabían entonces, y saben ahora, que la curación no se produce sin acceder a este nivel más sutil de la realidad, la conciencia primordial.

A nivel individual, cada persona interactúa directamente con la conciencia primordial a través de un cuerpo de vibración sutil, a veces llamado cuerpo etérico o astral, que la ciencia ha denominado «biocampo». Este biocampo rodea e impregna el cuerpo físico. Si el biocampo se altera, por enfermedad y/u otras situaciones no deseadas, pueden tenerse pesadillas, emociones negativas, conductas antisociales, enfermedades, incluso accidentes.

A pesar de que se concibe de manera distinta en diferentes culturas, este cuerpo de vibración sutil es reconocido en toda la medicina indígena. La medicina tradicional se conecta de forma rutinaria con el biocampo durante el proceso de curación, ya que es aquí, en la conciencia luminosa, donde tanto las raíces de la enfermedad como la capacidad para la transformación personal pueden ser accesibles. Mientras que la medicina científica parece reorganizar el cuerpo físico para curar o controlar los síntomas, porque eso es lo que la ciencia puede medir, la medicina indígena busca también reorganizar y revitalizar el biocampo, contactando con las raíces internas de síntomas externos y restaurando el equilibrio vibracional sutil entendido como la base de la curación y el bienestar.

EL CUERPO, LA MENTE, EL ESPÍRITU Y LA CONCIENCIA

Una máxima en la medicina tradicional africana dice: «No hay curación sin un cambio de conciencia».[4] Sin cambiar la conciencia, sin crear equilibrio en el plano de vibración de la realidad, las personas siguen manifestando los mismos desequilibrios físicos, mentales, emocionales y espirituales. La conciencia cambia a medida que se fortalece la conexión entre el biocampo y la conciencia primordial del individuo.

¿Cómo afecta a la persona un cambio de conciencia? Puede ser espectacular o sutil; pero cuando la conciencia cambia para curarse, la transformación en el bienestar general de una persona es evidente. Los detalles varían de persona a persona, por supuesto, pero la gente en general dice sentirse mejor consigo misma, sentirse menos sola, ver la vida de otra manera, tener mayor fuerza de voluntad. Una persona puede sencillamente sentir más amor por su esposa, otra ve posibilidades donde antes sólo había obstáculos, mientras que una tercera ya no se siente agobiada por un resentimiento persistente y está menos abrumada por la vida en general. Estos cambios en la conciencia implican a las personas en su curación y, en lenguaje médico, aumentan la fidelidad a los protocolos terapéuticos.

Una vez más, esto puede parecer mágico a primera vista para los habitantes urbanos que pasan sus días apartados de la naturaleza. Pero, aún hoy en día, las personas que viven cerca de la naturaleza (y muchos de nosotros que no), experimentan una conexión con ella y los unos con los otros, un sentimiento de ser parte de un todo, el más grande que existe en un invisible y empírico nivel de realidad. Quienes interactúan con la naturaleza a diario experimentan esto como un vibrante e intenso sistema de vida interconectado.

La conciencia está en todas partes. Es como tener hilo musical en toda la casa, en todas las habitaciones en las que entras sigue oyéndose la música, te espera, y te acompaña a tu próximo destino. La conciencia está en cada habitación de nuestras vidas y en todos los rincones de nuestra mente.

Hoy en día, ningún representante de la medicina convencional puede negar que el poder de la mente afecta a la salud, lo que no ocurría hace apenas veinte años. Indígena o tradicional, la medicina reconoce explícitamente que nuestro estado de ánimo se ve influido por nuestro espíritu, nuestra existencia, nuestra vitalidad, que a su vez se ve afectada por nuestro acceso a la conciencia primordial.

Nuestra experiencia diaria con el agua en todas sus formas puede darnos una comprensión más concreta de la conciencia, pues el agua se utiliza a menudo como una metáfora para el espíritu. Cualquier persona que vive en un cuerpo de agua sabe lo refrescante que es estar al borde del agua. Pero también sabemos cómo se siente la humedad. Del mismo modo que la humedad acaba convirtiéndose en niebla o alguna otra forma de precipitación, en función de otras influencias invisibles, el mar de la conciencia primordial se convierte en nuestro ser espiritual, mental/emocional y finalmente físico. La conciencia en este sentido se dice que es primordial, no dual, o indiferenciada en que es única, el cósmico común denominador. En lugar de ser inteligente, la conciencia es la inteligencia misma. Debido a que la conciencia es la base omnipresente de la realidad manifiesta, lo que los físicos llaman el campo unificado, los cambios en la conciencia son tan reales como los cambios en los patrones climáticos.*

EL REIKI Y LA CONCIENCIA

Antes de que podamos comenzar a entender el Reiki, tenemos que comprender este uso de la palabra «conciencia», que es diferente del que se usa en medicina. Por supuesto, uno no necesita entender el Reiki para experimentarlo y son muchas las personas que se dan cuenta de que la comprensión viene más fácilmente después de la experiencia, pero una comprensión fundamental de la conexión entre biocampo y la conciencia primordial de un individuo es útil para contemplar el funcionamiento del Reiki.

La conciencia primordial es la fuente de las vibraciones de sanación que llamamos Reiki. Confusamente para los occidentales, el término «Reiki» también se refiere a la conciencia primordial en sí misma, así como a esta práctica concreta por la cual se accede a la conciencia de Reiki y a las vibraciones del Reiki. Esta ambigüedad puede ser frustrante para los americanos, pero es muy cómoda para los japoneses, cuya lengua es una acuarela de matices y alusiones.

---

* Los remanentes culturales modernos de esta creencia, en la vitalidad de la naturaleza, se ven en nuestro sentido de la vista como las ventanas del alma. Sabemos que inequívocamente la salud y la alegría brillan a través de los ojos. Las personas que trabajan con pacientes terminales reconocen las etapas de progreso hacia la muerte por la pérdida de brillo en los ojos. Los médicos indígenas siguen esta luminosidad cuando abandona el cuerpo, entendiendo que sea la continuación inmutable de la realidad, cuerpo/mente/espíritu, y reconociendo que el proceso de la muerte no se completa sólo porque el corazón se detenga.

En cualquier caso, el Reiki se puede definir como conciencia pura. No se limita a vías específicas en el cuerpo. Cuando uno aplica las manos para dar Reiki, la conciencia vibra de acuerdo a la necesidad del receptor, como el agua busca su propio nivel. A medida que el receptor se va equilibrando, las vibraciones se van ajustando hasta que se calman. Como resultado, la persona que recibe el tratamiento se acerca a su único punto de equilibrio tanto como resulta posible en ese momento.

Como pura conciencia, el Reiki puede considerarse como la embrionaria célula madre de vibración sutil, o incluso la medicina energética, en que la que el Reiki aparece, ya sea para transformarse en las oscilaciones que más eficaz y suavemente crean equilibrio en el momento o para convertirse en un catalizador, precipitando la cascada apropiada de respuestas necesarias para equilibrar. Los practicantes experimentados perciben diferentes y cambiantes vibraciones cuando eso sucede. Esto no quiere decir que el Reiki sea una panacea ni lo único que alguien pueda necesitar en cualquier momento. Aunque el Reiki siempre puede resultar beneficioso para sentar las bases de la curación mediante el equilibrio del biocampo y la mejora de la conexión con la conciencia primordial, aunque el bienestar no aumenta de forma estrictamente lineal, el tratamiento de Reiki es acumulativo: con cada sesión el organismo se dirige hacia una mayor coherencia e integración.

Al mejorar nuestra conexión con la conciencia primordial, el Reiki cambia nuestra comprensión de lo que somos y lo que es posible, al tiempo que aumenta nuestra estabilidad y arraigo. A medida que seguimos practicando regularmente en el tiempo, nos experimentamos a nosotros mismos y a la vida en sí de una manera diferente. Nuestra apreciación de lo que es valioso en la vida cambia. Esto puede reflejarse en nuestra ambición, lo que nos permite perseguir la autoexpresión, al mismo tiempo que valoramos nuestro medio de vida para agradecerlo. Muchos de mis clientes creían que, con el fin de encontrar la plenitud, tenían que cambiar de carrera; después de experimentar el Reiki se dieron cuenta de que sólo necesitaban cambiar su visión. La práctica del Reiki permitió que esta transformación en la conciencia se llevase a cabo sin problema.

«MIDIENDO» EL REIKI

La medicina energética es una de las áreas más populares y de rápido crecimiento de la CAM.[5] Aunque el Reiki actualmente es más comparable a la meditación que a un procedimiento médico, y esto puede ser argumentado, ya que tales prácticas espirituales podrían ser clasificadas y estudiadas con mayor precisión por separado, como se señaló anteriormente, la NCCAM ha clasificado el Reiki en una subcategoría de la medicina energética llamada «terapias del biocampo». Estas terapias afectan a los campos de energía sutiles que, se supone, rodean y penetran en el cuerpo humano.

Debido a que los biocampos aún no se han medido por métodos reproducibles, las terapias relativas a ellos se conocen como supuestas. El bioelectromagnetismo, el sonido, la luz y otras terapias que se pueden medir científicamente se denominan «verdaderos». Cuando la medición científica de las terapias del biocampo sea posible, podrá verse que se basan en los mismos principios que las terapias verdaderas.*

Mientras tanto, ¿por qué el gobierno financia el estudio de los biocampos, los cuales aún no se ha podido demostrar científicamente que existan? Ésta es una buena pregunta. Es aquí donde nos enfrentamos a las limitaciones de la ciencia. No me malinterpretes, la ciencia es valiosa, muy valiosa y personalmente me encanta el rigor de la investigación científica. Pero la ciencia es una herramienta creada por la inteligencia humana, no es una ley universal. La ciencia no sólo tiene sus limitaciones, sino que el uso no cualificado de la ciencia puede ser muy engañoso e incluso perjudicial.

---

* El doctor, investigador y escritor James Oschman afirma que los biocampos, de hecho, se han medido. Sus libros *Energy Medicine* y *Energy Medicine in Therapeutics and Human Performance* son fascinantes por sus profundos exámenes del campo y deben ser leídos por cualquier persona seriamente interesada en la base científica y las aplicaciones de las terapias sutiles.

¿Qué puede contarnos la ciencia?

La gente suele pensar que la ciencia nos dice lo que es real y lo que no lo es. Esto no es así, la ciencia mide, investiga temas específicos, denominados hipótesis, utilizando el método científico. Una hipótesis es una proposición acerca de una relación entre dos o más cosas.

La medicina científica estudia cómo actúan los medicamentos, las hierbas o el masaje, no para ver si son reales, no podían ser estudiados si no lo fueran, sino para ver si son beneficiosos. Es decir, ¿son seguros y efectivos? Una forma de actuación puede ser considerada eficaz, pero no completamente segura, por ejemplo. La investigación clínica diseñada cuidadosamente, la que se efectúa con seres humanos, recopila datos con la esperanza de encontrar en qué momento los riesgos del tratamiento superan cualquiera de los beneficios o los riesgos asociados con el trastorno o la enfermedad. Dicha medición guía a los médicos que practican la medicina.

Sin embargo, hay muchas cosas que desafían la medición. La sonrisa de un niño, por ejemplo, o los sueños. Como muchos de vosotros sabéis, un sofoco es real, incluso si no es visible en un termómetro. El amor también es real. Muchas de las mejores cosas de la vida son invisibles o no mesurables, pero nadie duda de que sean reales.

Así pues, la capacidad de ser medido objetivamente no es un criterio para la existencia. Lo que está captando cada vez más el interés de los científicos es que las cosas que no pueden ser medidas pueden afectar verdaderamente a la gente de maneras que pueden ser medidas.

El tema de la medición

No ha sido un camino fácil llegar a este punto en el que la ciencia está ampliando su paradigma para incluir las CAM. Dado el monopolio que la ciencia tiene respecto a la credibilidad, es fácil olvidar que hace apenas cinco siglos los científicos eran una especie en peligro de ser aplastados bajo el poder político de la Iglesia. Descartes llegó al rescate.

En aras de salvar la ciencia (y a los científicos), Descartes trazó una línea en la arena, de forma ostensible (y tal como hemos llegado a entender, arbitrariamente), dividiendo la realidad en dos. Lo que se podía medir cayó en el lado de la ciencia y lo que no se podía medir cayó en el lado de la Iglesia. Debido al pronunciamiento de este esencial expediente político, los europeos pensaron que la cultura había sido dominada por una creencia en la dicotomía esencial de la ciencia y el espíritu. La separación de la ciencia y el espíritu fortaleció la creencia (errónea) de la dualidad entre el cuerpo y la mente que se remonta a los griegos.

Esta división de mente/cuerpo alcanzó su apogeo en Estados Unidos, donde parece como grabada en nuestra psique colectiva, del mismo modo que la separación de la Iglesia y el Estado está grabada en nuestra Constitución. Es importante señalar, sin embargo, que sólo la cultura europea imaginó esta división entre cuerpo y mente. En el resto del mundo, incluyendo la cultura nativa precolombina de las Américas, la continuidad de la mente/cuerpo/espíritu está culturalmente arraigada y es utilizada médicamente.[6]

Mucho ha cambiado todo desde la edad de la razón y el tiempo ha demostrado que Descartes sabía en qué lado de la línea había que estar. Por la gracia de ¿adivinar qué?, la tecnología científica, el reino de lo que-puede-ser-medido, ha aumentado de manera exponencial. Como la ciencia extiende la percepción y la medición a niveles cada vez más oscuros de la realidad, la realidad cuántica y el espacio galáctico, por ejemplo, también está erosionando lentamente la creencia en la infalibilidad de la medida y revelando la falta de visión de ignorar el contexto. De hecho, la ciencia está preparándose para deshacer la dicotomía que posibilitó que sobreviviera en un principio. Esto está sucediendo en tres principales ámbitos científicos: en la física, tanto cuántica como teórica, en la ciencia de frontera[*] y, lo más sorprendente de todo, en la biomedicina.

---

[*]   La ciencia de frontera, tal como se describe en la página web del Centro de las Ciencias de Frontera, de la Universidad de Temple, utiliza sólidos métodos científicos para desafiar modelos y perspectivas científicas aceptadas, fomentando una «revisión crítica y escepticismo saludables».

La biomedicina: la ciencia cierra el círculo

Estoy fascinada por la física cuántica, la teoría de las supercuerdas y el trabajo de los científicos de frontera, pero lo que realmente me interesa es lo que está sucediendo en la investigación biomédica. En los últimos veinte años, se ha llevado a cabo mucha investigación biomédica en diversas especialidades y se ha demostrado que el cuerpo, la mente y el espíritu conforman un continuo y no categorías mutuamente excluyentes. Por supuesto, esto no era lo que los investigadores tenían como objetivo.

Desde una perspectiva científica, ¿qué es la sanación sino una reorganización hacia una mayor coherencia? ¿No es la reorganización, que mejora una situación en sí, una muestra de inteligencia? El Reiki, como conciencia primordial, impregna al receptor con inteligencia natural, mejorando su capacidad innata para reorganizar y sanar. ¿Cuál es la relación entre la reorganización vista a nivel físico, la reorganización que crea el equilibrio en el biocampo y un cambio en la conciencia, lo que una perspectiva espiritual llama «transformación»?

Cuando conocí el Reiki, hace más de veinte años, yo tenía suficiente práctica en sistemas tradicionales, indígenas médicos y terapia espiritual, que siempre se entrelazan, como para apreciar la lógica que existía en lo que me sucedía durante una sesión de Reiki. Como he practicado el Reiki conmigo, mi familia, amigos y mis clientes, he visto una y otra vez lo fácil que el Reiki puede suponer una diferencia significativa entre la salud y el bienestar. Deseaba expresar esta muy profunda y simple práctica de sanación espiritual en lenguaje biomédico y articular un modelo teórico, plausible, que pudiera ayudar a organizar los datos existentes, identificar las lagunas en nuestro conocimiento y generar hipótesis para orientar la investigación necesaria.

Si prestamos atención, se hace evidente que la ciencia está actualmente ampliando límites, permitiéndonos tener una visión más espiritual de la realidad, que tenga en cuenta lo oculto y que de momento no se puede medir. La evidencia está en la bibliografía; es sólo cuestión de reunirla a través de disciplinas y unir los puntos. La misma ciencia está derribando las paredes falsas que existen entre la ciencia y la espiritualidad. Hace casi 2.500 años, Platón dijo: «La ciencia no es más que la percepción». La ciencia está ahora ampliando los límites de la percepción a través de la tecnología y la nanotecnología, a un ritmo sin precedentes. Los datos de las nuevas tecnologías destacan la distorsión en nuestra percepción. El mundo no es lo que parece, no es tan evidente como la notoria nariz en la cara.

VIBRACIÓN

Para empezar, traducir la ciencia a un lenguaje común es complicado; descubrir y expresar los posibles vínculos entre las diferentes disciplinas es aún más difícil, ya que cada disciplina tiene su propio lenguaje muy especializado y el lenguaje en sí mismo puede llegar a ser un obstáculo. A menudo, lo mejor que podemos hacer es hablar en metáforas para iniciar la conversación, eligiendo nuestras palabras con cuidado y con la esperanza de provocar la clase de diálogo continuo y riguroso por el que se desarrollan tanto la ciencia como la sabiduría colectiva. Sabiendo que en nuestro mundo actual era inimaginable hace apenas medio siglo, para bien o para mal, no podemos permitirnos ser desdeñosos con lo que no encaja perfectamente en el paradigma biomédico. El biólogo inglés del siglo XIX Thomas Huxley expresó de manera convincente: «En el trabajo científico, aquellos que se niegan a ir más allá del hecho, difícilmente lograrán algo».

El doctor Brian Greene es autor de *The Elegant Universe* y *The Fabric of the Cosmos* y protagonista de una de las tres horas en el especial «Nova» de la cadena PBS. También es profesor de matemáticas y de física en las universidades de Columbia y Cornell y codirector del Instituto de Cuerdas, Cosmología y Física de Astropartículas. Greene está tan comprometido con la integridad de su ciencia como lo está para transmitir las maravillas de la física a un público más amplio. Cuando le pregunté si sería exacto decir que, de acuerdo con la física contemporánea, la vibración es el sustrato de la realidad tal como la conocemos, me aseguró que era una declaración razonable.

La vibración es una importante «piedra angular» en la que la ciencia y la espiritualidad se encuentran en un terreno nivelado. Cada vez que oigas o leas la palabra «espiritual» sustitúyela por «vibracional» y comprueba si tiene sentido. La vibración, o la oscilación, es una perspectiva científica sólida desde la cual teorizar e investigar sobre la curación y que es coherente con el Reiki. «Pulsación» es otra palabra que podemos usar.

Estas vibraciones, pulsaciones u oscilaciones, como quieras llamarlas, son la forma sutil a través de las cuales experimentamos el Reiki. Son el espíritu en la espiritualidad.*

HABLANDO MÉDICAMENTE

En este punto, puedes preguntarte ¿cómo funciona el Reiki en términos biomédicos? Todavía no lo sabemos. Sin embargo, de una forma dispersa entre varias especialidades médicas, he llegado a los datos de investigación biomédica relacionados con este tema; datos que hacen que el modelo químico-mecánico parezca inadecuado para explicar la plasticidad y la complejidad del cuerpo humano y que hacen que un modelo holístico completo, con patologías subyacentes y comunicación sistémica de fracción de segundo, parezca más plausible.

Medicina regenerativa

La ciencia ha recorrido un largo camino para demostrar la plasticidad del organismo humano, desde que los investigadores del Instituto Pasteur de París, en la década de 1920, mostraron por primera vez que el sistema inmune responde al condicionamiento pavloviano clásico.

---

* Curiosamente, para dos idiomas tan diferentes, el término «rei» japonés casi se equipara con el de «espíritu» en inglés, y tiene la misma ambigüedad para referirse tanto a fantasmas como al conocimiento más sublime.

Ahora sabemos que las acciones y experiencias forman el cerebro e influyen en la expresión genética.

Pero la ciencia todavía tiene que descubrir cómo/por qué las células madre embrionarias «saben» diferenciar en la complejidad del cuerpo humano, o animal, o por qué un proceso predecible de dispersión celular y reorganización se produce en la reparación de la célula.[7] Sin embargo, la medicina regenerativa está estudiando cómo sacar provecho de esta inteligencia. En la actualidad existe evidencia de que no sólo las células de la médula ósea, el hígado, el riñón y los nervios se regeneran, sino también el corazón y las células productoras de insulina del páncreas. Sin embargo, investigadores que trabajan independientemente han documentado la falta de voluntad de las células sanas para regenerarse en un área dañada o enferma.

El proyecto para la curación de la parálisis en la Facultad de Medicina de la Universidad de Miami, bajo la dirección de la doctora María Bunge, trata de persuadir a las células nerviosas para que se regeneren a través del lugar de la lesión, mientras que el doctor Piero Anversa, investigador del New York Medical College, se enfrenta a un dilema similar en el corazón humano. Según Anversa, hay una regeneración continua de las células en el corazón que se potencia cuando se produce un problema; las células primitivas del corazón se pueden encontrar regenerándose al lado de la zona dañada del corazón hasta veinticuatro horas después de la muerte. Al igual que las células nerviosas, sin embargo, las células regeneradoras del corazón no se mueven en el área de la lesión por su propia cuenta.[8]

El doctor Robert O. Becker, autor de *The Body Electric and Cross Currents*, y dos veces nominado para un premio Nobel, fue un pionero del bioelectromagnetismo (el estudio de cómo los campos electromagnéticos interactúan con la vida). Becker comparó la curación de las salamandras, que se regeneran, con la de las ranas, que con sólo un paso más en la escala evolutiva han perdido la capacidad de regenerarse. La corriente eléctrica en el umbral de la regeneración es negativa. Las ranas, que al igual que los humanos, simplemente sellan el lugar de la amputación, generan una corriente positiva. Pese a que queda mucho por saber, los continuos experimentos de Becker pusieron al descubierto la energía electromagnética como un factor de control en la curación. ¿Podría el bioelectromagnetismo estar implicado en el fracaso de las células nerviosas y cardíacas para moverse en el lugar afectado?

Mientras tanto, en el Laboratorio de Inmunología del Hospital General de Massachusetts, la directora, la doctora Denise Faustmann, se topó con un obstáculo similar al trasplantar células islote, insulinoproductoras en ratones diabéticos, naturalmente. Su solución incluía la formación de las células del sistema inmune en la sangre, no para atacar a las células islote.

El holismo ve un corolario en la falta de voluntad de las células sanas para migrar a una zona poco saludable: la posibilidad de crear el cuerpo como un medio sano en el que las células enfermas no pueden prosperar.

La comunicación celular

En otro frente, el doctor Guenter Albrecht-Buehler, de la Facultad de Medicina de la Universidad Northwestern, ha estudiado la inteligencia celular durante más de dos décadas. Su investigación ha revelado que las células leen su entorno a través de señales de luz cercana al infrarrojo y se ajustan en consecuencia. Según Albrecht-Buehler, la luz cercana al infrarrojo parece ser el soporte físico de un «lenguaje» que es no físico, que puede ser una modulación o vibración de la luz. Sugiere que, en el futuro, podría ser posible utilizar el lenguaje de las células para dirigirlas a migrar a través de un área dañada.

Según el investigador, el doctor James L. Oschman, la red cristalina del tejido conectivo (la fascia), emite señales bioelectrónicas únicas al tejido y a la forma particular en que está siendo movido o manipulado. El tejido conectivo es una red de comunicación semiconductora que corre por todo el cuerpo. Además, Oschman me dijo: «El cuerpo es una gigantesca antena de agua».[9] El cuerpo recibe y procesa señales continuamente, tanto del ambiente como de su propio movimiento. Esto abre una base científica para la comprensión de una amplia gama de terapias sutiles como la homeopatía, la aromaterapia y el Reiki, e incluso la práctica de las posturas de Yoga.

¿Hay un denominador común entre estos datos? La comunidad científica está tan fragmentada en áreas de especialización, que a menudo es incapaz de conectar los puntos entre estos estudios y hacer un amplio uso de lo que se ha aprendido. La investigación aún tiene que centrarse en los mecanismos y procesos de curación. Sin un paradigma de curación o de un instituto de salud, solamente tenemos parcelas aisladas de conocimiento, a veces huérfanos como datos anómalos. Einstein señaló: «Es la teoría la que decide lo que puede observarse». El primer paso es articular un modelo teórico plausible con el que organizar los datos existentes y que señale lo que es anómalo en un paradigma de enfermedad, pero significativo en un modelo de salud.

UN MODELO HOLÍSTICO DE SALUD

La medicina asiática tiene un modelo de este tipo, que es en cierto modo una versión ampliada del modelo biomédico, que mantiene la complejidad y plasticidad del organismo humano. A diferencia del modelo biomédico, el modelo holístico anticipa avances. Eso significa que no tenemos que desechar lo que solíamos «saber» cada vez que lleguen nuevos datos. La medicina asiática ha desarrollado prácticas clínicas, basadas en modelos teóricos, que incluyen que no hay fenómeno sin causa y que describen los procesos de mantenimiento y de recuperación de la salud. Mientras tanto, la ciencia biomédica está tratando de probar la medicina asiática en términos de biomedicina. Esto aportará un éxito limitado, debido a que el paradigma holístico de la medicina tradicional, centrado en el bienestar general y el funcionamiento óptimo, es más grande que el paradigma de la biomedicina, con su enfoque más limitado en enfermedades y lesiones.

A pesar de que todavía desconocemos el mecanismo de acción del Reiki, hay vías prometedoras de investigación para explorar. Parece que el Reiki interactúa con el centro de control del cuerpo, lo que se entien-

de por cumplir esa función, mejorando así los mecanismos de autorregulación del cuerpo y la capacidad innata de curación. Considerando
que los productos farmacéuticos tienden a imponer un efecto unidirec-
cional en el cuerpo, el Reiki actúa como un adaptógeno vibracional,
un agente que estimula el sistema individual para equilibrar independientemente de la tendencia del desequilibrio. El funcionamiento lento
se estimula, lo que está errático se vuelve estable y lo que está alterado
se calma. La linaza es un ejemplo de comida adaptogénica, mueve los
intestinos de quien está estreñido, pero también alivia la diarrea.

El mecanismo a través del cual la linaza actúa es bien conocido,
pero el de hierbas adaptogénicas como el ginseng y la *rhodiola rosea* ha
confundido a los científicos. El doctor Andrew Weil sugiere que, tal vez,
estas hierbas tonificantes proporcionan al cuerpo una amplia gama de
nutrientes de los que inteligentemente elige lo que se necesita. Dado que
el funcionamiento de las hierbas adaptogénicas, que incluso pueden ser
analizadas en el laboratorio, sigue siendo un misterio, no es sorprendente que la ciencia todavía no entienda el efecto adaptógenico del Reiki.

El Reiki tiene un impacto casi inmediato en el funcionamiento
del sistema nervioso. La medicina tradicional asiática entiende que el
hecho de afectar al sistema nervioso tiene amplias implicaciones para
la salud y la medicina convencional está de acuerdo. Tal vez esto ayude
a explicar por qué el Reiki beneficia a las personas, con independencia
de su sintomatología y de su conciencia. La investigación, aunque li-
mitada, muestra los efectos prometedores del Reiki sobre la ansiedad
y el dolor, trastornos que la biomedicina vincula al sistema nervioso.

LA INTELIGENCIA DIGESTIVA

La biomedicina hace tiempo que tiene conocimientos acerca del intestino, algo que no encaja bien en el modelo biomédico y, por consiguiente, ha sido largamente ignorado. El intestino posee un sistema
nervioso propio, el llamado sistema nervioso entérico, que interactúa
con el sistema inmune, sin necesidad de recibir información del cere-

bro o de la médula espinal. El sistema nervioso entérico se comunica con el cerebro a través del décimo nervio craneal, denominado el nervio vago. El nervio vago media en el sistema nervioso parasimpático, que cura y recarga el cuerpo. La epilepsia y la depresión pueden ser tratadas mediante la estimulación del nervio vago, que también puede mejorar el aprendizaje y la memoria.

El doctor Michael Gershon, profesor y presidente del Departamento de Anatomía y Biología Celular en el Colegio de Médicos y Cirujanos de la Universidad de Columbia, es un destacado investigador del sistema nervioso entérico. Según él, «el intestino en sí contiene más células nerviosas que las que existen en el resto del sistema nervioso periférico». Además, «se ha demostrado que el intestino es capaz de trabajar de forma independiente, incluso si se cortan todos los nervios; hay actividad refleja en un tubo de ensayo». Gershon se refiere al sistema nervioso entérico como el segundo cerebro, no porque piensa cognitivamente, sino porque afecta al funcionamiento del cerebro. Además, dice, el intestino (todo el intestino, desde la boca hasta el ano) es el órgano inmunológico más grande del cuerpo.

Esta información sobre el sistema nervioso entérico encajaba con mi experiencia clínica y con la perspectiva de los sistemas médicos de Asia. En los años que llevo practicando el Reiki, he visto varias patologías intestinales como el síndrome del intestino irritable y la enfermedad de Crohn que responden muy bien al tratamiento. Esto tiene sentido desde la perspectiva tradicional, en la que el sistema nervioso físico y su componente sutil están implicados en cualquier estado de desequilibrio y están vinculados al intestino grueso. En la medicina tradicional, la salud y la enfermedad siempre asocian el cuerpo físico con lo no físico del resto de nosotros, por tanto, no tienen la actitud despectiva de la medicina convencional, que ha sido atribuida históricamente a lo psicosomático. El sistema nervioso entérico es un lugar donde el modelo tradicional y el modelo biomédico convergen. Es del mayor interés, porque, como dice Gershon, cuando se trata el síndrome del intestino irritable, «la mayoría de las formas convencionales de tratamiento tienen una cosa en común, el fracaso».

MEJORAR EL FLUJO SISTÉMICO

Una perspectiva holística considera la salud como un estado resiliente y dinámico caracterizado por un flujo equilibrado en todo el biocampo. Las irregularidades en la circulación del biocampo, ya sea demasiado rápido o demasiado lento, corresponden a la disminución de la salud. Esta conexión, entre el flujo equilibrado y la salud, también se observa en el modelo biomédico. El Reiki parece mejorar el flujo en varios niveles. Por ejemplo, la respiración se ralentiza y profundiza a los pocos minutos de iniciar el tratamiento de Reiki y las enfermeras comentan que los pacientes que reciben Reiki recuperan el color en la cara. Cuando un sistema tan complejo como el de un ser humano responde tan rápidamente como lo hace con el Reiki, lo más probable es que la ciencia descubra múltiples vías de actuación que requieren un planteamiento de investigación de sistemas. La velocidad y la no localización de la respuesta sugieren la posibilidad de arrastre o de resonancia que implique al nervio vago; el modelo químico-mecánico es demasiado lento para dar cuenta de tal respuesta.

¿Qué está ocurriendo bioquímicamente y cuánticamente durante estas experiencias? Los investigadores están comenzando a explorar las respuestas bioquímicas al tratamiento del Reiki, esto se comenta en el capítulo 13. No sabemos lo que está pasando a nivel cuántico, tampoco es probable que el Reiki aparezca, en un futuro inmediato, en el radar de los físicos de investigación. Mientras tanto es razonable teorizar que, como parte del mecanismo de equilibrio de la persona y el aumento de la coherencia en la eliminación de la causa para eliminar el efecto, el Reiki podría estar involucrado en la alineación de los eventos cuánticos. Mejorar en el soporte cuántico de la realidad material podría conducir a lo que los físicos llaman un «cambio de fase», un ajuste minúsculo que inclina la balanza a un cambio discernible como sucede cuando el agua se congela en hielo. Esto es pura hipótesis para crear un puente conceptual donde carecemos de datos. Es, sin embargo, plausible y se ajusta tanto a la cuántica como a los modelos biomédicos. Como tal, es una hipótesis que merece la pena investigar.

¿Influye la sensación de bienestar que acompaña a la relajación de un típico tratamiento de Reiki en el funcionamiento del sistema inmune, que está afectado por los estados emocionales, lo cual está bien documentado? ¿Estamos ante un simple proceso de normalización que precipita una cascada de eventos que equilibran el funcionamiento general? Y si es así, ¿cómo se evidencia a nivel molecular?

Dado que el Reiki es vibración, ¿es una forma sutil de sonido, o un precursor del sonido? Según los textos de la filosofía no-dualista,[10] la conciencia emerge como vibración que muestra las cualidades de la luz y el sonido, pero eso no es visto como algo separado de la conciencia pura. Se entiende que el Reiki tradicionalmente tiene las dos, tanto las vibraciones como la fuente de las vibraciones.

¿Podría el Reiki ser un zumbido inaudible, similar al sonido de OM, que los yoguis llaman el sonido primordial del universo? ¿Podrían los beneficios del Reiki estar relacionados con los efectos curativos de canto y drones, como el didgeridoo de los aborígenes de Australia o el tamboura de la música clásica de la India? La prevalencia transcultural de utilizar la terapia de sonido en las prácticas espirituales no puede dejarse de lado, se apoya en los datos de una serie de estudios.

Por ejemplo, un estudio de la UCLA encontró que los esquizofrénicos hospitalizados que emiten el sonido «mmmm» tenían una reducción del 60 por 100 en alucinaciones auditivas.[11] Dicho sonido crea ondas sonoras que reverberan a través de los senos nasales como un masaje interno sutil, ayudando a eliminar las secreciones y promoviendo el flujo del aire.[12]

También parece estimular la producción de óxido nítrico y esto a su vez estimula la respuesta inmune, regula la presión arterial y afecta a la comunicación entre las neuronas del cerebro. Los niveles de óxido nítrico en los senos nasales de los participantes sanos fueron quince veces mayores cuando emitían ese sonido que cuando respiraban sin hacer ruido.[13] Además, los beneficios del ultrasonido están bien documentados.* Es evidente que la vibración tiene una amplia aplicación en la curación.

LO QUE UN MODELO BIOMÉDICO HOLÍSTICO PODRÍA PROPORCIONAR

La creación de un modelo relevante, tanto para la biomedicina como para la medicina tradicional, requiere de la colaboración de científicos y practicantes de diferentes orígenes y filosofías. El modelo subyacente en los sistemas médicos tradicionales es plausible y algo similar al modelo biomédico. Dado que el modelo holístico va más allá de lo que se puede medir científicamente para incluir niveles más sutiles de la realidad, ofrece la capacidad de detectar el desequilibrio antes de que se manifieste en el cuerpo, como patología, y restaurar el equilibrio. Esto abre la posibilidad no sólo a procedimientos terapéuticos menos invasivos, sino también a la prevención efectiva.

El aumento de la conciencia de los trastornos subyacentes y la interconexión inteligente del organismo humano apuntan hacia un modelo holístico y apoyan la explicación de Takata: elimina la causa y se eliminará el efecto. Los sistemas médicos tradicionales explican la patogénesis con gran detalle. El tratamiento resultante es altamente individualizado y de múltiples niveles.

---

* De acuerdo con la doctora Chukuka Enwemeka, decana de la Escuela de Profesionales para la Salud, Conducta y Ciencias de la Vida en el Instituto Tecnológico de Nueva York, la respuesta celular a la luz y el sonido mejora la sanación, en un cierto intervalo, en el proceso de curación. En el momento en el que las células se están dividiendo y produciendo colágeno, responden a los ultrasonidos dividiéndose y produciendo colágeno más rápido. Enwemeka sostiene que parece que las células, de alguna manera, acceden a la energía sonora para aumentar la energía disponible con el fin de hacer este esfuerzo. La luz y el sonido son dos formas distintas de energía, ambas vibran, pero de diferente manera.

La biomedicina convencional puede dar un pequeño paso hacia la incorporación de una visión más amplia de los sistemas médicos tradicionales, aprovechando el efecto de equilibrio general del Reiki, que no sólo trata la salud de una persona en la que subyace el desequilibrio, sino también los efectos secundarios desequilibrantes de la farmacología y los procedimientos convencionales. Aun cuando la cirugía es una necesidad para salvar vidas, todavía provoca una profunda conmoción en el organismo, que pone al paciente en mayor riesgo de morir por causas aparentemente no relacionadas en un año o dos después de la intervención.[14] El Reiki puede extender el alcance de la biomedicina sin interferir.

El físico Brian Greene dice: «Nuestra conciencia intuitiva, más profunda de la verdad, que guía a la ciencia en su mejor momento, sabe que no es posible que exista un conjunto de leyes para el universo galáctico (la teoría de la relatividad) y otro para la realidad subatómica (teoría cuántica). Por esta razón se llega a una teoría unificadora que postula la ley general, un principio maestro que podría gobernarlo todo».

Una teoría unificadora de todo incluirá no sólo el espacio galáctico y subatómico, sino también la biomedicina. Esto no va a invalidar todo lo que sabe la biomedicina, sino que mejorará ese cuerpo de conocimientos y explicará muchos datos que no tienen cabida en el actual paradigma limitado.

EL REIKI Y LA INVESTIGACIÓN MÉDICA

No todo lo contable puede ser contado,
y no todo lo que puede ser contado cuenta.
ALBERT EINSTEIN

Un proverbio chino dice: «Para aquellos que no creen, nunca hay prueba suficiente, y para los que creen, ninguna prueba es necesaria». Entre estos dos extremos hay una gran cantidad de médicos inquisitivos, cuidadosos y verdaderamente abiertos de mente que esperan los resultados de la investigación que tarda en llegar.

Como médicos que empiezan a aprovechar el paradigma de la medicina holística, pueden desarrollar un sentido de lo que es más probablemente seguro y de dónde conviene ser más precavidos, así como hay habilidosos sanadores con los cuales podrían colaborar e identificar los a menudo sutiles puntos de referencia de la sanación. Ellos necesitan todavía una fuerte evidencia de que el Reiki mejora los resultados clínicos y que ofrece una buena relación coste-efecto. Cualquier tratamiento que no se presente como efectivo desde una perspectiva científica es mucho menos probable que sea ofrecido a pacientes o que sea reembolsado por las compañías de seguros médicos. Así que hay muchas razones prácticas por las que es muy importante investigar sobre los efectos del Reiki.

También existe una perspectiva más amplia. Como señala el doctor Andrew Weil, «Cualquier investigación que muestre que un planteamiento no físico puede cambiar un sistema físico es sumamente significativa; en esto desafía el paradigma predominante que afirma que sólo una intervención física puede producir un cambio físico del organismo. Me gustaría ver la medicina menos comprometida con ese punto de vista materialista y la investigación en la medicina energética es uno de los caminos en lo que esto puede suceder».[1]

Mientras que la investigación sobre el Reiki es claramente valiosa, las herramientas desarrolladas para la investigación farmacéutica no son necesariamente las apropiadas para estudiar las terapias holísticas por varias y complejas razones. Encabezada a menudo por médicos que han tenido pacientes que se han beneficiado de las CAM, los investigadores están buscando vías para afrontar los desafíos que presentan las terapias tradicionalmente sanadoras frente a los modelos convencionales de investigación.[2] Aunque es muy cierto que la mayor parte de los beneficios que el Reiki ofrece son sencillamente no mesurables, hay aspectos del tratamiento de Reiki que pueden y deberían ser estudiados. Vamos a ver primero qué se ha hecho hasta ahora y luego trataremos lo que otras investigaciones pueden hacer.

Como en muchas otras terapias complementarias, la investigación sobre el Reiki está en sus primeros pasos. La bibliografía hasta ahora consiste en informes de casos, estudios descriptivos y ensayos de control aleatorio (RCT, por sus siglas en inglés) hechos en un número reducido de pacientes.* Hasta el momento de redactar estas líneas, no

---

* «Reiki–Review of a Biofeld Therapy: History, Practice and Research» es una publicación médica sobre el Reiki de la que soy coautora junto con la doctora Gala True, investigadora principal en el Albert Einstein Healthcare Network en Filadelfia, que se publica en la revisada por profesionales revista médica *Alternative Therapies in Health and Medicine* 9, n.º 2 (marzo/abril de 2003): 62-72, y que presenta una mirada más a fondo en la investigación realizada hasta ese momento.

se han publicado más ensayos de control aleatorio (RCT) que estudien los efectos clínicos del Reiki.[3] El Centro Hospitalario de Medicina Complementaria y Alternativa del NIH (Instituto Nacional de Salud) tiene hasta el momento cinco estudios sobre la efectividad del Reiki en la reducción del estrés y en el cuidado de los pacientes con SIDA avanzado, diabetes, fibromialgia y cáncer de próstata.[4]

Las respuestas al tratamiento de Reiki pueden ser medidas tanto objetivamente como por informe de autoevaluación (empleados para medir, por ejemplo, el dolor, la calidad de vida, la satisfacción con el tratamiento).

Hasta el momento, ha habido algunos pequeños estudios muy interesantes que, lejos de ser conclusivos, han arrojado resultados prometedores.

En general, los estudios han encontrado que el Reiki puede asociarse a:

• Disminución de los niveles de hormonas del estrés.
• Mejora de los indicadores de inmunidad.
• Mejoría en la presión arterial.
• Mejoras subjetivas en la ansiedad, el dolor y la fatiga.
• Disminución de la frecuencia cardíaca.
• Mejoría en el humor y la actividad de los pacientes depresivos.
• Aumento del bienestar general y de la vitalidad.

Estos efectos han sido constatados tanto si el Reiki era dado en persona como a distancia y los efectos no se han percibido en participantes que habían recibido un Reiki simulado. Entre los diversos grupos que se cree que pueden beneficiarse del Reiki se encuentran algunos de lo que la ciencia médica considera más difíciles de tratar: los pacientes con fibromialgia o SIDA y las víctimas de ataques cardíacos. Los beneficios del Reiki pueden ser, y son, perceptibles en los departamentos con mayor estrés; la unidad de cuidados coronarios, la sala de partos, el quirófano, la unidad de cuidados intensivos (UCI) y la sala de urgencias.

EJEMPLOS DE PROMETEDORES ESTUDIOS SOBRE EL REIKI

Indicadores biológicos de relajación y de respuesta inmune

En un estudio de veintitrés personas sanas que recibieron un tratamiento de media hora de Reiki publicado en *Alternative Therapies in Health and Medicine* en 2001, los investigadores Wardell y Engebretson hallaron cambios saludables en los indicadores biológicos de relajación (los actuales cambios fisiológicos y bioquímicos que se producen cuando nos relajamos y que afectan profundamente a la salud) y la respuesta inmune. Durante el estudio, la ansiedad de los participantes y la presión sistólica de la sangre descendieron vertiginosamente. (El significado del cambio era lo suficientemente importante para que fuera improbable que se hubiese producido de una forma fortuita: un indicador de un hallazgo válido). También hubo una significativa mejoría de la respuesta inmune medida por la incrementada IGA de la saliva, el anticuerpo segregado por la saliva que protege contra las infecciones.

Otro importante hallazgo en este estudio fue la leve disminución del nivel de cortisol en la sangre, si bien no fue estadísticamente significativo. El cortisol es la hormona que el cuerpo produce para responder al estrés y es sabido que unos niveles considerablemente altos son perjudiciales. Por ejemplo, el cortisol elevado en las supervivientes de cáncer de mama ha sido relacionado con la reducción de la longevidad. Cabe señalar que cualquier terapia que mostrase una tan notoria tendencia hacia la reducción de los niveles de cortisol justificaría la realización de ulteriores investigaciones.[5]

Un estudio aleatorio de cuarenta y cinco participantes mostró que en el grupo de Reiki había una disminución importante de la frecuencia cardíaca y de la presión arterial diastólica comparable tanto en el grupo controlado como en el grupo que recibió placebo (Reiki simulado).[6] En otro estudio sobre pacientes oncológicos, el tratamiento de Reiki redujo la frecuencia cardíaca y la presión arterial diastólica.[7]

Mejoría en la gestión de los síntomas del cáncer

Los pacientes oncológicos a menudo padecen de fatiga, dolor y ansiedad.[8] Un estudio que comparaba un grupo de pacientes que sólo habían sido sedados con otro, que sólo había recibido tratamiento de Reiki, mostró que este último grupo había reducido significativamente la fatiga, el dolor y la ansiedad, así como mostraba una mejoría en la calidad de vida comparado con aquellos que sólo habían sido sedados.[9] Otro estudio que pretendía comparar el Reiki con la sedación que se emplea en el tratamiento convencional con opiáceos para los pacientes de cáncer al final de su vida, mostró una mayor reducción del dolor en los días en que se les había dado tratamiento de Reiki, y mejoró la calidad de vida en todo el grupo que había recibido Reiki (citado antes en este mismo capítulo, *véase* nota 7).

Reducción del dolor y la ansiedad

Las mujeres operadas de histerectomía que recibieron 30 minutos de tratamiento de Reiki (uno antes y dos después de la cirugía) pidieron menos medicación para el dolor y explicaron que sintieron menos dolor después de la intervención y menos ansiedad cuando dejaron el hospital tres días más tarde que las mujeres que no recibieron Reiki.[10]

Un programa de evaluación en los cursos que daba en el hospital de VIH mostró cómo el Reiki ayudaba en el tratamiento del dolor y la ansiedad. Pacientes en régimen ambulatorio fueron dirigidos hacia los cursos de Reiki por sus médicos de familia o psiquiatras como apoyo para desintoxicarse de la medicación y ayudarles a autogestionar el insomnio, la ansiedad y el dolor. Los cuestionarios de la Escala de Analogía Visual y el Inventario de Ansiedad de Alcance Estatal,[11] cumplimentados por treinta estudiantes antes e inmediatamente después de un tratamiento de Reiki de veinte minutos, mostró una significativa reducción en el dolor y la ansiedad si los alumnos practicaban el autotratamiento o recibían tratamiento de otro alumno.[12]

Wardell y Engebretson recopilaron tanto datos subjetivos como objetivos antes reseñados. Los participantes que habían recibido Reiki refirieron una sensación de paz interior y una mayor autoconciencia, así como un sentimiento de haberse unido al terapeuta de Reiki. Esto es digno de atención porque los tratamientos fueron dados de un modo similar a aquellos más habituales de las visitas, esto es, los participantes recibieron tratamiento de un terapeuta que habían encontrado allí, las sesiones sólo duraban media hora y fueron interrumpidas en varias ocasiones a causa de las mediciones biológicas que iban siendo tomadas. Es importante señalar también que las mediciones objetivas del tratamiento de Reiki llevadas a cabo en un recinto hospitalario no favorecían la relajación.[13]

Los investigadores observaron lo que ellos denominaban «la naturaleza paradójica de la experiencia del Reiki», por ejemplo, sensaciones de relajación profunda y un mayor sentido de conciencia. Algunos participantes también dijeron que habían estado transitando entre el sueño y la conciencia durante los tratamientos de Reiki. Los investigadores identificaron esto como un estado de conciencia liminal, entre esos dos estados, y astutamente observaron cada experiencia de este tipo como comúnmente vinculada a estados espirituales y rituales de sanación procedentes de una amplia gama de culturas. Propusieron que la subjetividad de la experiencia, que es difícil de estudiar empíricamente, puede ser crítica respecto a su efectividad.

Depresión

La efectividad de un tratamiento de Reiki en el apoyo a personas que experimentan diversos tipos de depresión fue el punto principal de la tesis doctoral de Adina Goldman Shore, publicada en la revista *Alternative Therapies in Health and Medicine*.[14] Cuarenta y seis participantes fueron aleatoriamente asignados a uno de los tres grupos de tratamiento: Reiki con contacto, a distancia (propio de un segundo nivel, sin contacto) y un placebo de Reiki a distancia. Los tres grupos fueron evaluados antes y después del tratamiento con los cuestionarios estandarizados de evaluaciones psicológicas (Inventario Depresivo de Beck, Escala de Desasosiego de Beck y Escala de Estrés Percibido).

Los participantes que recibieron tratamiento de Reiki semanalmente durante seis semanas reportaron una significativa reducción de la depresión, desasosiego y estrés percibido, comparado con el grupo del placebo. No hubo diferencia significativa entre los grupos que habían recibido Reiki, tanto con contacto como a distancia, pues ambos mostraron similar grado de mejoría comparados con el grupo del placebo. Quizá lo más importante fue que el beneficio se mantuvo cuando los participantes volvieron a ser probados un año después, incluso en los que no habían recibido desde entonces ningún otro tratamiento.

Dados los extraordinarios resultados, es importante señalar que la investigadora caracterizó a todos los participantes como «altamente motivados en participar en su proceso curativo».

Investigación realizada en el hospital por los profesionales sanitarios

Los terapeutas de Reiki que forman parte de las instituciones médicas están en una posición que incrementa el volumen y la calidad de los estudios de investigación clínica. Los que referimos a continuación son dos muy pequeños, aún no publicados, que fueron sin embargo aprobados por sus respectivas juntas examinadoras institucionales (IRB, por sus siglas en inglés) e implementados en el hospital.

Cheri Herrmann, enfermera titular del Hospital de Queens en Nueva York (NYHQ), dio un breve tratamiento de Reiki a veinte mujeres embarazadas ingresadas en dicho centro (todas diagnosticadas de preeclampsia) a las que también se les dio el habitual tratamiento médico, las inyecciones intravenosas de sulfato de magnesio (sales de Epsom). Las mujeres que recibieron dicha terapia se quejaron a menudo de sus efectos secundarios como dolores de cabeza, molestias en la visión y sensación de letargo. El tratamiento de Reiki fue asociado a una significativa reducción en las siguientes categorías de síntomas: sentimiento de sentirse agotadas, sentirse físicamente tensas, dolores de cabeza, fatiga y molestias visuales (dolor ocular, presión ocular, visión borrosa). El Reiki es ahora reconocido como una efectiva intervención para la gestión del estrés en el NYHQ y el programa de Reiki se ha iniciado en las salas de parto.

Hay una fuerte evidencia de que el estrés incrementa el riesgo de sufrir arritmias cardíacas. Un corazón sano no late como un tambor mecánico, tiene su natural variabilidad en su ritmo, denominado variabilidad de la frecuencia cardíaca (HRV, por sus siglas en inglés). Aplanar la variabilidad de la frecuencia cardíaca en pacientes que han sufrido un ataque al corazón es un fuerte indicador de los pobres resultados médicos, incluso más fuerte que en una elevada frecuencia cardíaca.

La estudiante de Medicina en Yale Rachel Friedman estudió el efecto del Reiki en pacientes que habían tenido ataques cardíacos en las previas setenta y dos horas. Cuarenta y ocho pacientes en la UCI cardíaca o en la inferior unidad cardíaca fueron aleatoriamente escogidos para recibir treinta minutos de Reiki o uno de cada dos tratamientos de control. El tratamiento de Reiki mejoró significativamente su frecuencia cardíaca y autocontrol de la ansiedad cuando se compararon ambos grupos así como los individualizados parámetros básicos. Friedman dijo: «Estoy muy emocionada por las consecuencias que este estudio tendrá en futuras investigaciones. El Reiki es tanto factible como eficaz en la vida real de un entorno clínico».

EL REIKI Y EL MASAJE ALIVIAN LA ANGUSTIA RELACIONADA CON EL CÁNCER

El Reiki no está identificado como tal en todos los estudios, o bien el Reiki puede ser ofrecido en combinación con el masaje suave u otras terapias. Un gran estudio (1.290 pacientes) publicado en el *Journal of Pain and Symptom Management* por los doctores Barrie R. Cassileth y Andrew J. Vickers, del Memorial Sloan-Kettering Cancer Center

(MSKCC) en Nueva York documentó la efectividad de las terapias de contacto en el control de los síntomas de los pacientes ingresados y de los de consultas externas. (Todos los masajistas del MSKCC están también formados en Reiki). Se dieron tres tipos de masaje: el sueco, de toque suave y el masaje de pies. El de toque suave incluía el Reiki. Los pacientes ingresados recibieron tratamiento de veinte minutos y los pacientes de consultas externas uno de sesenta. La ansiedad, la fatiga y el dolor fueron indicados como los síntomas más intensos, en ese orden. Incluso los pacientes que tenían alta puntuación en la escala de síntomas experimentaron cómo su intensidad después del tratamiento se había reducido a la mitad. Los autores observaron que los beneficios habían sido probablemente infravalorados, puesto que no todos los pacientes se quejaron de elevados niveles de todos esos síntomas. El mayor beneficio se halló en la ansiedad, pero incluso en el beneficio más tenue, para la fatiga, fue muy significativo en un 43 por 100. Hubo algún incremento después de la caída inicial, pero la intensidad de los síntomas no volvió a ser igual como en el período de 48 horas en los que los participantes fueron monitorizados.[15]

(NO) SÓLO PARA TERAPEUTAS

La siguiente sección es particularmente relevante para aquellas personas interesadas en la investigación, sobre todo para los expertos terapeutas de Reiki y otros profesionales sanitarios que actualmente están relacionados con la investigación sobre el Reiki.

¿QUÉ INVESTIGACIÓN NECESITAMOS Y QUIÉN PUEDE HACERLA?

Mientras se documentan los cambios biológicos que suceden durante el tratamiento de Reiki en personas sanas y en aquellas con enfermedades específicas, es importante fomentar la idea en los investigadores de que el Reiki no aborda la enfermedad, sino que conduce a la persona hacia el equilibrio. Dada la fuerza evidente de las anécdotas y la difusión del uso del Reiki en hospitales y por el público en general, es muy pragmático dejar de lado la cuestión del mecanismo de acción por el momento y centrarse en la efectividad del Reiki. Los equipos de investigación deberían estar formados por al menos tres profesionales: un médico, un investigador y un experto terapeuta de Reiki. Echemos un vistazo a algunas áreas que vale la pena investigar.

¿Puede el Reiki facilitar la motivación en la atención médica convencional?

Los planes de los tratamientos médicos y de los fármacos son útiles sólo si el paciente los sigue, y la fidelidad no es tan elevada como los médicos querrían. ¿Puede ayudar en algo el Reiki?

¿Podrían afectar unos pocos minutos de Reiki a la experiencia de las visitas de atención médica que tienen los pacientes? El Reiki podría ser ofrecido a las personas que están esperando su visita con el médico. Todos los médicos y profesionales sanitarios podrían evaluar diversas variables de las visitas, como la satisfacción con la interacción en una simple Escala Visual Analógica (VAS, por sus siglas en inglés) inmediatamente después de la visita. Los pacientes que no recibieron Reiki y el personal que los atendió podrían rellenar incluso los mismos cuestionarios y así ambos resultados podrían ser comparados.

La autosuficiencia, ese sentimiento de que podemos tomar decisiones y llevar a cabo acciones que marcan la diferencia en nuestras vidas, está relacionada con la mejoría en los resultados en pacientes que necesitan cambiar un amplio espectro de comportamientos. Si el autotratamiento de Reiki ha demostrado tener un evidente efecto sobre la autosuficiencia, podría ser un sólido argumento para incluir el Reiki en el tratamiento de una amplia gama de enfermedades, incluyendo procesos como dejar de fumar, superar adicciones y perder peso.

¿Cómo enseñar a los pacientes que el autotratamiento de Reiki afecta a sus cuidados médicos y a su bienestar general? ¿Los compromete en el cuidado de sí mismos y en la mejoría de sus resultados médicos? ¿Mejora el Reiki la fidelidad, ayudando a los pacientes a seguir los protocolos de tratamiento y el plan de medicación? ¿Formar en autotratamiento de Reiki a adultos, adolescentes y niños con enfermedades crónicas puede fomentar la estabilidad y la resiliencia si practican regularmente? ¿Podría incluso disminuir la toma de medicamentos? Se necesitan datos adicionales en estudios extensos sobre la efectividad del tratamiento de Reiki en la reducción del estrés. Datos que deberían incluir los efectos biológicos de los tratamientos en la línea de los estudios realizados por Wardell y Engebretson y los estudios escoceses.

¿Puede el Reiki afectar a los resultados médicos?

El uso del Reiki en las unidades críticas: salas de urgencias, quirófanos, cuidados intensivos, salas de neonatología, está documentado en la bibliografía médica. Éstos son entornos adecuados para los estudios clínicos, ya que cuanto más aguda sea la situación, con mayor probabilidad su respuesta al Reiki será más medible.

La cirugía ofrece un lugar obvio para documentar los beneficios que el Reiki puede proporcionar a los pacientes. Algunos parámetros dignos de estudio como la duración de la estancia en el hospital, la cantidad de medicación para el dolor y la tasa de rechazo de órganos pueden ser comparados con las mismas variables en las temas de control.

Los estudios observacionales de las estadísticas de nacimientos (duración del parto y de la estancia hospitalaria, medicación y satisfacción maternal) de mujeres que emplearon el Reiki durante el embarazo y el parto y su comparación con los controles apropiados podrían demostrar que el Reiki puede aliviar a las mujeres durante el parto. ¿Quién mejor puede administrar el Reiki que las mismas enfermeras, doctores y comadronas en quienes las mujeres confían su cuidado, sobre todo desde que el Reiki es ofrecido simultáneamente a los cuidados convencionales?

¿Puede ayudar el Reiki en la gestión de enfermedades crónicas?

Los pacientes con enfermedad de Crohn o diabetes pueden ser objeto de estudio para ver si experimentan no sólo una mejoría en sus síntomas, sino también menos complicaciones y recaídas. ¿El Reiki alivia el dolor agudo en anemias falciformes o consigue que los niños refieran menos episodios de dolor cuando practican autotratamiento de Reiki con regularidad? Cuando se investigue la aplicación de Reiki en pacientes crónicos, considera formar a los pacientes en el primer nivel. Proporcionar a los pacientes con enfermedades crónicas una habilidad que puedan utilizar en la gestión de sus síntomas y la reducción del estrés tiene unos beneficios de gran alcance y es mucho más rentable. Al mejorar su bienestar, un autotratamiento de Reiki puede también hacerles modificar comportamientos que mejorarán, sin duda, sus resultados médicos.

¿Puede el Reiki mejorar la atención de los empleados?

El sector de los cuidados médicos (y otros) puede estar interesado en formar a su personal y comparar el absentismo en el año anterior y posterior al uso del Reiki. Al estudiar los efectos del autotratamiento se evitan efectos perniciosos en la relación entre paciente y cuidador.

CONSIDERACIONES DE INVESTIGACIÓN QUE ATAÑEN ESPECÍFICAMENTE AL REIKI

La falta de una formación estandarizada ha de tenerse en cuenta cuando los investigadores estudian el Reiki. Sin una formación estandarizada, no hay modo de comparar un terapeuta con otro. Incluso si la formación fuera estandarizada, un maestro de Reiki no sería un más potente o «mejor» terapeuta. Además, el Reiki se activa según la necesidad del individuo que recibe el tratamiento. Por esas razones, sugiero estudiar el Reiki en un primer nivel. Para saber si el Reiki funciona o no, no necesitamos terapeutas de segundo nivel o maestros de Reiki para obtener resultados. Lo más cerca que podemos estar de la uniformidad entre terapeutas es formarlos como parte de un proyecto de investigación. Si los profesionales sanitarios son formados, ya tienen la experiencia clínica necesaria para trabajar con los pacientes. Si los pacientes o personas sanas que no son profesionales sanitarios son formados de ese modo, se puede estudiar el efecto del autotratamiento.

INVESTIGACIÓN *IN VITRO*

Tuve una oportunidad de hacer una incursión exploratoria en un laboratorio muy respetable. Mi alumno y yo colocamos nuestras manos sobre unas placas de Petri que contenían células en varios entornos que se emplean habitualmente en laboratorios. Pedí que se incluyeran una serie de placas que contuvieran células en un entorno estéril. Las células en un entorno estéril respondieron mejor que aquellas que estaban en entornos favorecedores. Parece razonable pensar que las células que estaban en entornos estériles tuvieran un mayor estrés, ya que su respuesta estaba de acuerdo con la experiencia clínica que muestra que las más terribles circunstancias, las más dramáticas, son las que mejor responden al Reiki. Aunque el estudio del efecto del Reiki *in vitro* puede ser tentador, dudo que sea el mejor modo de demostrar la efectividad del Reiki. Las placas de Petri no representan la complejidad de los entornos de los seres vivos, animales, plantas o humanos. Uno de las mayores ventajas clínicas del Reiki es que su simple práctica puede llevar a organismos muy complejos hacia el equilibrio. ¿Cuál es el organismo en una placa de Petri?

FINANCIACIÓN DE LA INVESTIGACIÓN

¿Afecta el Reiki a la producción de dopamina, un neurotransmisor cerebral esencial para el funcionamiento del sistema nervioso? ¿Y a las endorfinas y encefalinas, sustancias naturales relacionadas con los mecanismos de control del dolor del propio cuerpo? ¿Influye el Reiki en la expresión del ADN? Me gustaría saber las respuestas, pero ¿quién hará estas investigaciones y sobre todo quién las financiará?

Cada año se gasta en Estados Unidos cerca de 95.000 millones de dólares en investigación médica, mucho más de lo que se gasta en cualquier otro país. El 57 por 100 de ese dinero procede de las empresas farmacéuticas y el 28 por 100 de los Institutos Nacionales de Salud (NIH, por sus siglas en inglés).[16] Con los medicamentos, la responsabilidad de la investigación recae en las compañías del sector (y no irán a las diferentes partidas que pueden surgir cuando la investigación está financiada por empresas con un interés específico en los resultados). Pero ¿quién tiene interés por el beneficio en la investigación sobre el Reiki? Los fondos provienen sólo del gobierno, de los centros nacionales de medicina complementaria y alternativa y las subvenciones tienen mucha competencia.

Dado que el tratamiento de Reiki es barato comparado con los medicamentos y los procesos médicos, se podría hacer una investigación sumamente valiosa con un presupuesto relativamente bajo, pero los terapeutas sin una filiación académica tienen pocas posibilidades de obtener financiación. Si se comprueba que el Reiki reduce los costes de los tratamientos, las compañías de seguros médicos conseguirían ganancias con los reembolsos a los pacientes por un tratamiento de Reiki, al menos en situaciones específicas.

LA COLABORACIÓN EN LA MEJORA DE LA INVESTIGACIÓN

Desde que la medicina académica está empezando a reconocer el valor de las medicinas complementarias y alternativas, los más expertos terapeutas de dichas medicinas raramente tienen credenciales académicas. Se tienen que tender puentes para crear una viable y rigurosa investigación. Los terapeutas en medicinas complementarias y alternativas que están interesados en la investigación precisan formarse en el método científico. Necesitamos acceder a las bibliotecas médicas, que hasta ahora sólo han estado disponibles para los académicos. Los investigadores clínicos necesitan aprender cómo reconocer la experiencia que queda fuera del ámbito de los títulos. El compromiso de los terapeutas expertos es crucial para crear una rigurosa, significativa y creíble investigación. Estos terapeutas precisan vincularse en cada fase del diseño de la investigación, ejecución, interpretación y ser recompensados como especialistas. Los investigadores académicos están en plantilla, los terapeutas de las medicinas complementarias y alternativas se encuentran con más probabilidad en la práctica privada. El tiempo que se emplea en colaborar con los académicos no está compensado, reduciendo incluso sus ingresos que ya son de por sí inferiores a los de los titulados. Los terapeutas de medicinas complementarias y alternativas precisan cobrar. No tendremos una verdadera medicina integrativa hasta que integremos también el dinero.

El compromiso efectivo identificaría las raíces de las oportunidades de investigación y daría poder a los investigadores potenciales con los consejeros en ciencia básica y acceso a los estadísticos. La documentación básica de esas raíces podría demostrar la validez de la rigurosa elección de tratamientos y el estudio de las enfermedades.

Bajo la dirección del doctor Jeffrey D. White, el Departamento Oncológico de Medicina Complementaria y Alternativa del Instituto Nacional de Cáncer de los Servicios Nacionales de Salud está llevando a cabo unos prometedores progresos en la mejora de la calidad de la investigación de las medicinas complementarias y alternativas. Fui invitada a participar en dos de sus programas. El primero fue un grupo de discusión creado durante la primera conferencia internacional de la Sociedad de Oncología Integrativa en Nueva York en noviembre de 2004. Un grupo variado de médicos y de terapeutas de CAM compartió sus perspectivas y frustraciones con honestidad y respeto. Todos estuvieron de acuerdo en la necesidad de que hubiera una rigurosa investigación que reflejara un profundo conocimiento de las terapias que estaban siendo estudiadas.

Recientemente fui invitada a presentar el congreso de octubre de 2007 de la OCCAM, «Investigadores en cáncer y terapeutas de medicinas complementarias y alternativas: colaboraciones que se han de fomentar; haciendo avanzar la ciencia». El congreso, en sus dos días de duración, identificó los retos de la investigación de excelencia, ofreció ejemplos de cómo esos retos habían sido afrontados y dio al personal del Instituto Nacional de Cáncer, a médicos e investigadores y a terapeutas de medicinas complementarias y alternativas la oportunidad de presentar sus trabajos y crear redes de colaboración. Los vídeos de las sesiones del congreso pueden verse en el siguiente enlace: www. cancer.gov/CAM/news/conference2007.html

El patrocinio de cada diálogo exploratorio entre profesionales de variados y relevantes campos es necesario para mejorar la calidad de la investigación, haciéndola más relevante para la práctica clínica de los tratamientos médicos convencionales, las tradicionales terapias de sanación, así como a las necesidades de los pacientes. La OCCAM es pionera en la pragmática trayectoria de la complicada investigación de las medicinas complementarias y alternativas y las necesidades de los pacientes que pueden ser un modelo para otras agencias.

LA INVESTIGACIÓN QUE PUEDES HACER CON TUS CLIENTES

Los terapeutas de Reiki que quieren contribuir al conocimiento básico pueden ayudar también con una pequeña preparación y con un gasto mínimo. Prepara cuestionarios para que tus clientes los rellenen antes y después del tratamiento. Crea un formulario con categorías demográficas sencillas, como edad, sexo, grupo étnico, nivel de estudios y la enfermedad o situación que les ha llevado al Reiki. Puedes crear tu propio cuestionario si lo deseas, pero los resultados son más válidos si se usan baremos estandarizados cuando estén disponibles. Puedes también incluir una Escala Analógica Visual para anotar los cambios en el dolor y una escala de ansiedad para medir los cambios en los niveles de ansiedad de tus clientes, tal y como hice en el estudio de VIH. Puedes emplear una VAS para medir la efectividad de la sesión para mejorar la enfermedad o situación que haya llevado al cliente a ti.

VAS

¿Cuál es tu dolor AHORA MISMO?

Sin dolor -- El peor dolor posible
0 1 2 3 4 5 6 7 8 9 10

Los datos recopilados por el terapeuta no se consideran fiables, así que contrata un apartado de correos en una localización de terceros donde los cuestionarios puedan ser enviados. Decide si deseas recopilar datos antes o inmediatamente después de la sesión sólo, o si quieres recoger un tercer juego de datos unos pocos días después. Prepara con antelación tus cuestionarios. Si estás recogiendo esos tres juegos de datos, incluye un espacio para que el cliente especifique cuándo tuvo lugar el anterior tratamiento de Reiki. Deja un espacio para comentarios adicionales si así lo deseas.

Marca dos o tres juegos idénticos con el mismo número de cliente para que las respuestas previas y posteriores puedan ser comparadas y consigue sellos y sobres con destinatarios para cada juego. Para proteger el anonimato del cliente, no anotes su número. Los datos más limpios y respetables son recopilados cuando el cliente sabe que las respuestas son anónimas. Si el cliente no confiase en el anonimato de los cuestionarios, las respuestas podrían estar sesgadas para complacer al terapeuta.

Antes de empezar la sesión, da al cliente unos minutos para rellenar el primer juego de cuestionario e introdúcelo luego en un sobre. Es importante que el cliente introduzca rápido las respuestas en un sobre y que no las relea antes de marcar las respuestas posteriores a la sesión.

Para evitar el prejuicio y no complicar las cosas, pregunta a todos tus nuevos clientes sólo en su primera visita. Explícales que el propósito del estudio es incrementar el conocimiento de la efectividad del

Reiki. Deja bien claro que la participación es opcional y anónima y que no afectará en vuestra relación si el paciente decide no participar. Si no preguntas porque crees que el cliente no dará buenas respuestas, el objetivo del estudio se debilita.

CONCLUSIÓN

Mientras estamos pensando en las posibilidades de la investigación, con el acento puesto en la posibilidad, las personas sufren. ¿Qué más tenemos que saber antes de ofrecer Reiki a los pacientes?[*] Sobre la base de una fuerte evidencia de los hechos, la escasa investigación y la falta de contraindicaciones médicas, respetables hospitales, entre los cuales se cuentan los Institutos Nacionales de Salud Warren Grant Magnusson, el New York Presbiterian Hospital de la Universidad de Columbia, el Yale-New Haven Hospital, el Memorial Sloan-Kettering Cancer Center, el hospital oncológico Dana Farber de la Universidad de Harvard, el hospital de la Universidad George Washington y el M.D. Anderson Cancer Center de la Universidad de Texas, se han puesto por delante. Como dijo la investigadora y doctora Gala True, «La ciencia necesita ponerse al día con las necesidades de los pacientes».

---

[*] A continuación, se mencionan publicaciones en revistas médicas que pueden ayudar a educar a los médicos y a los profesionales sanitarios sobre cómo usar el Reiki en los entornos hospitalarios: Pamela Miles, «Palliative Care Service at the NIH Includes Reiki and Other Mind-Body modalities». *Advances in Mind Body Medicine* 20, n.º 2 (verano, 2004): 3. «Pamela Miles: Reiki Vibrational Healing». Entrevista con Bonnie Horrigan, *Alternative Therapies in Health and Medicine* 9, n.º 4 (julio/agosto 2003): págs. 74-83. Robert Schiller: «Reiki: A Starting Point for Integrative Medicine», *Alternative Therapies in Health and Medicine* 9, n.º 2 (marzo/abril 2003): págs. 20-21.

Catorce

EL REIKI
Y LA MEDICINA
INTEGRATIVA

Donde se ama el arte de la medicina, también hay amor por la humanidad.
HIPÓCRATES

La atención por la salud está en un período de cambio y la política puede variar, no sólo de una zona a otra, sino también en los grandes hospitales, de un departamento a otro. Demos un paso atrás y echemos un vistazo a lo que está sucediendo en el cuidado de la salud y cómo el Reiki podría encajar. La medicina convencional, la medicina complementaria y alternativa, la medicina integrativa y la medicina tradicional. Éstos son todos términos que están muy de moda y se utilizan, en formas contradictorias y engañosas, por los profesionales de la salud y los consumidores. La comprensión de estos términos nos puede ayudar a entender los cambios en la evolución de la asistencia sanitaria en Estados Unidos y cómo éstos afectarán a las formas de acceso al Reiki.

LA MEDICINA CONVENCIONAL

La medicina convencional es actualmente el sistema médico predominante en Estados Unidos. También conocida como biomedicina, se basa en la ciencia de la investigación biomédica y consiste principalmente en técnicas de diagnóstico médico e intervenciones tales como análisis de sangre, TAC, cirugía y medicación. Dado que la investigación está aportando luz continuamente sobre la eficacia de los aspectos estudiados recientemente, la ciencia médica está en constante evolución y los planteamientos que una vez se creyeron poco científicos, como los cambios de estilo de vida que implican el ejercicio, el control del estrés y la nutrición, se incorporan cada vez más en el tratamiento convencional.

LA MEDICINA COMPLEMENTARIA
Y ALTERNATIVA (CAM)

Esos enfoques, sistemas médicos, o técnicas que no se consideran suficientemente validados por la investigación científica son relegados al estatus de «no comprobado» y si se utilizan en lugar de las prácticas médicas estándar se denominan «alternativas», o si se utilizan además de ellas «complementarias». Se derivan en gran parte de las tradiciones médicas indígenas.

Hace algún tiempo, los médicos convencionales, las escuelas de medicina y los centros de investigación se referían a estas técnicas como «alternativas», con la suposición inherente de que eran inútiles en el mejor de los casos y, posiblemente, peligrosas. Esa percepción comenzó a cambiar en 1993, cuando un equipo de investigación de Harvard dirigido por el doctor David Eisenberg, publicó una encuesta telefónica sobre las prácticas de cuidado de la salud en la prestigiosa revista médica *New England Journal of Medicine*.[1]

El 34 por 100 de los que respondieron a la encuesta habían utilizado al menos una de las dieciséis terapias de la lista CAM el año anterior. Siete años más tarde, en su estudio de seguimiento, ese porcentaje había aumentado de manera significativa al 42 por 100.[2] Las terapias CAM eran utilizadas habitualmente por personas con enfermedades crónicas, incluyendo problemas de espalda, ansiedad, depresión y dolores de cabeza. Lo que resultó particularmente impactante para la industria sanitaria convencional fue que los estadounidenses pagaron más de su bolsillo por estos servicios (21.200 millones de dólares en 1997, con un mínimo de 12.200 millones abonados por ellos), que lo que pagaron de gastos de hospitalización, sin decírselo normalmente a sus médicos, y eso que la mayoría de los pacientes utilizaba la medicina científica convencional al mismo tiempo que otros remedios tradicionales, tales como hierbas, acupuntura y el Reiki.

Eisenberg fue el primero en publicar estos hallazgos, pero no el único académico que analizaba la situación. Los investigadores quieren saber quiénes, cuántos y por qué. La ciencia había trazado una línea entre el cuidado de la salud y el estilo de vida, una distinción que la investigación está borrando. Pero esta división ni siquiera existía en el paradigma de la sanación holística, con su enfoque en la vida saludable y la prevención, por lo que es imposible separar con precisión quién está utilizando terapias complementarias. Por ejemplo, el añadido de la plegaria, específicamente para la salud, a la lista de las terapias utilizadas, aumenta en gran medida el porcentaje de usuarios.[3]

El uso común de la plegaria para la salud es interesante frente a los estudios que muestran que los pacientes utilizan terapias complementarias, debido a que estos enfoques coinciden con sus valores[4] y que las personas que eligen terapeutas no convencionales obtienen, comparativamente, mejores resultados psicoespirituales, que los que optan por los médicos convencionales.[5] Otros estudios han demostrado que incluso las personas mayores buscan asistencia por parte de terapeutas complementarios, habitualmente, cuando la medicina convencional no aporta alivio a los problemas crónicos.[6]

Los pacientes están descontentos con la deshumanización de la medicina, los costes exorbitantes y la pérdida de control a través de la atención médica administrada, cuestiones que también preocupan a muchos profesionales médicos. Los médicos han empezado a inquietarse por cuestiones como el uso excesivo de antibióticos, las pruebas diagnósticas innecesarias y la creciente amenaza de pleitos. Buscando salir de la zona de guerra en la que, con demasiada frecuencia, se convierte la biomedicina, muchos médicos buscan, discretamente, otras vías más satisfactorias para la práctica de la medicina y de interactuar con los pacientes. Con el aumento de la presión, tanto desde dentro de la profesión, como de los pacientes, la medicina convencional ha comenzado a reconocer que las terapias CAM tienen un lugar en la atención sanitaria, ofreciendo a los pacientes algo no disponible únicamente a través de la atención médica estandarizada.

Hay algunas dolencias que no son de emergencia para las cuales los pacientes buscan ayuda utilizando terapias alternativas en lugar de procedimientos médicos más invasivos, por ejemplo, sesiones de acupuntura en lugar de la cirugía de la espalda. Cada vez más a menudo, los pacientes utilizan terapias como éstas, de forma simultánea a la asistencia médica para apoyar el bienestar y mitigar los efectos secundarios de los fármacos y los procedimientos médicos. Este papel de apoyo es de especial valor para la medicina convencional, si significa que los pacientes pueden soportar más fácilmente los duros tratamientos médicos y quirúrgicos convencionales y recuperarse más rápidamente de la enfermedad y de la cirugía.

Los principales profesionales de la medicina convencional y de las CAM reconocen que el paciente que recibe cuidados por parte de ambas perspectivas está, probablemente, recibiendo una mejor atención. La esperanza es que la colaboración entre los profesionales de la medicina convencional y los de terapias curativas tradicionales pueda crear un enfoque más amplio y más humanista en la atención sanitaria.

LA MEDICINA INTEGRATIVA

Se ha denominado «medicina integrativa» al enfoque holístico del cuidado de la salud que incorpora el de la medicina tradicional y el de la medicina convencional. Esta relación, centrada en esta estrategia, a menudo implica un equipo sanitario que no sólo se ocupa de la enfermedad, sino que también proporciona a los pacientes herramientas y motivación para reforzar su bienestar. La medicina integrativa involucra a los pacientes colaborando en la toma de decisiones y el cuidado de sí mismos, tanto de forma preventiva como cuando se necesita tratamiento. La medicina integrativa respeta la afirmación: primero no perjudicar, que es valorada por los médicos convencionales y tradicionales por igual, defendiendo el uso de intervenciones de bajo coste, menos invasivas, antes de recurrir a las medidas heroicas utilizadas tan fácilmente en los hospitales hoy en día. Un enfoque integrador atiende a las necesidades del paciente, los medios y sus preferencias.

Como señala el doctor Andrew Weil, autor de *Healthy Aging* y sabio defensor popular de la reforma sanitaria, sabremos que la medicina integrativa se ha afianzado con éxito cuando ya no veamos calificativos como «convencional», «tradicional» o incluso «integradora». Cuando la medicina integrativa se haya convertido en una práctica habitual, tendremos una buena medicina para todos.

La medicina convencional a menudo cita la escasez de investigación como un obstáculo para la integración de las terapias tradicionales en la atención estándar. Dada la relativa seguridad de la mayoría de las terapias CAM y el triste historial de la ciencia en proteger al público de los peligros reales, esta perspectiva no tiene sentido. Recuerdo el escándalo de la talidomida, cuando yo era una niña, los bebés nacían con defectos de nacimiento debido a que a sus madres les habían prescrito el fármaco durante el embarazo. ¿Y qué decir del dietilestilbestrol (DES)? Lo inconcebible es que ambos fármacos fueron dados a mujeres embarazadas. Más recientemente hemos visto este tipo de tragedias generalizadas, como el encubrimiento de los datos que vinculan el analgésico Vioxx con el ataque cardíaco y el derrame cerebral, y el descubrimiento de que los antidepresivos eficaces en adultos pueden alterar a los adolescentes hasta el punto de cometer suicidio. Estos fármacos nunca fueron probados en adolescentes.

Mientras tanto, ¿cuántos estudios de doble ciego se efectuaron en la cirugía de *bypass* cuádruple antes de que se utilizase? Ninguno. De hecho, la cirugía de *bypass* se practicó durante trece años antes de que fuese estudiada. Aunque a todo el mundo le gustaría ver más investigación, la práctica clínica de la medicina no está tan estrechamente vinculada a la investigación, como algunos científicos quisieran.[7]

El problema no es tanto que un insignificante organismo de investigación apoye la CAM, sino que es una carencia educacional.* Los médicos se sienten más cómodos innovando cuando utilizan herramientas familiares en un paradigma que entienden y en el que confían. Incluso si a los médicos se les enseña el paradigma de la medicina holística natural, a partir de la cual se derivan las terapias tradicionales de sanación, ¿cómo pueden sentirse cómodos usando estas terapias? Una vez que los médicos entiendan la lógica que hay detrás de las terapias tradicionales, no científicas, serán capaces de guiar a los pacientes con mayor habilidad y de manera realista, integrando estas terapias en la sanidad.

LA MEDICINA TRADICIONAL

Los sistemas médicos tradicionales como el Ayurveda de la India, la medicina china y la tibetana, aunque no se apoyen en la ciencia moderna, sin embargo, se basan en la observación y la lógica. No hay nada mágico acerca de estos sistemas médicos, aunque los resultados lo puedan parecer para alguien que no entienda el mecanismo de acción. Por ejemplo, a pesar de haber sido utilizada durante miles de años, la acupuntura parecía inverosímil para los médicos convencionales que carecían del conocimiento de la medicina china.

---

* Los estudios de la CAM están cada vez más disponibles en las Facultades de Medicina, pero se necesita una educación más integral para que los médicos puedan estar más familiarizados en esta área. El programa de medicina integrativa (PIM) en la Universidad de Arizona anima a los médicos a experimentar actualmente diversas CAM, aprender algunas habilidades básicas y crear relaciones de trabajo con profesionales creíbles. Dos textos médicos que tratan específicamente de Reiki son *Kaplan and Sadock's Synopsis of Psychiatry: Behavioral Sciences, Clinical Psychiatry*, por los doctores Benjamin James Sadock y Virginia Alcott Sadock, (pág. 865) y *Complementary Therapies in Rehabilitation: Evidence for Efficacy in Therapy, Prevention, and Wellness*, por la doctora Carol Davis (capítulo 14).

Mientras que la ciencia médica podría seguir siendo escéptica con la teoría médica china, cada vez hay más pruebas de la eficacia de la acupuntura y, aunque todavía no se puede documentar cómo funciona la acupuntura, los investigadores están probando una variedad de aplicaciones. Existe una clara evidencia de que la acupuntura funciona para náuseas y vómitos, dolor facial, dental, dolor en la rodilla producido por la osteoartritis, y alguna evidencia de que también funciona en el dolor de espalda, de cuello y de cabeza, pero la ciencia no puede decir sencillamente que la acupuntura funciona. Esto nos lleva a establecer una importante diferencia entre los sistemas médicos tradicionales y la biomedicina. Debido a que los sistemas médicos tradicionales no dependen exclusivamente de la verificación externa, sino que también emplean habilidades intuitivas precisas, anticipan grandes avances en la comprensión y el conocimiento. Los avances en la terapéutica tradicional se basan en el conocimiento existente en lugar de revertirlo. Esto está en marcado contraste con la medicina científica, donde el último avance, a menudo, socava o contradice lo último aprendido.

Desde un punto de vista médico indígena, es primordial fortalecer el bienestar existente; la mejor manera de tratar la enfermedad es prevenirla. Un antiguo texto médico chino *The Yellow Emperor's Classic of Medicine* (Canon de Medicina Interna del Emperador Amarillo) lo expresa así: «El tratamiento de la enfermedad, una vez que ha comenzado, es como la supresión de la rebelión después de que haya estallado. Si alguien excava un pozo cuando tiene sed, o forja las armas después de estar involucrado en la batalla, uno no puede evitar preguntarse: ¿No es demasiado tarde para estas acciones?».[8]

El conocimiento disponible en otros sistemas indígenas que no han llegado a ser tan sistematizados, como la medicina africana y la nativa americana, sigue siendo sorprendentemente sofisticado. Las terapias tradicionales, cuando son aplicadas por un médico experto, pueden ser tan útiles con los azotes contemporáneos como con las enfermedades más comunes. Por ejemplo, el doctor Michael Smith, un acupunturista del Lincoln Recovery Center en el Bronx de Nueva York, fue capaz de dar apoyo a las personas con SIDA, incluso antes de que la enfermedad fuese identificada por los centros de control de enfermedades. La medicina asiática identifica una disfunción en el sistema y procura restablecer el equilibrio, por eso Smith fue capaz de abordar áreas con funcionamiento debilitado sin conocer los patógenos invasores. Los objetivos del tratamiento en la medicina tradicional china son siempre multidimensionales, pues intenta proporcionar alivio de los síntomas, mejora inmunológica, y en este caso, una reducción de los efectos secundarios de la medicación.

Por otra parte, la medicina convencional es reduccionista y se centra en la enfermedad. Considera la enfermedad en grados de especificidad y objetivos de curas que se puedan aplicar a una amplia variedad de pacientes. Aunque la Organización Mundial de la Salud (OMS) ha reconocido la buena salud como algo más que la ausencia de enfermedad, el enfoque de la medicina convencional en la enfermedad ha impedido elaborar un modelo para la salud. El problema es que nadie se siente como un conjunto de órganos, sujetos con velcro, que se puedan desmontar, reemplazar y volver a montar hasta que caduque la garantía.

Los planteamientos médicos tradicionales son holísticos, pues abordan todos los aspectos del ser del paciente: el cuerpo, la mente y el espíritu, funcionando como un sistema complejo. Primero se preocupan por el paciente, reconociendo la singularidad de cada individuo y hacen frente a la enfermedad en el contexto de la persona en concreto que la experimenta. Al considerar que la curación procede del interior, la medicina tradicional pretende mejorar el bienestar en general, lo que permite al paciente hacer frente a la enfermedad de manera más efectiva. En lugar de reducir al paciente a órganos, o incluso a células de forma aislada, los planteamientos holísticos consideran no sólo a la persona en su totalidad, sino también la forma en que ella funciona como parte de un todo mayor, social, cultural y espiritualmente. Donde la medicina holística procura involucrar y fortalecer la capacidad del cuerpo para sanar, la medicina convencional, a menudo, reemplaza o anula el mal funcionamiento sin abordar la cuestión de fondo.

Desde una perspectiva tradicional, por ejemplo la de aquellos americanos, especialmente pero no exclusivamente inmigrantes recientes, que nunca han adoptado del todo la medicina convencional, ya que prefieren confiar en las formas tradicionales para evitar o hacer frente a la enfermedad, la medicina occidental convencional puede parecer torpe y miope, como si pusiéramos parches en la grieta del techo del tercer piso, sin tener en cuenta que los cimientos se están hundiendo. Estas personas pueden ir, o no, finalmente al médico, pero no corren a visitarse por cada dolor de garganta, achaque o molestia. Su salud se debe, principalmente, a lo que los médicos llaman estilo de vida, decisiones cotidianas, tan mundanas, como adaptar la dieta a los cambios de estación, por ejemplo, o recurrir al jengibre, al ajo o incluso al aguardiente para calentar el cuerpo cuando hace frío.

Las personas que adoptan una medicina tradicional no se sorprendieron cuando la ciencia decidió que el frío no es la causa de la enfermedad. Su experiencia y sentido común les dice que pasar frío desequilibra y, cuando el sistema se desequilibra, no funciona de manera óptima y es más fácil enfermar. Estas personas suelen buscar atención médica en un miembro de confianza de la comunidad, a veces llamado el «médico descalzo».

Por otra parte, sería ingenuo, si no imprudente, ignorar los avances tecnológicos de la medicina moderna en favor de un enfoque natural, menos eficaz, una vez que el proceso de la enfermedad ha avanzado. Esta perspectiva es potencialmente peligrosa y del todo innecesaria, ya que estos enfoques se pueden combinar con habilidad.

LA PROMESA DE LA MEDICINA COLABORATIVA

Aunque puede que no parezca que estas perspectivas divergentes puedan ser cualquier cosa, menos opuestas, cuando se utilizan conjuntamente con habilidad, estos enfoques no sólo se pueden apoyar entre sí, sino también ofrecer la mejor atención posible al paciente. Por ejemplo, la medicina convencional proporciona inyecciones de insulina a los diabéticos para reemplazar la que el páncreas no secreta. Esto es un gran logro de la ciencia moderna, pero ¿y si combinamos el tratamiento de insulina con terapias como el Reiki, que parece equilibrar el sistema endocrino y puede reducir la necesidad de administrar insulina o retrasar la progresión de la enfermedad y sus complicaciones? Este planteamiento innovador se vuelve más deseable en enfermedades como la diabetes del adulto, que sólo afectaba a los adultos y que ahora empieza a aparecer en la infancia. Una solución médica o medida provisional, que funciona desde hace años, y que podría mantener estable a un adulto, ya no va tan bien cuando se inicia en la infancia (por supuesto, la reciente medicina holística intentaría entender por qué la salud general de nuestra nación está en declive).

La ironía es que la gente confunde estos sistemas médicos tradicionales, a menudo con muchos siglos de uso y experiencia a sus espaldas con prácticas New Age, menos sólidas. No sólo los enfoques médicos tradicionales se adhieren al principio hipocrático: «Lo primero es no perjudicar», sino que son por definición más conservadores que los de la medicina convencional, pues utilizan métodos lo menos invasivos posible, mientras se restablece la fortaleza y el bienestar general del paciente. Lao Tzu expuso hace más de 2.500 años: «Si no puedes avanzar una pulgada, retrocede un pie», lo que significa que un experto terapeuta hace lo mínimo posible para que la persona pueda mejorar. Los sistemas médicos tradicionales reconocen que, a largo plazo, la manera más directa de actuar no es necesariamente la mejor para el bienestar general de la persona.

SANACIÓN CON O SIN CURACIÓN

La sanidad convencional tiende a centrarse en la gestión y cura de la enfermedad. No se suele poner especial atención en la sanación y el mantenimiento del bienestar general, principalmente en los planes de asistencia administrados. Pero cualquier persona con un problema de salud sabe que ambas cosas son valiosas. Si todo esto no sucede de forma automática y tenemos que encontrarlo en diferentes lugares, es útil entender la diferencia entre los dos.

La cura es objetiva y específica de la enfermedad. Nosotros dependemos de los especialistas y la tecnología para confirmar si, y cuando, se puede dar como curado algo más complejo que un resfriado o una gripe. Pero, aunque todavía estemos lejos de gozar de salud, nos pueden etiquetar como «curados». Los pacientes a menudo se sienten excluidos del proceso de curación, pasivos y angustiados, y esto no ayuda en los resultados médicos. En las peores situaciones, la gente realmente muere por los procedimientos agresivos que se llevan a cabo para curar. Es evidente que la cura no es deseable en sí y de por sí, únicamente en el contexto de la salud general y el bienestar. Aquí es donde entra en juego la sanación.

La sanación consiste en la alineación de nuestro cuerpo, mente y espíritu. Nos dirige a los lugares donde nuestras vidas están en nuestras propias manos. No hay ninguna declaración jurada que garantice la curación. La curación es subjetiva y requiere de nuestra participación activa.

LA CURACIÓN EN SUS PROPIAS PALABRAS

Helen me dijo enseguida que había venido a recibir Reiki sólo para complacer a su jefe, un contable que había sido durante mucho tiempo cliente mío. Él odiaba ver cómo luchaba por la vida una buena empleada y se ofreció a financiar sus sesiones de Reiki. Helen no estaba muy interesada en lo que yo le iba a ofrecer, fuera gratuito o no. Se sentó erguida y orgullosa en mi camilla de tratamiento aquella cálida tarde de septiembre, delgada y hermosa con sesenta y cinco años de edad, haciendo una ligera mueca de dolor a causa de su tercera repetición del cáncer, que había hecho metástasis de los pulmones al hígado y ahora a la columna vertebral. Mirándome a los ojos dijo con su voz ronca y desafiante: «Yo no soy una buena candidata para este tipo de cosas. No quiero dejar de fumar y no voy a cambiar mi dieta».

Me encantó su coraje y decidí actuar del mismo modo. «Eso es bueno», le dije, «porque yo no voy a pedirle que deje de fumar o cambiar su dieta». Hice una pausa estratégica antes de añadir: «Yo ni siquiera le voy a pedir que viva».

La chispa en sus ojos me dijo que ya me la había ganado. Incluso a su edad, nadie había apoyado su derecho a elegir.

Continué: «Quizás hay algo más que puedo hacer por usted. Tal vez tiene miedo al dolor o sólo quiere volver porque le gusta. ¿Por qué no hacemos un tratamiento y luego me dice si hay algo más que yo pueda hacer por usted?».

Sus labios resecos esbozaron una sonrisa mientras yacía cuidadosamente boca abajo. Una hora más tarde, ella se sorprendió por lo tranquila y revitalizada que se sentía.

—¿Qué es lo que desea? –le pregunté una vez ya se había incorporado.

Helen respiró hondo. «Me asusta el dolor», admitió, «pero sobre todo quiero estar con mi hija cuando dé a luz a nuestro primer nieto en las vacaciones. Ellos viven en Oregón. Y ella me miró duramente. «Tengo que seguir trabajando hasta entonces para mantener las prestaciones médicas que necesito».

Yo le dije que pensaba que podríamos alcanzar esos objetivos, si trabajábamos juntas con regularidad. Ella vino cada semana a recibir tratamiento, pasó un mes en la Costa Oeste en vacaciones, se encontró con su nieto y murió en paz en su casa mientras dormía el mes de mayo siguiente.

El objetivo de Helen nunca fue curarse. Aunque a mí me parecía que todavía tenía muchos motivos para vivir, ella no mostró ningún interés en curar, o incluso en la gestión a largo plazo del cáncer que fue apoderándose de su cuerpo. Sin embargo, expresó claramente que quería sanar.

Helen tuvo que buscar fuera de la asistencia médica la sanación del Reiki y tuvo la suerte de ser capaz de hacerlo. Sin embargo, a veces es posible encontrar el Reiki dentro del sistema oficial.

LA ENSEÑANZA DEL REIKI EN EL ÁMBITO HOSPITALARIO

En el año 1995, el asistente social Robert Schmehr, se enteró de los cursos de Reiki que estaba dando en Gay Men's Health Crisis (GMHC). Schmehr era en aquel entonces psicoterapeuta en el Departamento de VIH del Beth Israel Medical Center de la ciudad de Nueva York. La administración acababa de dar luz verde a su visión para apoyar la atención del VIH convencional con terapias complementarias como el Reiki. En ese momento, los pacientes comenzaban la terapia antirretroviral de gran actividad (TARGA), luchando con los efectos secundarios. Se esperaba que la enseñanza del autotratamiento de Reiki a los pacientes ambulatorios les diera una herramienta para mejorar su calidad de vida. Los cursos comenzaron en enero de 1997 después de una presentación inicial al personal.

Las clínicas de VIH del centro de la ciudad como ésta brindan atención principalmente a un segmento marginado de nuestra sociedad, personas que tienen débiles lazos familiares y apoyo social y que no están en condiciones para navegar por la burocracia de los programas de apoyo del gobierno. Muchos pacientes vienen con diagnósticos múltiples, incluidos los psiquiátricos. Las historias de abuso de sustancias, la falta de vivienda y el excarcelamiento es algo común. El uso de drogas inyectables es el principal factor de riesgo para la infección por VIH en aproximadamente tres cuartas partes de los pacientes de la clínica. Algunos de mis alumnos de Reiki en el Beth Israel fueron diagnosticados con enfermedades mentales que van desde la ansiedad y la depresión a trastornos psicóticos, que fueron gestionados lo suficientemente bien como para que pudieran formar parte de un programa de grupo.

Los cursos se llevaron a cabo en cuatro días sucesivos y los pacientes comenzaron a practicar el Reiki inmediatamente. El interés en el programa se extendió mientras el personal del Beth Israel era testigo de los beneficios que el Reiki aportaba a sus pacientes. Al igual que en las clases en GMHC, los cambios físicos comentados por los alumnos incluyeron el alivio del dolor crónico, dolores de cabeza y corporales, así como la mejoría del sueño y la digestión. Los médicos y psiquiatras del Beth Israel observaron otra dimensión de beneficio en los pacientes que practicaban el Reiki: los estados de ánimo, la capacidad para afrontar la situación y el funcionamiento en general mejoraron y su relación con los profesionales de la salud se hizo más fuerte a medida que los pacientes se convertían en partícipes en el cuidado de su salud. Schmehr señaló esto como un valor añadido en una clínica especializada, haciendo este programa asequible para las personas que habitualmente tenían dificultades para obtener servicios sanitarios de alta calidad.

«El Reiki es una herramienta importante para ayudar a crear seguridad a los pacientes», dijo Schmehr. Él y otros profesionales de salud mental en la clínica observaron un aumento de autoconciencia en los pacientes que practicaban el Reiki. «A medida que los pacientes se vuelven más conscientes de sí mismos –observó–, tienen opciones más saludables para gestionar el estrés y el dolor». Muchos de ellos comentaron que el uso específico del autotratamiento del Reiki les ayudaba a mantenerse alejados de las drogas. Algunos pacientes que estaban automotivados en reducir la medicación psiquiátrica utilizaron el Reiki para reducir la dosis o dejar de depender de ella por completo, bajo la supervisión de su psiquiatra. Otros pacientes, que habían sido irregulares en la toma de los medicamentos necesarios, consiguieron una nueva conciencia de sí mismos, lo que les ayudó a reconocer su necesidad de medicación y se mostraron más motivados para tomar sus medicinas con regularidad.[9]

Según Schmehr, «El curso de Reiki hizo que el diálogo sobre la salud cambiase a un nuevo nivel». Y para aquellos pacientes que desconfiaban de la medicina convencional, el Reiki era «como una ofrenda de paz». Sentía que la práctica permitía a los pacientes saber que el personal se preocupaba por ellos y los pacientes comenzaron a confiar en el personal. Fue muy importante que a los pacientes se les ofreciese una oportunidad educativa no autoritaria en el contexto de un ambiente médico.

Aprendí mucho enseñando en estos cursos. Me di cuenta de que, incluso en ese momento, ya había muchos médicos que estaban sinceramente interesados en las terapias complementarias, pero no podían ver su camino más allá de la enorme brecha cultural. Una vez que empecé a dar formación en el hospital, fui vista como «legítima», y los médicos se me acercaban para hacerme preguntas, a menudo con el deseo de aprender Reiki. Observé su frustración. Querían ofrecer a sus pacientes un mayor apoyo, pero no sabían cómo obtener la ayuda que podría estar disponible fuera del sistema asistencial convencional. Estos médicos no sabían cómo identificar un buen terapeuta holístico y tampoco cómo hablarle si lo encontraban. Reconocían las diferencias de lenguaje y culturales y estaban perplejos de cómo subsanar esto. Los médicos habían observado los cambios positivos en sus pacientes que habían utilizado el Reiki y querían saber más. Los cursos en las clínicas de VIH (Schmehr posteriormente también los puso a disposición en los Departamentos de VIH en los hospitales St. Luke y Roosevelt) eran sólo para los pacientes, por lo que los médicos empezaron a acudir a mis cursos de Reiki fuera del hospital. Practicaron en sí mismos y muchos introdujeron momentos de Reiki en su atención médica de rutina. El Reiki puede ayudar a los pacientes y médicos por igual a encontrar una forma de sanación, para llegar a la totalidad, incluso en los confines estrictos de la biomedicina. Michel, un paciente en la Clínica Morningside en el St. Luke, llegó de la costa dorada, cuando fue diagnosticado de SIDA. Hablaba francés y entendía algo de inglés. Hice todo lo posible para subrayar los puntos importantes en francés, teníamos un traductor ocasional y nos conectamos a través del Reiki. Al final del curso, Michel dijo, «Ahora, cuando me miro en el espejo, veo que no estoy solo».

EL REIKI PUEDE FAVORECER CUALQUIER PLAN DE TRATAMIENTO

¿Es el Reiki lo único que se necesita? El sentido común nos dice que no. No hay nada que cubra todas las necesidades en todo momento.

Incluso en plena salud, una buena noche de sueño no nos salva de la necesidad de una buena comida, compañía y estimulación mental. Cuanto más enferma esté la persona, más probablemente necesitará otro tratamiento.

Aunque el Reiki raramente es todo lo que un paciente necesita, esta suave práctica de sanación puede cubrir una necesidad importante en el cuidado de la salud, facilitando la fase de diagnóstico y de la prestación de la atención convencional. La armonización del Reiki, la influencia de la relajación parece sentar las bases para una atención más eficaz y una mayor satisfacción por parte del paciente y el cuidador. El Reiki proporciona una reducción del estrés casi inmediata. Un paciente más tranquilo, más centrado, no sólo es más fácil de cuidar y más seguro para estudiar con pruebas invasivas como el pielograma intravenoso, la resonancia magnética y la biopsia de la médula ósea, sino que también es más propenso a involucrarse en el proceso de los cuidados. Los beneficiarios del Reiki comentan la sensación de unión con el terapeuta y con terceros, los médicos han observado que el Reiki parece mejorar la relación entre el paciente y el personal sanitario.

El Reiki parece que prepara al paciente para la sanación, sin importar la intervención biomédica que se necesite y lo envía sin señales de alarma al personal médico. No existen contraindicaciones conocidas, en ningún momento es peligroso, de hecho, el Reiki añade una dimensión curativa incluso en las pruebas más invasivas o tratamientos como la biopsia de médula ósea o la cirugía.

La gente, por lo general, indica que se siente confortada incluso con un breve tratamiento de Reiki y muchos pacientes afirman que acelera el tiempo de recuperación. Se ha demostrado eficaz en el tratamiento de la ansiedad y el dolor y puede hacer que sea posible reducir la medicación. El doctor Lewis Mehl-Madrona, anciano sanador nativo americano, ha estado integrando terapias complementarias y prácticas nativas con la medicina convencional durante veinticinco años. Incluso antes de que yo lo formase para practicar Reiki, este consumado médico/sanador observó: «Una vez que se añade el Reiki al plan de tratamiento, todas las demás intervenciones parecen funcionar mejor». El Reiki puede cambiar suavemente la conciencia del paciente, redirigiendo su atención hacia el bienestar. La medicina tradicional considera este cambio de conciencia necesario para que haya una mejoría duradera.

Muchas veces me he preguntado cuál sería la diferencia si el Reiki estuviese disponible para los pacientes que esperan en los consultorios médicos y las salas de emergencia. Incluso los que no conocen los beneficios específicos del Reiki pueden apreciar que tener a alguien centrado en su bienestar, ofreciéndole una delicada atención, no invasiva, es posiblemente una ventaja. El paciente que recibe más atención en general está mejor que el que recibe menos.

¿CUÁLES SON LAS OPCIONES PARA EL CUIDADO INTEGRAL?

La atención médica integral está disponible en una amplia gama de lugares donde se puede obtener un cuidado muy científico y de la misma manera alguna atención a un estilo de vida centrado en la comodidad, que sólo haya que llamar al médico cuando es necesario. Cada paciente tiene que elegir cuál de las opciones disponibles en su área se adapta mejor a sus necesidades y preferencias. El tiempo dedicado a investigar las distintas posibilidades y entrevistar al personal es un tiempo bien empleado. Mejor hacerlo ahora, para reforzar tu bienestar, que cuando surja un problema de salud ya tengas un equipo en tu área.

Un número creciente de hospitales están respondiendo a la demanda del consumidor mediante la inclusión de las terapias complementarias en la carta de servicios disponibles para los pacientes. Si recibes atención médica en una clínica, asegúrate de los servicios disponibles e informa al personal sobre lo que estás buscando. La medicina es un negocio y muchas clínicas han añadido el Reiki y otras terapias en respuesta a la demanda de los pacientes.

Los pacientes también pueden recibir atención médica y prestaciones de asistencia complementaria en ambulatorios médicos integrales privados. A menudo, la atención es supervisada por un médico que remite a otros profesionales, si es necesario; pero a veces la atención es proporcionada por médicos, principalmente convencionales, que han aprendido unos «trucos» de CAM, así que asegúrate de preguntar exactamente cómo se organiza cada centro que investigas. El personal puede, o no, tener reuniones con los pacientes en las que colaboren en los casos.

También hay médicos de atención primaria cuyas habilidades y formación son principalmente convencionales, pero que practican la medicina integrativa, remitiendo a los pacientes a los profesionales complementarios locales. Estos médicos pueden estar más o menos bien informados sobre las opciones de cuidado no médico, pero saben el papel que estas terapias desempeñan en la atención de salud y tienen una red de profesionales locales de confianza. Disponer del cuidado combinado por parte de un médico convencional, de mente abierta, en acuerdo con sanadores tradicionales experimentados, proporciona una atención médica con una perspectiva amplia y profunda experiencia.

También hay pacientes que prefieren gestionar su atención sanitaria por sí mismos. A menudo reciben la mayor parte de cuidados por parte de profesionales no médicos y consultan a su médico en función de la necesidad.

Tómate tiempo, no sólo para investigar las opciones de tu zona, sino también para aprender sobre ti mismo como paciente, para que sepas qué puede ayudarte mejor. ¿Llamas a tu médico al primer estornudo o visitas a tu acupuntor como un reloj en cada cambio de estación? ¿Te muestras pasivo o interactivo con tu médico de cabecera? ¿Cómo ves a tu médico, como una autoridad o como un colaborador experto?

No es razonable suponer que obtendrás la mejor atención complementaria en un centro médico convencional, donde la apreciación de las terapias complementarias se puede filtrar a través de un sistema de valores decididamente médico, o donde pueden añadirse sólo por reputación. Tienes que leer entre líneas. Por ejemplo, un sitio web de un hospital que establece que todos los profesionales tienen que ser licenciados, obviamente, se suscribe a la jerarquía médica convencional (la mayoría de las terapias complementarias no tienen licenciatura). Otro sitio web de otro hospital aconseja a los pacientes comprobar que el profesional está dispuesto a comunicarse con el oncólogo, pero que es probable que el oncólogo no esté disponible o carezca de interés en esta conversación. Dicho esto, si crees que recibes una atención segura sólo en un entorno médico, cumple con tu preferencia.

EL REIKI Y EL SEGURO MÉDICO

En estos momentos, la única manera de que el Reiki esté cubierto por el seguro es cuando se incluye como parte de un tratamiento reembolsable, como la fisioterapia, el masaje o los cuidados paliativos, o sea efectuado por una enfermera o personal licenciado en salud como parte de la atención habitual. Según el doctor James Dillard, director médico de medicina complementaria y alternativa en los planes de salud Oxford de United Health Group, es poco probable que el seguro te cubra el Reiki. En cambio, Dillard aconseja a los clientes considerar la disponibilidad de pólizas de seguros médicos (MSA, por sus siglas en inglés) en sus lugares de trabajo. Hay varios tipos de MSA: pólizas de ahorro de salud (HSA), pólizas de gastos flexibles (FSA) y las pólizas de reembolso de salud (HRA). Cada una es una variante específica de una nueva estrategia para ayudar a aliviar la carga de los costes sanitarios mediante la asignación de dólares, antes de impuestos, para los gastos relacionados con el cuidado de la salud. La definición de gastos aceptables varía, así que asegúrate de investigar cuál es la mejor opción para tus necesidades y verificar que el Reiki es un gasto admitido. Dillard ve esto como el escenario más probable en el que el Reiki esté cubierto.

EL REIKI Y LA LEY

Cada estado crea sus propias leyes que rigen la práctica médica. Además, puede haber leyes locales que afecten a la prestación del servicio sanitario, como las que restringen la práctica del Reiki o incluso el masaje. Muchas legislaciones estatales no han seguido la tendencia actual de incluir las terapias complementarias y alternativas en el cuidado de la salud. La buena noticia es que, en general, no se está siguiendo esta ley obsoleta.

Aunque el Reiki está ampliamente considerado como no invasivo, todavía hay áreas en las que la práctica profesional del Reiki podría encontrarse con errores legales (no he oído hablar de preocupaciones relativas a los alumnos que practican en casa). Los clientes y profesionales que se preocupan por los aspectos legales de la práctica en su área tienen que informarse de las ordenanzas locales y leyes estatales. El asesoramiento jurídico, como el consejo médico, está más allá del alcance de este libro y no es su intención. Más bien, me gustaría enmarcar ampliamente la situación para que los lectores que deseen investigar estas cuestiones tengan una base desde la que hacerlo. Mientras leas, por favor, ten en cuenta que las opciones para el cuidado de la salud son también opciones espirituales. Cuando se trata de confiar nuestras vidas y las vidas de aquellos que amamos al cuidado de otro, elegimos lo que creemos, lo que es real para nosotros, dentro de nuestras posibilidades financieras. Las leyes que limitan nuestra capacidad de elegir, de acuerdo a nuestras creencias y nuestros valores, cuando más se necesitan, deben ser analizadas con mucho cuidado.

Las leyes estatales definen y autorizan la práctica de la medicina. La definición de la práctica médica es suficientemente amplia en la mayoría de los estados que incluyen todas las artes curativas. Algunos de los servicios de atención a la salud están específicamente exentos. Por ejemplo, el tiempo que las enfermeras practiquen dentro del ámbito de la ley de enfermería no es vulnerable a la acusación de practicar la medicina sin licencia. Sin embargo, la práctica de una terapia como el Reiki, para la que no existe licencia estatal, podría interpretarse que queda bajo la jurisdicción de la ampliamente definida práctica legal de la medicina. Los profesionales de la salud sin licencia podrían, por lo tanto, técnicamente ser vulnerables de ser acusados de practicar la medicina sin licencia. Entonces, ¿por qué no autorizar el Reiki del mismo modo que se autoriza la acupuntura?

La ley de licencias está destinada a proteger al público de los practicantes no cualificados, de las modalidades, que se entiende, que puedan comportar un riesgo. Como el Reiki se practica en gran parte en casa como cuidado personal y está considerado universalmente como no invasivo y además no comporta ningún riesgo, es poco probable que cualquier legislación estatal invierta el tiempo y el dinero necesarios en crear licencias para la práctica del Reiki. Pero, sin una exención legal específica, la práctica del Reiki podría caer bajo la definición legal de la práctica médica.

Además, el Reiki puede incluirse bajo la ley de licencias del masaje, en las ordenanzas estatales o locales. Actualmente, los estados que regulan el masaje y no incluyen el Reiki bajo la misma regulación, siempre que el Reiki se esté practicando sólo son: Alabama, Delaware, Hawái, Luisiana, Maine, Maryland, Missouri, Nueva York, Nueva Hampshire, Nuevo México, Carolina del Norte, Texas, Utah y Virginia occidental. Estos estados no regulan ni el masaje ni el Reiki: Arkansas, California, Colorado, Kansas, Michigan, Minnesota, Montana, Oklahoma, Pensilvania, Vermont y Wyoming. En Florida, el Consejo de la Terapia del Masaje ha emitido una interpretación que requiere específicamente que los practicantes de Reiki tengan licencias de masaje. Massachusetts e Indiana son estados que están tramitando disposiciones legales sobre este asunto. Debido a que la situación legal va evolucionando, es vital que los profesionales estén al corriente.

En el año 2000, Minnesota respondió a un movimiento común, pasando una factura de asistencia sanitaria libre, lo que despenalizó la práctica de los tratamientos de salud sin licencia de bajo riesgo. La nueva ley de Minnesota exime a los terapeutas de los cargos criminales de practicar la medicina sin licencia, siempre y cuando no formen parte de una lista detallada de conductas prohibidas, tales como: la punción de la piel, administración de medicamentos con receta o sustancias controladas, proporcionar un diagnóstico médico y otras. Estos profesionales también tienen la obligación de proporcionar a los clientes un formulario de previo aviso, personalizado, llamado Declaración de los Derechos del Cliente, en el que se les informa de que no están autorizados por el Estado como profesionales de la salud, sólo lo que corresponde a su educación, formación y a lo que es la naturaleza o la teoría básica de su práctica. Aunque los terapeutas no están obligados a registrarse antes de empezar a ejercer, el estado ha establecido una oficina para tramitar las denuncias sobre este tipo de profesionales.

Diane Miller, abogada de Minnesota, trabajó en el proyecto de reforma de la ley de salud Minnesota Natural, un grupo determinado de defensores de la libertad de salud, redactando el proyecto de ley original y actuando como uno de sus principales defensores. Desde entonces, Rhode Island, California y Luisiana han creado su propia versión de la libertad en la sanidad y nueve estados han puesto en vigencia una legislación similar. Veinticinco estados más están ahora yendo en esa dirección. Todo esto es una respuesta al activismo común. Puesto que la ley médica varía mucho de un estado a otro, la ley estatal debe ser estudiada en cada estado y negociar los puntos particulares, de acuerdo a los temas populares que se defendieron y el clima político en la capital del estado. Idaho y Oklahoma han sido históricamente los estados libres para los practicantes sin licencia.

Diane Miller fundó la National Health Freedom Action (NHFA), www.nationalhealthfreedom.org para apoyar a los organizadores comunes en otros estados. La NHFA es una firme defensora de la jurisdicción del Estado sobre temas relativos a las prácticas para el cuidado de la salud y trabaja en proteger los derechos del estado que amparan a sus ciudadanos. Apoyan ampliamente el acceso del consumidor a todas las opciones para el cuidado de la salud y trabajan para proteger la diversidad dentro y entre las culturas sanitarias del estado. La NHFA ve las leyes estatales de práctica como una vía para fomentar la innovación en la asistencia sanitaria.

Los médicos pueden estar comprensiblemente preocupados por la responsabilidad en la integración de procedimientos complementarios o alternativos de sanación como el Reiki en su práctica médica, o incluso cuando los pacientes piden opinión sobre estas terapias. Michael H. Cohen está al frente de este nuevo campo de la ley CAM. En un artículo publicado en la revista médica *Annals of Internal Medicine*, Cohen y su coautor, el doctor David Eisenberg, ambos de la Facultad de Medicina de Harvard, ofrecieron una guía coherente para que los médicos la tuviesen en cuenta al recomendar una terapia que se encuentra fuera de la práctica convencional. Sugieren encontrar respuesta a dos preguntas:

- ¿La terapia es segura?
- ¿Es eficaz?

Si el tratamiento es seguro y eficaz, no hay ninguna razón para no recomendarlo, según Cohen y Eisenberg. El Reiki está sobradamente considerado seguro, pero los investigadores sólo están empezando a investigar su eficacia. Los médicos que tienen experiencia de primera mano en el Reiki pueden recomendarlo con total confianza y el creciente número de hospitales donde se ofrece el Reiki indica que se trata de una evaluación común. Sin embargo, para los médicos que están de acuerdo en que el Reiki (o cualquier otra terapia CAM) es seguro, pero no están convencidos de su eficacia, Cohen y Eisenberg sugieren tolerancia con el uso de esta terapia por parte de sus pacientes.[10] La página web de Cohen, www.camlawblog.com, es un recurso inestimable.

EL REIKI Y LA SALUD PÚBLICA

El Reiki está sanando profundamente a aquellos que han sido traumatizados de alguna manera: violación, crimen, guerra, terror o tortura. El tratamiento de Reiki vuelve a reconectar rápidamente a la gente con su sentido de plenitud, sin hablar, sin desnudarse, ya sea con un contacto muy ligero o sin él, según sea necesario. Como se ha demostrado en los cursos de Reiki y VIH, tema ya tratado, el Reiki también puede atender las necesidades especiales de los más desamparados, ayudando a fortalecer las poblaciones marginadas, como los pobres en las ciudades y las personas sin hogar, dándoles no sólo una herramienta para ayudarse a sí mismos, sino una práctica para transformar su sentido del yo.

El Lincoln Recovery Center tiene un programa intensivo para pacientes ambulatorios con dependencia química en el Bronx, en el que el doctor Michael Smith ha sido el director médico y administrativo durante treinta años. El éxito en el tratamiento de la adicción implica a los clientes en asumir la responsabilidad de sus propias vidas. El Reiki ha estado disponible allí desde el año 2001, cuando un consejero de adicciones comenzó a incorporarlo en los servicios. El tratamiento de Reiki fue particularmente bienvenido en el programa de mujeres maltratadas. Con el tiempo algunas de ellas pidieron formación para practicarlo. Una vez formadas en el primer nivel de Reiki, las mujeres comenzaron voluntariado en los refugios de violencia doméstica, donde una vez habían estado.

El centro ofrece grupos de apoyo separados para hombres y mujeres, de este modo las mujeres maltratadas no se sienten intimidadas al expresarse. Sin embargo, cuando el grupo de Reiki de mujeres tuvo que ser trasladado al piso de los hombres, el grupo de hombres, entre ellos el consejero muy duro de mente, sintió curiosidad por lo que las mujeres estaban haciendo. Los hombres querían recibir tratamiento, pero la solicitud dio lugar a muchas preguntas. ¿Las mujeres serían capaces de acercarse a estos hombres que podrían tener actitudes contrarias hacia ellas? ¿Tendrían que explicar lo que estaban haciendo?, y lo más importante, ¿sería posible que esto llegase a ser una experiencia transformadora? Las mujeres practicantes acordaron ofrecerles un tratamiento de Reiki en silla, y fue realmente evidente que se trató de una experiencia transformadora para todos. No fue necesario hablar de Reiki en absoluto, sólo hacerlo.

INCLUIR EL REIKI EN LOS ÁMBITOS MÉDICOS CONVENCIONALES

El programa de Reiki en el hospital regional de Portsmouth en New Hampshire está prosperando con un maestro de Reiki a tiempo completo y ha estimulado la creación de programas de Reiki en otros hospitales de la zona. No obstante, es raro que un administrador de hospital tenga la visión de crear un programa de este tipo, o contratar a un maestro de Reiki para dar tratamiento y formar al personal.

He creado varios tipos de programas de Reiki en diversos hospitales de la ciudad de Nueva York y he entrevistado o consultado a otros en todo el país. La visión y estándares para la integración varían enormemente de un lugar a otro, y en los grandes hospitales de la ciudad pueden variar incluso de un departamento a otro. Los planes para crear programas de Reiki pueden quedar atrapados en la complejidad burocrática que es imposible de esclarecer.

En vista de esto, el camino más prometedor en este momento para integrar el Reiki en la mayoría de los ámbitos convencionales es formar al personal existente. Dirigiéndolo al personal en las salas de emergencia, cirugía, servicios de dolor y cuidados paliativos, y hospicios, se podría hacer llegar el Reiki a los lugares donde sus beneficios son más evidentes. Esto es, de hecho, lo que ocurrió en el Instituto Nacional de Salud, del centro clínico en Bethesda, Maryland. Dos miembros del personal, un masajista y un capellán ya eran practicantes de Reiki. A medida que fueron integrando el Reiki en su cuidado, con buenos resultados, el resto del personal se interesó. Se organizaron cursos de formación para el personal, y el Reiki pronto estuvo en la carta de servicios.

Debido a que los centros médicos están arraigados en el planteamiento convencional, en lugar de utilizar prácticas más holísticas, el doctor John Graham-Pole sostiene que a menudo la mejor manera de introducir el Reiki es dirigirlo a los médicos y otro personal sanitario, simplemente, «para usarlo nosotros mismos y animar a otros también a hacerlo», introduciéndolo en las presentaciones y formando a los estudiantes de Medicina.

Muchos médicos que he formado comentan la facilidad con que el Reiki reduce las diferencias que pueden existir entre el contacto de investigación y el contacto terapéutico. La doctora Sezelle Gereau Haddon es una cirujana otorrinolaringóloga pediátrica en el Hospital de Niños y en el Centro de Salud y Sanación Continuum en la ciudad de Nueva York. Ella considera que el Reiki cambia perfectamente los momentos de contacto que inician un examen físico en momentos de curación. El contacto puede llevar muchas implicaciones y tiene que ser apropiado para ser beneficioso.[11] Como el contacto de Reiki se ofrece generalmente a través de la ropa y los pacientes suelen experimentarlo como reconfortante, los médicos encuentran momentos para acceder al Reiki que caen dentro de los parámetros de contacto apropiado.

Un acupuntor y quiropráctico con licencia, formado previamente como médico, el doctor James Dillard, utiliza una gran cantidad de técnicas convencionales y CAM. Él aboga firmemente por incorporar a la práctica médica a profesionales de la salud que tienen amplias competencias. Como en la mayoría de los hospitales todavía no contratan a los terapeutas de Reiki para ofrecer tratamiento a los pacientes, Dillard ve «la perfecta integración de los profesionales doblemente y triplemente formados como una buena manera de llevar el Reiki a pacientes para los que no habría otra forma disponible».

Si quieres llevar el Reiki a un entorno de atención convencional, observa la situación individual para identificar al personal que esté interesado y cuyas funciones permitan esta integración. Dillard dice: «Cuando tienes ministros de la Iglesia trabajando en cuidados paliativos durante años y los formas como terapeutas de Reiki, pueden incorporarlo fácilmente a lo que ya están haciendo junto al lecho del enfermo. Ésta es una fabulosa combinación, pues ellos tienen el acceso y el tiempo». Los pacientes que responden con interés a su experiencia del Reiki pueden remitirse a los terapeutas locales para tratamiento o formación.

EL REIKI EN LA FORMACIÓN MÉDICA

Una forma poderosa para llevar el Reiki a los hospitales y otros centros médicos convencionales es formar a los estudiantes de Medicina. He presentado el Reiki en muchas facultades de Medicina y he formado a estudiantes, residentes y becarios en el Programa de Medicina Integrativa de la Universidad de Arizona.[12] Los estudiantes muestran siempre un ávido interés. A menudo son ellos los que crean la oportunidad. Pero aún más eficaz que formarlos en Reiki es enseñarlos la realidad práctica. La experiencia de mantenerse a sí mismos con el Reiki, a través de sus años de riguroso entrenamiento, les da una profunda percepción en el proceso de curación, así como una herramienta clínica valiosa. Y, como reforzamos a los médicos del mañana con esta práctica de sanación espiritual, aumentamos la probabilidad de que ejerzan el poder de la tecnología médica en un contexto de medicina humanista.

Muchas facultades de Medicina han establecido recientemente programas de bienestar que facilitan a sus estudiantes la oportunidad de aprender las prácticas curativas tradicionales tales como la meditación, el Yoga, Qigong y el Reiki. Enseño primer nivel de Reiki como parte del programa de bienestar en el Colegio de Medicina Albert Einstein, bajo el liderazgo del decano asociado de asuntos educativos, el doctor Albert S. Kuperman. Él dice: «Nuestra expectativa es que al experimentar los efectos beneficiosos de estos métodos en su propia salud y bienestar, los estudiantes de Medicina van a apreciar su valor como complemento a la medicina convencional en la prevención y la curación de sus futuros pacientes».

PREPARANDO PROFESIONALES DE REIKI PARA LA COLABORACIÓN MÉDICA

Es verdaderamente maravilloso que los médicos, enfermeras y otros profesionales de la salud estén practicando el Reiki en sí mismos e integrando momentos de Reiki en la atención médica habitual. Muchas veces, estos profesionales médicos formados en Reiki son los catalizadores para llevar el Reiki a un entorno sanitario de una manera más formal. Su contribución es vital, sin embargo, no es mucho lo que pueden hacer, a menos que quieran renunciar a sus puestos de trabajo. Para ofrecer tratamientos de Reiki completo, paciente tras paciente, día tras día, incluido el personal dentro de lo posible, se requiere un nivel de experiencia distinto del exigido para la integración de momentos de Reiki en la atención médica y esto sólo puede ser efectuado por un maestro de Reiki. Ten cuidado al asumir el papel de experto de Reiki en tu lugar de trabajo, ya que puedes encontrarte rápidamente abrumado. Si deseas crear un programa de Reiki donde trabajas, ya sea hospital, hospicio, hogar de ancianos o centro de atención ambulatoria, te sugiero que busques a un profesional de Reiki adecuado con el que colaborar y al que incorpores como terapeuta a bordo lo antes posible.

Si estás pensando en convertirte en un profesional del Reiki, recuerda que los tres niveles de formación, incluso cuando se da de la manera tradicional, con el tiempo de clase sustancial y pausas entre niveles para practicar, preparan al alumno para practicar el Reiki, pero no profesionalmente. Si quieres ser un profesional del Reiki, busca la manera de registrar horas y horas de tratamiento, preferiblemente supervisado, o al menos encontrar orientación. En todos los campos, los profesionales son preparados por otros profesionales. ¿Por qué el Reiki tiene que ser diferente?

A los practicantes de Reiki que desean colaborar en entornos médicos les iría bien un poco más de formación. En primer lugar, aprender los límites médicos, cómo hablar con un paciente en un entorno sanitario sin violar las leyes de confidencialidad o infringir la práctica médica. Infórmate sobre los fundamentos del entorno de salud biomédica, cómo funciona, cómo se comunican entre sí los profesionales médicos. Aprende todo lo relativo a los médicos para que puedas abordar de forma inteligente esas preocupaciones. Aprende cómo documentar tratamientos. Si quieres colaborar en investigación, aprende el método científico y estudia algunos de los muchos artículos escritos sobre los retos de crear investigación viable en las modalidades de la CAM. No tienes que ser un investigador, pero deberías ser capaz de entrar en la conversación. Los terapeutas de Reiki en el entorno médico realmente no necesitan aprender anatomía y fisiología. No es relevante para la práctica de Reiki.

Es fundamental que los terapeutas de Reiki en el entorno médico desarrollen sus propias formas de expresión sobre la práctica del Reiki, que sean claras, concisas, lógicas y al mismo tiempo un reflejo de su experiencia individual y comprensión, todo eso sin hacer afirmaciones.

Aunque es útil saber un poco de lenguaje médico, incluso si es sólo por no sentirse intimidado, recuerda que el personal sanitario no quiere que tú seas un profesional de la medicina, sino que está interesado en tu experiencia; simplemente tienen que ser capaces de entender lo que estás diciendo cuando lo compartes. Desarrolla oportunidades de hablar sobre el Reiki a las personas que no esperas que estén particularmente interesadas. Incluye siempre momentos de práctica de Reiki y entonces aprende de sus preguntas y comentarios.

Ofrezco cursos en una variedad de formatos, incluyendo clases a través de la red, para ayudar a los terapeutas de Reiki interesados a prepararse para la práctica profesional y para la colaboración médica, tanto si quieren trabajar en hospitales, hospicios, asilos, centros de día para adultos o en otros establecimientos de atención, o con los médicos de la práctica privada. Estos cursos están abiertos a los terapeutas de Reiki de cualquier nivel y de cualquier estilo de práctica que quieran desarrollar su capacidad de comunicar el Reiki de forma creíble. Comentamos cómo y por qué el Reiki ya está siendo utilizado en la medicina convencional y la forma de interactuar de manera efectiva con los médicos a través de la comprensión de la cultura médica, las normas profesionales y las habilidades clínicas. Dependiendo de las necesidades del curso en cuestión, hay una introducción a la investigación médica: una visión general del método científico, los desafíos específicos de la investigación del Reiki y una actualización de los estudios de Reiki publicados. Los cursos son también una oportunidad para formar una comunidad con otros terapeutas de Reiki que comparten tus objetivos.

Los alumnos me han escrito después de los cursos para decir que tienen mucha más confianza en sí mismos y en el Reiki y que las personas que antes no estaban interesadas les han empezado a escuchar. Los debates en clase también ayudaron a los alumnos a identificar cuáles son las habilidades que quieren fortalecer y cómo podrían hacerlo. Han participado en los cursos no sólo los terapeutas de Reiki, sino también médicos, enfermeras, fisioterapeutas y otros profesionales de la salud que asimismo son practicantes de Reiki. A nadie le resulta fácil teorizar sobre el Reiki. Sin embargo, hay habilidades que se pueden aprender, información y estrategias que he recogido tras años de investigación y colaboración médicas, que pueden ayudarte a llevar el Reiki a la medicina convencional.

El actual es un momento emocionante para ser un terapeuta de Reiki. Literalmente, estamos creando el campo del Reiki médico. Podemos confiar en el Reiki como una práctica de sanación espiritual y ayudar a que esté disponible para el público en general.

El Reiki puede ser un factor de humanización de la medicina que puede facilitar la prestación de la atención convencional y apoyar tanto a los pacientes como a los profesionales. Dado que los pacientes y el personal médico van más allá del modelo biomédico para acceder a la asistencia sanitaria más completa posible, el Reiki es una elección natural.

APÉNDICE

SUGERENCIAS SOBRE LAS POSICIONES DE LAS MANOS EN REIKI

SUGERENCIAS SOBRE LAS POSICIONES DE LAS MANOS

Éstas son las posiciones de manos que empleo cuando hago un tratamiento completo, tanto a mí misma como a otra persona, además de posiciones adicionales que puedes emplear cuando compartes informalmente el Reiki con un amigo que está sentado en una silla.

Relaja tus manos cuando des un tratamiento de Reiki, como si las dejaras descansar cómodamente sobre tu regazo, con los dedos sueltos, ni extendidos ni tensionados juntos. Cuando des Reiki a alguien, mantén tu postura y evita inclinarte sobre dicha persona. El área particular del cuerpo donde coloques tus manos es más importante que dónde o cómo las coloques exactamente. Por ejemplo, las ilustraciones muestran dos opciones para colocar las manos sobre tu coronilla durante el autotratamiento, puedes también posar tus manos sobre tu cabeza con ambos codos sobre una mesa, tu regazo o con cojines sobre tu regazo.

Si tienes alguna limitación física, aguda o crónica, haz las modificaciones necesarias para estar cómodo y moverte con facilidad. Puedes usar una sola mano si es necesario. Si hay posiciones a las que te resulte difícil llegar, coloca las manos en las posiciones que te sean más fáciles.

Sobre tu postura

Tanto si tratas a un amigo como a ti mismo, ponte lo más cómodo posible, cambiando la postura a la mínima que notes cualquier molestia. Evita flexionar tus muñecas, pues rápidamente empiezan a doler y muévelas tan pronto como notes cualquier incomodidad. Procura no torcer las muñecas ni los codos ni hiperextiendas tus hombros para alcanzar bien el cuerpo del otro. En vez de eso, encuentra el modo de sentarte más cerca.

Para tu propio bienestar, y a pesar de correr el riesgo de hablar como un profesor de Yoga, aproxima tu sacro al respaldo de la silla, la espalda recta y permite que tus omóplatos se acerquen ligeramente. Abre el pecho y extiende la zona del plexo solar, no arquees la espalda ni pliegues la barriga.

Autotratamiento de Reiki
Secuencia completa sugerida

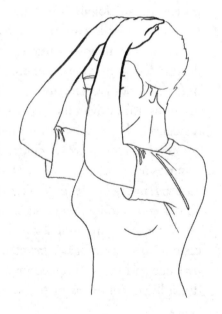

Sobre la coronilla

Es importante que ambas manos cubran la sensible zona de la coronilla de tu cabeza, mantén tus manos juntas, así como los codos alineados enfrente de ti para trabajar bien, incluso si estás sentado o acostado de lado (en este caso puedes colocar un cojín entre tus codos).

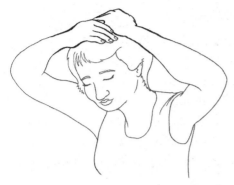

A ambos lados de la coronilla

Esta posición puede hacerse incluso si estás sentado o acostado sobre tu espalda (también puedes apoyar tus brazos en cojines si es necesario).

Cara

Coloca las yemas de los dedos en la línea del nacimiento del pelo y el talón de las manos sobre los pómulos.

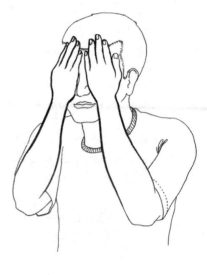

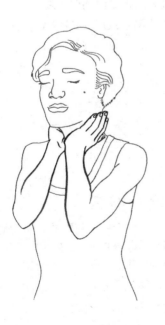

Cuello

Coloca los dedos de ambas manos a los lados del cuello y curva las manos en forma de copa alrededor de la laringe, juntando las muñecas.

Parte posterior de la cabeza

Coloca la mano derecha por encima de la izquierda, una al lado de la otra, sobre la línea occipital. Ambas manos permanecen en la parte trasera del cráneo, no detrás del cuello.

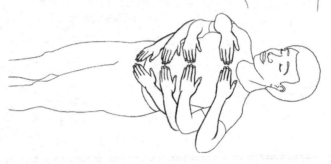

Torso

Coloca las manos sobre el pecho, plexo solar, ombligo, bajo abdomen... sucesivamente. Los dedos cerca del cuerpo o con contacto. Evita superponer las manos.

TRATAMIENTO A OTRA PERSONA
SECUENCIA COMPLETA SUGERIDA

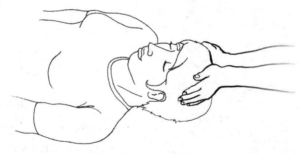

Sobre la coronilla

Siéntate detrás de la cabeza de tu amigo, que está tendido de espaldas. Si eres capaz de colocar los talones de ambas manos juntos, con seguridad cubrirás la coronilla. Para conseguirlo, acerca los codos y coloca un cojín bajo tu regazo.

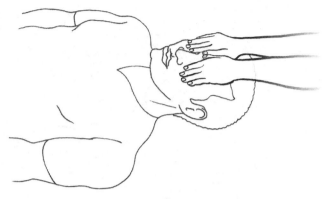

Cara

Estate atento cuando toques la cara de alguien. Coloca los talones de las manos en el nacimiento del pelo de tu amigo y apoya las yemas de los dedos en sus pómulos. Evita tocar sus labios o pellizcar sus fosas nasales.

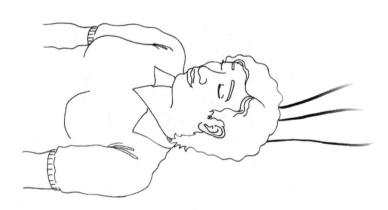

Parte trasera de la cabeza

Balancea con suavidad a un lado la cabeza de tu amigo y desliza la mano bajo su cabeza y haz lo mismo con la otra mano. Sostén la parte trasera de su cabeza en las palmas de las manos juntas de modo que encaje con el hueco formado por las manos.

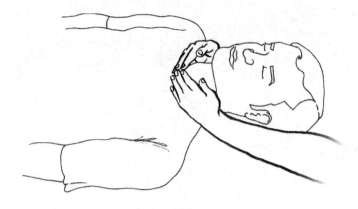

Garganta

Mucha gente es sensible al contacto de unas manos sobre su garganta. Apoya los antebrazos sobre la camilla, coloca las manos a cada lado del cuello de tu amigo, tocando su mandíbula o clavícula, y junta los dedos arqueados en la base de su garganta.

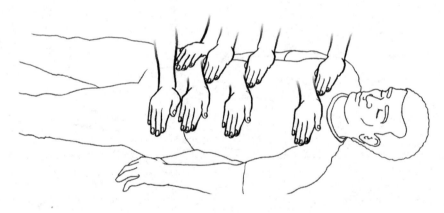

Torso

Estate atento al eje central del cuerpo. Coloca ambas manos a la misma altura en las tres posiciones: pecho, plexo solar y ombligo. En el bajo abdomen, aparta un poco las manos, colocándolas sobre los huesos de la cadera, para que el contacto no sea invasivo.

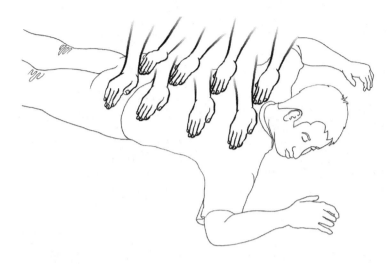

Espalda

De nuevo fija la atención en el eje central del cuerpo. Coloca ambas manos a la misma altura en la espalda, en la línea de los hombros, detrás del corazón, encima y debajo de su cintura y en el sacro.

TRATAMIENTO INFORMAL DE REIKI EN SILLA

Coronilla (desde atrás)

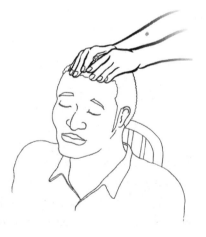

Dar un tratamiento abreviado mientras tu amigo está sentado confortablemente en una silla es una buena alternativa cuando no hay ni tiempo ni espacio suficiente para dar un tratamiento completo. Procura no apoyarte en el otro.

De pie detrás de tu amigo que está sentado, coloca ambas manos suavemente sobre su coronilla con los dedos cercanos al nacimiento del pelo casi tocando o con contacto. (Puedes hacerlo también desde un lado, tal y como se muestra en la ilustración).

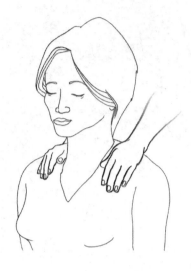

Hombros (desde atrás)

De pie o sentado detrás de tu amigo, coloca ambas manos sobre sus hombros.

Cabeza (desde un lado)

De pie o sentado a un lado de tu amigo, coloca una mano en su frente y la otra en la línea occipital, en la parte trasera del cráneo (es la única cresta que hay en esa zona).

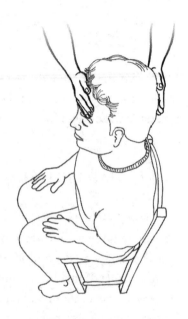

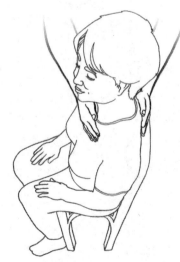

Parte superior del torso (desde un lado)

Sentado o de pie al lado de tu amigo, coloca una mano en la parte superior del esternón, justo debajo de la clavícula y la otra mano, en la parte superior de la espalda.

NOTAS

Capítulo 1

1. http://nccam.nih.gov/health/backgrounds/energymed.htm#5
2. R. O. Becker: «Acupuncture Points Show Increased DC Electrical Conductivity», *American Journal of Chinese Medicine*, 4 (1976): p. 69. M. Reichmanis, R. O. Becker, «Physiological Effects of Stimulation at Acupuncture Loci: A Review», *Comparative Medicine East and West*, 6 (1) (primavera 1978): pp. 67-73. M. Reichmanis, A. A. Marino, R. O. Becker, «D. C. Skin Conductance Variation at Acupuncture Loci», *American Journal of Chinese Medicine*, 4 (1) (primavera 1976): pp. 69-72. La investigación ha demostrado que los puntos de acupuntura tienen una resistencia más débil y, en consecuencia, una mayor conductividad eléctrica de la piel circundante. Tal vez el primer científico que estudió esto fue el doctor Robert O. Becker, cirujano ortopédico e investigador, dos veces nominado para el premio Nobel de Medicina. Su primer libro *The Body Electric* (1985) está dedicado al electromagnetismo y el cuerpo humano, mientras que su segundo libro, *Cross Currents: The Promise of Electromedicine, The Perils of Electropollution* (1990), explica las razones científicas de su preocupación por los efectos perjudiciales, causados por la rápida proliferación de campos electromagnéticos. Becker realizó una investigación financiada por el NIH en los meridianos chinos como conductores eléctricos en 1970 y es autor de numerosos

artículos. Una búsqueda en PubMed de «Becker RO» aporta noventa títulos publicados en revistas médicas, revisadas por profesionales, que datan de 1960. Becker se graduó en la Facultad de Medicina de la Universidad de Nueva York, fue profesor de Medicina de la Upstate Medical Center de la Universidad de Nueva York y trabajó como director de Cirugía Ortopédica en el Hospital de Veteranos en Siracusa durante treinta años. Más información acerca de su investigación, en la página 246.

Capítulo 2

1. P. Miles, «Living in relation to mistery: Adressing Mind, Body, and Spirit», *Advances in Mind-Body Medicine*, 19 (2) (verano 2003): pp. 22-23.

2. A. C. Guyton, J. E. Hall: *Textbook of Medical Phsyology*, 10.ª ed. (Saunders, 2000) cap. 1, p. 3: «Para resumir, el cuerpo es actualmente un *orden social de aproximadamente 100 billones de células* organizadas en diferentes estructuras funcionales, algunas de las cuales se llaman *órganos*. Cada estructura funcional proporciona su parte en el mantenimiento de las condiciones homeostáticas en el fluido extracelular, que se llama *ambiente interno*. Mientras las condiciones normales se mantengan en ese ámbito interno, las células del cuerpo continúan viviendo y funcionando correctamente. Así, cada célula se beneficia de la homeostasis y, a su vez, cada célula contribuye con su parte al mantenimiento de dicha homeostasis. La recíproca interacción provee el continuo automatismo del cuerpo hasta que uno o más sistemas funcionales pierden su capacidad de contribuir por su parte al mantenimiento de la función. Cuando esto ocurre, todas las células del cuerpo sufren. La extrema disfunción lleva a la muerte, mientras que una moderada disfunción conduce a la enfermedad.

3. C. N. Bernstein, A. Wajda y J. F. Blanchard: «The Clustering of Other Chronic Inflammatory Diseases in Inflammatory Bowel Disease: A Population-Based Study», *Gastroenterology*, n.º 129 (2005), pp. 827-836.

4. G. Gupta, J. M. Gelfand y D. Lewis: «Increased Risk of Demyelinating Diseases in Patients with Inflammatory Bowel Disease», *Gastroenterology*, n.º 129 (2005), pp. 819-826.

5. T. K. V. Desikachar: *The Heart of Yoga: Developing a Personal Practice* (Rochester, Vermont: Inner Traditions, 1995) p. 59.

6. G. Deng y R. Cassileth: «Integrative Oncology: Complementary Therapies for Pain, Anxiety, and Mood Disturbance», *California: A Cancer Journal for Clinicians*, n.º 55 (2005): pp. 109-116.

7. «... los investigadores están descubriendo que tener una enfermedad crónica puede en realidad potenciar el camino en el cual el paciente se compromete con su vida. Por esta razón los individuos pueden transformarse por la experiencia de vivir con enfermedades crónicas para experimentar resultados positivos». En A. L. Mulkins y M. J. Verhoef, «Supporting the Transformation Process: Experiences of Cancer Patients Receiving Integrative Care», *Integrative Cancer Therapies,* n.º 3 (2004), pp. 1-8.

8. W. J. Kop, D. S. Krantz, B. D. Nearing, *et al.*: «Effects of Acute Mental Stress and Exercise on T-Wave Alternas in Patients with Implantable Cardioverter Defibrilators and Controls», *Circulation*, n.º 109 (15): (20 de abril de 2014): pp. 1864-1869; S. Koton, D. Tanne N. M. Borstein y M. S. Green, «Triggering Risk Factors for Ischemic Stroke: a Case-Crossover Study», *Neurology*, n.º 63 (diciembre 2004): pp. 2006-2010.

9. J. P. van Melle, P. de Jonge, T. A. Spijkerman, *et al.*: «Prognostic Association of Depression Following Myocardial Infarction with Mortality and Cardiovascular Events: A Meta-analysis», *Psychosomatic Medicine*, n.º 66 (2004) pp. 814-822; J. Barth, M. Schumacher y C. Hermann-Lingen, «Depression as a Risk Factor for Mortality in Patients with Coronary Heart Disease: A Meta-analysis», *Psychosomatic Medicine,* n.º 66 (2004) pp. 802-813.

10. P. Miles: «Reiki for Mind, Body, and Spirit Support of Cancer Patients», *Advances in Mind-Body Medicine,* n.º 22 (otoño 2007). Acceso libre en www.advancesjournal.com/adv/web_pdfs/miles.pdf

11. M. L. Lingus, C. A. Bodian, C. N. Bradford, *et al.*: «Prolonged Surgery Increases the Likehood of Admission of Scheduled Ambulatory Surgery Patients», *Journal of Clinical Anesthesia*, n.º 9 (1997), pp. 446-450.

12. T. G. Monk, V. Saini, B. C. Walden y J. C. Sigl: «Anesthetic Management and One-year Mortality After Noncardiac Surgery», *Anesthesia and Analgesia*, n.º 100 (2005). pp. 4-10.

Capítulo 3

1. La Gakkai ofrece Reiju en cada uno de sus encuentros para seguir ampliando el acceso de los alumnos al Reiki, pero no está claro que Usui formalizara esa práctica.
2. Hiroshi Doi, comunicación personal, abril de 2005.
3. H. Haberly: *Reiki: Hawayo Takata's Story* (Olney, Maryland: Archedigm, 1990), p. 118; Patsy Matsuura, «Mrs Takata and Reiki power», *Honolulu Advertiser*, 25 de febrero, 1974.
4. Vera Graham: «Universal life energy: Mrs. Takata Opens Minds to Reiki», *San Mateo County Times*, 17 de mayo, 1975.
5. H. Haberly, *Reiki; Hawayo Takata's Story*, p. 20.
6. V. Graham. «Universal Life Energy».
7. Fran Brown: *Living Reiki: Takata's Teachings* (Mendocino, California: LifeRhythm, 1992), p. 27.
8. Paul Prakash Dennis, comunicación personal, 16 de agosto, 2005.
9. Wanja Twan, comunicación personal, 2 de abril, 2003.
10. Paul Prakash Dennis, comunicación personal, 16 de agosto, 2005.
11. *Reiki Magazine International*: «First Person: Mrs. Takata Tells her Story: Cause and Effect», n.º 3 (1): p. 8.
12. www.robertfueston.com
13. Anneli Twan: *Early Days of Reiki: Memories of Hawayo Takata* (Hope, Columbia Británica: Morning Star Productions, 2005). p. 13.

Capítulo 4

1. Haberly, *Reiki: Hawayo Takata's Story*, p. 59.

Capítulo 5

1. Puede usted llamar al (208) 783-4848, o escribir a la Reiki Alliance a 204 North Chestnut Street, Kellogg ID 83837.

Capítulo 6

1. Haberly, *Reiki: Hawayo Takata's Story*, p. 51.
2. Paul Mitchell y Susan Mitchell, comunicación personal.
3. Haberly: *Reiki: Hawayo Takata's Story*, p. 59.
4. www.reikialliance.com
5. Kurt Kaltreider: *American Indian Prophecies: Conversations with Chasing Deer* (Carlsbad, California: Hay House, 1998). También, Kurt Kaltreider, *American Indian Cultural Heroes and Teaching Tales* (Carlsbad, California: Hay House, 2004).
6. Charles F. Finch III: «African Medicine: Emerging from the Shadows», *Proceedings of the Fourth Annual Alternative Therapies Symposium*, Nueva York, 25-28 de marzo, 1999, p. 136.

Capítulo 7

1. Cuando la plegaria, específicamente para sanar, se incluyó en las intervenciones de medicinas complementarias y alternativas, el 63 por 100 de las personas que contestaron los cuestionarios de la encuesta nacional de salud de 2002 dirigido por los Centros de Control de Enfermedades y Centros Nacionales para la Estadísticas de Salud (CDC, por sus siglas en inglés) emplearon medicinas complementarias y alternativas en los previos doce meses. El 43 por 100 de los encuestados utilizaron la plegaria para su propia salud. El 24,4 por 100 tienen otros rezos para su salud y el 9,6 por 100 participaron en grupos de plegarias para rezar por su salud. Cuando la plegaria no se contempla, los encuestados que habían utilizado medicinas complementarias y alternativas bajaron al 36 por 100.
2. Según Kenneth Cohen, autor de *The way of QiGong: The Art and Science of Chinese Energy Healing and Honoring the Medicine*, el uso de símbolos era muy común en las sanaciones taoístas. La cultura japonesa en aquel tiempo estaba impregnada de las tres principales influencias espirituales: budismo, taoísmo y sintoísmo. Comunicación personal, 26 de diciembre, 2002.
3. Hiroshi Doi, comunicación personal, abril, 2005.

4. John Snelling: *The Buddhist Handbook: A Complete Guide to Buddhist Schools. Teaching, Practice and History* (Rochester, Vermont: Inner Traditions, 1991), p. 99.

Capítulo 8

1. Twan, *Early Days of Reiki*, p. 39.
2. Haberly, *Reiki: Hawayo Takata's Story*, p. 51.

Capítulo 9

1. Twan, *Early days of Reiki*, p. 12.
2. Haberly, Reiki: *Hawayo Takata's Story*, p. 58.
3. Brown, *Living Reiki: Takata's Teachings*, p. 69.

Capítulo 10

1. B. R. H. Van den Bergh and A. Marcoen: «High Antenatal Maternal Anxiety is Related to ADHA Symptoms, Externalizing Problems and Anxiety in 8- and 9-Year-Olds», *Child Development*, 75 (4) (julio 2004): 1085-1097; R. E. Tremblay, D. S. Nagin, J. R. Seguin, *et al.*, «Physical Aggression During Early Childhood: Trajectories and Predictors», *Pediatrics*, 114 (2004): e43-e50.
2. R. M. Sapolsky: «Mothering Style and Methylation», *Nature Neuroscience*, 7 (agosto 2004): pp. 791-792; I. C. G. Weaver, N. Cervoni, F. A. Champagne, *et al.*, «Epigenetic Programming by Maternal Behavior», *Nature Neuroscience*, 7 (2004): pp. 847-854.
3. Haberly, *Reiki: Hawayo Takata's Story*, p. 67.
4. L. S. Lohmander, A. Ostenberg, M. Englund, y H. Roos: «High Prevalence of Knee Osteoarthritis, Pain, and Functional Limitations in Female Soccer Players Twelve Years After Anterior Cruciate Ligament Injury», *Arthritis & Rheumatism*, 50 (10) (2004): pp. 3145-3152.
5. El doctor Richard J. Davidson, director del Laboratorio de Imágenes funcionales del Cerebro y Comportamiento W. M. Keck en la Universidad de

Wisconsin, Madison, es ampliamente reconocido como el fundador de la neurociencia afectiva. Las personas que experimentan estados emocionales negativos tienen menos actividad en la corteza prefrontal izquierda y más en la derecha. La investigación de Davidson mostró que la meditación aumenta la actividad en la corteza prefrontal izquierda, incluso en los principiantes, y lo vincula a un aumento de la inmunidad. R. J. Davidson, J. Kabat-Zinn, J. Schumacher, M. Rosenkranz, D. Muller, S. F. Santorelli, F. Urbanowski, A. Harrington, K. Bonus, y J. F. Sheridan, «Alterations in Brain and Immune Function Produced by Mindfulness Meditation», *Psychosomatic Medicine*, 65 (2003): pp. 564-570.

6. *Reiki Magazine International*, 5 (3) (junio/julio 2003): p. 35.
7. Para más información contactar con el National Institute on Aging Information Center, PO Box 8057, Gaithersburg, MD 20898-8057; 1-800-222-2225, 1-800-222-4225 (TTY); www.nia.nih.gov
8. K. M. Langa, M. A. Valenstein, A. M. Fendrick, M. U. Kabeto, S. Vijan: «Extent and Cost of Informal Caregiving for Older Americans with Symptoms of Depression», *American Journal of Psychiatry*, 161 (5) (mayo 2004): pp. 857-863.
9. http://www.mentalhealth.samhsa.gov/suicideprevention/elderly.asp (acceso del 10 de septiembre, 2005).
10. T. M. Gill, H. G. Allore, T. R. Holford, y Z. Guo: «Hospitalization, Restricted Activity, and the Development of Disability Among Older Persons», *Journal of the American Medical Association*, 292 (2004): pp. 2115-2124.

Capítulo 11

1. D. M. Eisenberg, R. C. Kessler, C. Foster, F. E. Norlock, D. R. Calkins y T. L. Delbanco: «Unconventional Medicine in the United States. Prevalence, Costs and Patterns of Use», *New England Journal of Medicine*, n.º 328 (4) (28 de enero, 1993): pp. 246-252; D. M. Eisenberg, R. B. Davis, S. L. Ettner, S. Appel, S. Wilkey, M. Van Rompay y R. C. Kessler, «Trends in Alternative Medicine Use in the United States, 1990-1997: Results of a Follow-up National Survey», *Journal of the American Medical Association*, n.º 280 (1998), pp. 1569-1575.

2. P. Miles: «Reiki for Mind, Body, and Spirit Support of Cancer Patients», *Advances in Mind-Body Medicine,* n.º 22 (otoño 2007). Acceso libre en www.advancesjournal.com/adv/web_pdfs/miles.pdf

3. P. Miles: «If There is Any Significant Experience with Using Reiki in the Hospital or ER Setting and if there is Any Literature to Support this Use?», *Explore,* n.º 1 (5), p. 414 (septiembre, 2005).

4. P. Bailey: «Code Blue: Healing Touch», *Hospital Physician,* n.º 33 (1) (1997): p. 42.

Capítulo 12

1. Haberly: *Reiki: Hawayo Takata's Story,* p. 27.

2. D. M. Eisenberg *et al.:* «Unconventional Medicine», pp. 246-252.

3. L. Capasso: *Lancet,* 352 (9143) (5 de diciembre, 1998): p. 1864.

4. Charles S. Finch III, comunicación personal, 28 de marzo, 1999.

5. D. M. Eisenberg *et al.:* «Trends in Alternative Medicine Use», pp. 1569-1575.

6. Kaltreider: *American Indian Prophecies and American Indian Cultural Heroes;* Jean Liedloff, *The Continuum Concept: In Search of Happiness Lost* (Da Capo Press, 1986), p. 1975.

7. La doctora Chukuka Enwemeka observa que la reparación de tejidos no es inteligencia cerebral, sin embargo, su investigación ha documentado un proceso complejo y predecible de la dispersión celular y la reorganización en el proceso de curación de los tendones seccionados de los conejos. Comenta, además, el hecho de que cuando hay una muy fuerte rotura del tendón de Aquiles, mientras que los tendones menores permanecen intactos, esto apunta a la existencia de una patología subyacente que está debilitando el tendón. Comunicación personal, 9 de febrero, 2005.

8. A. P. Beltrami, K. Urbanek, J. Kajstura, *et al.:* «Evidence That Human Cardiac Myocytes Divide After Myocardial Infarction», *New England Journal of Medicine,* 344 (23) (7 de junio, 2001): pp. 1750-1757; y comunicación personal, 15 de febrero, 2005.

9. James L. Oschman, Ph. D., comunicación personal, 3 de enero, 2005.

10. Daniel Odier: *Yoga Spandakarika: The Sacred Texts at the Origins of Tantra* (Rochester, Vermont: Inner Traditions, 2005); Jayadev Singh, *Spanda*

Karikas: The Divine Creative Pulsation (Benares, India: Motilal Banarsidass Publishers, 1994); Mark S. G. Dyczkowski, *The Doctrine of Vibration* (Albania: SUNY Press, 1987); Jayadev Singh, trans., Ksemaraja, *Doctrine of Self-Recognition: A Translation of the Pratyabhinjnahrdayam* (Albania: SUNY Press, 1990); Mark S. G. Dyczkowski, trans. Vasugupta, *The Stanzas on Vibration: The Spandakarika with Four Commentaries: The Spandasamdoha by Ksemaraja, the Spandavrtti by Kallatabhatta, the Spandavivr* (Albania: SUNY Press, 1992); Guenther H. Longchenpa, *Kindly Bent to Ease Us* (Berkeley, CA: Dharma Publishing, 1976); David Snellgrove, *The Hevajra Tantra: A Critical Study*, London Oriental Series, vol. 6 (Oxford University Press, 1980).

11. M. F. Green y M. Kinsbourne: «Auditory Hallucinations in Schizophrenia: Does Humming Help?», *Biological Psychiatry*, 27 (8) (1990): pp. 934-935.

12. M. Maniscalco, M. Sofia, E. Weitzbert, L. Arratu, y J. O. Lundberg: «Nasal Nitric Oxide Measurements Before and After Repeated Humming Maneuvers», *European Journal of Clinical Investigation*, 33 (12) (2003): pp. 1090-1094.

13. E. Weitzberg, J. O. Lundberg: «Humming Greatly Increases Nasal Nitric Oxide», *American Journal of Respiratory and Critical Care Medicine*, 166 (2) (2002): pp. 131-132.

14. T. G. Monk, V. Saini, B. Weldon, y J. C. Sigl: «Anesthetic Management and One-Year Mortality after Noncardiac Surgery», *Anesthesia and Analgesia*, 100 (2005): pp. 4-10.

Capítulo 13

1. Andrew Weil, comunicación personal, 5 de enero, 2005.

2. Un número de evaluadas comunicaciones médicas articula los retos de la investigación de las terapias complementarias desde una equilibrada e informada perspectiva y ofrece valiosos conocimientos para guiar la creación de una significativa y creíble investigación en las medicinas complementarias y alternativas: K. I. Block, A. J. Cohen, A. S. Dobs, D. Ornish, D. Tripathy, «The Challenges of Randomized Trials in Integrative Cancer Care», *Integrative Cancer Therapies*, n.º 3 (2) (junio, 2004): pp.

112-127; I. Bell, O. Caspi, G. E. R. Schwartz, K. L. Grant, T. W. Gaudet, D. Rychener, V. Maizes y A. Weil: «Integrative Medicine and Systemic Outcomes Research; Issues in the Emergence of a New Model of Primary Health Care», *Archives of Internal Medicine*, n.º 162 (2002); pp. 133-140; K. J. Kemper, B. R. Cassileth y T. Ferris, «Holistic Pediatrics: A Research Agenda», *Pediatrics*, n.º 103 (1999) pp. 902-909; H. Walach, W.B. Jonas y G. T. Lewith, «The Role of Outcomes Research in Evaluating Complementary and Alternative Medicines», *Alternative Therapies in Health and Medicine,* n.º 8 (3) (mayo/junio 2002); pp. 88-95. O. Caspi y K. Burleson, «Methodological Challenges in Meditation Research», *Advances in Mind-Body Medicine*, n.º 21 (1) (primavera 2005): pp. 4-11; L. Mehl-Madrona, «Connectivity and Healing: Some Hypotheses about the Phenomenon and How to Study it», *Advances in mind-body medicine,* n.º 21 (1) (primavera 2005): pp. 12-28.

3. P. Miles y G. True: «Reiki: Review of a Biofield Therapy History, Theory, Practice and Research», *Alternative Therapies in Health and Medicine,* n.º 9 (2) (marzo/abril 2003): pp. 62-72. P. Miles, «Reiki for Mind, Body, and Spirit Support of Cancer Patients», *Advances in Mind-Body Medicine,* n.º 22 (otoño 2007). La sección de investigación incluye un par de interesantes estudios publicados tras la revisión. Libre acceso en www.advancesjournal.com/adv/web_pdfs/miles.pdf

4. http://clinicaltrials.gov/search/term=(NCCAM)+%5BSPONSOR%-5D+(reiki)+%5BTREATMENT%5D?recruiting=false. Accesible desde 2 de enero, 2008.

5. D .W. Wardel y J. Engebretson: «Biological Correlates of Reiki Touch Healing», *Journal of Advanced Nursing,* n.º 33 (4) (2001): pp. 439-445.

6. N. Mackay, S. Hansen, O. McFarlane: «Autonomic Nervous System During Reiki Treatment: A Preliminary Study», *Journal of Alternative and Complementary Medicine,* n.º 10 (6) (diciembre 2004): pp. 1077-1081.

7. K. Olson, J. Hanson y M. Michaud: «A Phase II Trial of Reiki for the Management of Pain in Advanced Cancer Patients», *Journal of Pain Sympthom Management,* n.º 26 (5) (noviembre de 2003): pp. 990-997.

8. P. Miles: «Reiki for Mind, Body, and Spirit Support of Cancer Patients», *Advances in Mind-Body Medicine,* n.º 22 (2) (otoño 2007). La sección de

investigación incluye un par de interesantes estudios publicados tras la revisión. Libre acceso en www.advancesjournal.com/adv/web_pdfs/miles.pdf

9. K. L. Tsand, L. E. Carlson y K. Olson: «Pilot Crossover Trial of Reiki Versus Rest for Treating Cancer-Related Fatigue», *Integrative Cancer Therapies*, n.º 6 (1) (2007): pp. 25-35.

10. A. Vitale y P. C. O'Connor: «The Effect of Reiki on Pain and Anxiety on Women with Abdominal Hysterectomies: A Quasi-Experimental Pilot Study», *Holistic Nursing Practice*, n.º 20 (6) (2006): pp. 263-272.

11. Éste fue un sencillo estudio que puede ser fácilmente reproducido en otras poblaciones. El STAI State-Trait Anxiety Scale puede ser comprado a Charles D. Spielberger en www.mindgarden.com/products/staisad.htm.

12. P. Miles: «Preliminary Report on the Use of Reiki for HIV-Related Pain and Anxiety», *Alternative Therapies in Health and Medicine*, n.º 9, (2) (marzo/abril 2003): p. 36.

13. J. Engebretson y D. Wardell, «Experience of a Reiki Session», *Alternative Therapies in Health and Medicine*, n.º 8 (2000): pp. 48-53.

14. A. G. Shore: «Long-Term Effects of Energetic Healing on Symptoms of Psychological Depression and Self-Perceived Stress», *Alternative Therapies in Health and Medicine*, n.º 10 (3), (mayo/junio 2004): pp. 42-48.

15. B. R. Cassileth y J. Vickers: «Massage Therapy for Symptom Control: Outcome Study at a Major Cancer Center», *Journal of Pain Symptom Management*, n.º 28 (3) (2004): pp. 244-249.

16. H. Moses, E. R. Dorsey, D. H. M. Matheson, S. O. their: «Financial Anatomy of Biomedical Research», *Journal of the American Medical Association*, n.º 294, (2005); pp. 1333-1342.

Capítulo 14

1. D. M. Eisenberg, R. C. Kessler, C. Foster, F. E. Norlock, D. R. Calkins, y T. L. Delbanco: «Unconventional Medicine in the United States: Prevalence, Costs, and Patterns of Use», *New England Journal of Medicine*, 328 (4) (28 de enero, 1993): pp. 246-252.

2. Conforme a este documento, «*energy healing*» fue una de las terapias cuyo uso se vio incrementado en la encuesta realizada en 1990 respecto a la

de 1997, y los autores la llamaron específicamente Reiki, figurando en la categoría «*energy medicine*». D. M. Eisenberg, R. B. Davis, S. L. Ettner, *et al.*, «Trends in Alternative Medicine Use in the United States, 1990-1997: Results of a Follow-up National Survey», *Journal of the American Medical Association*, 280 (1998): pp. 1569-1575.

3. En una encuesta realizada por Centers for Disease Control, añadiendo la plegaria específicamente para la propia salud, aumentó el porcentaje de encuestados que habían utilizado las CAM en los últimos doce meses del 36 al 62 por 100. Al igual que en el documento de 1998 por Eisenberg *et al.*, el Reiki aparece como «*energy medicine*». P. M. Barnes, E. Powell- Griner, K. McFann, y R. L. Nahin, «Complementary and Alternative Medicine Use Among Adults: United States, 2002», *CDC Advance Data Report*, n.º 343 (2004).

4. J. A. Astin: «Why Patients Use Alternative Medicine: Results of a National Study», *Journal of the American Medical Association*, 279 (1998): pp. 1548-1553.

5. Los pacientes que optaron por un médico asociado a las CAM, o un terapeuta alternativo (quiropráctico, naturópata u homeópata) para su atención médica directa puntuaron más alto en un medio de pruebas psicoespirituales, que aquellos que optaron por un médico convencional. J. J. Petry y R. Finkel, «Spirituality and Choice of Health Care Practitioner», *Journal of Alternative and Complementary Medicine* 10 (6) (2004): pp. 939-945.

6. B. L. Wellman, M. Kelner, y B. Wigdor, «Older Adults' Use of Medical and Alternative Care», *Journal of Applied Gerontology* 20 (1) (marzo 2001): pp. 3-23.

7. J. Dalen, «Conventional and Unconventional: Can They Be Integrated?» *Archives of Internal Medicine*, 158: pp. 2179-2181.

8. *The Yellow Emperor's Classic of Medicine* (El canon de Medicina interna del emperador Amarillo), trans. Maoshing Ni (Boston: Shambala, 1995), p. 7.

9. Schmehr publicó un informe del caso que documenta los beneficios de un paciente clínico que cita el Reiki como «el factor más importante que contribuye, con éxito, a su cambio de comportamiento» en la superación de la depresión, la adicción a la cocaína, la pobreza y la falta de voluntad, como compañero responsable del cuidado de su salud. Siete años después de

aprender Reiki, ahora con setenta años, el paciente está recibiendo reconocimiento internacional por el arte que ha creado desde que se formó en esta terapia. Disfruta con su práctica diaria, atribuyéndole no sólo beneficios emocionales, conductuales y físicos, sino una profunda expansión de su creatividad. R. Schmehr, «Enhancing Treatment of HIV/AIDS with Reiki Training and Treatment», *Alternative Therapies in Health and Medicine*, 9 (2) (marzo/abril 2003): p. 118, p. 120.

10. M. H. Cohen, D. M. Eisenberg: «Potential Physician Malpractice Liability Associated with Complementary and Integrative Medical Therapies», *Annals of Internal Medicine*, 136 (2002): p. 596.

11. El Touch Research Institute, de la Facultad de Medicina de la Universidad de Miami, ha estado investigando los efectos de la terapia de masaje en diversas funciones y dolencias médicas desde 1992 bajo la dirección de la doctora Tiffany Field. La página web www.miami.edu/touch-research/ enumera más de noventa estudios que muestran beneficios tales como la disminución del dolor en la fibromialgia, la reducción de la aparición de la función autoinmune y una mejor lucidez y rendimiento. Muchos de estos beneficios son probablemente atribuibles a las hormonas de la disminución del estrés. Se ofrecen talleres mensuales de dos días en la realización de investigaciones sobre el tacto.

12. El Programa de Medicina Integrativa (PMI) en la Universidad de Arizona ofrece cursos online asociados y becas residenciales, rotaciones de un mes para los estudiantes de Medicina y residentes, y conferencias sobre medicina botánica, medicina integrativa para el dolor, y nutrición y salud. La página web www.integrative medicine.arizona.edu contiene una lista de médicos graduados en PMI, según la ubicación.

ÍNDICE ANALÍTICO

B

Bayley, Patricia 230, 231
Becker, Robert O. 246, 247, 311, 312
Berger, Ann 218, 221
Beth Israel Medical Center (Nueva York) 23, 285
biocampo 14, 25, 26, 57, 93, 95, 119, 132, 175, 235, 236, 238, 239, 240, 243, 251
bioelectromagnetismo 240, 246, 247
biomedicina 20, 33, 34, 36, 242, 243, 248, 249, 253, 254, 273, 275, 279, 287, 342
bipolar, trastorno 52, 225
Bockner, Rick 10, 180, 183
borborigmo 39
Bragg, sir William 233
Brody, Cindy 211
Brown, Barbara 156
Buda de la Medicina 77
Buddhist Handbook, The 315
budismo 315
bulimia 42, 198
Bunge, María 246
bypass, cirugía de 127, 277

C

caballos 211, 212
cabeza, desde un lado (colocación de las manos) 306
café 39, 43
cambio de fase 251
Camden Hills Regional High School (Maine) 197
campo unificado 94, 129, 142, 146, 238
Canadá 70
cáncer 18, 35, 45, 46, 50, 53, 77, 141, 192, 204, 222, 226, 257, 258, 259, 270, 283, 284, 335, 338, 343

cáncer de próstata 257
Canon de Medicina Interna del Emperador Amarillo 279
cara (colocación de las manos) 305
cardíaca, enfermedad 22, 23, 50, 53, 230, 257, 258, 262
Cassileth, Barrie R. 45, 262, 313, 319, 321
Centro Integral de Cuidados Paliativos St. Vincent de Nueva York 222, 224
Centro Nacional para la Medicina Alternativa y Complementaria (NCCAM) 25
centros médicos para pacientes ambulatorios 45, 297, 298
Chi 26, 27, 55, 163
china, medicina 26, 278
ciencia y Reiki 15, 29, 214, 215, 233, 234, 235, 236, 240, 241, 242, 243, 244, 245, 246, 248, 249, 251, 254, 257, 269, 270, 272, 274, 275, 277, 278, 279, 281, 282, 342
círculo de Reiki 203, 205, 206
cirugía 22, 30, 53, 54, 55, 56, 91, 217, 223, 224, 226, 234, 254, 259, 265, 274, 276, 277, 288, 297, 335, 338, 342
cliente, declaración de derechos de 6, 294
Clínica Morningside 287
Cohen, Michael H. 10, 295, 315, 319, 322
Colegio de Medicina Albert Einstein 299
colitis ulcerosa 34, 39
colon, cáncer de 35
Columbia-Presbyterian Medical Center 53
comida adaptogénica 249
comunicación celular 247, 342
comunidad de Reiki 37, 70, 73, 75, 101, 102, 129, 143, 186, 187, 197, 205, 206, 248, 281, 301, 341

O

SOBRE LA AUTORA

Pamela Miles, una consultora de salud integrativa y maestra de Reiki, con treinta y cinco años de experiencia en la sanación natural, lleva practicando el Reiki desde 1986. Ha creado programas de Reiki en los hospitales de la ciudad de Nueva York, colaborando en diversos entornos clínicos y de investigación (enfermedades infecciosas, cáncer, cirugía, UCI, trasplante de órganos, rehabilitación, partos, hospicio) y ha enseñado el Reiki a personal médico y estudiantes.

En su práctica privada, Miles ha trabajado con personas aquejadas de una amplia gama de dolencias, incluyendo enfermedades cardíacas, cáncer, VIH, anemia de células falciformes, asma, autismo, esclerosis múltiple, lupus, parálisis cerebral, síndromes de fatiga, síndrome del intestino irritable, enfermedad de Crohn, accidente cerebrovascular, infertilidad, trastorno por déficit de atención e hiperactividad, y la enfermedad de Lyme. También ha asesorado a personas sanas que desean reforzar su bienestar.

Es directora fundadora del Institute for the Advancement of Complementary Therapies (I*ACT), y ha publicado artículos en revistas médicas revisadas por profesionales y revistas divulgativas, muchos de los cuales están disponibles en la web www.ReikiInMedicine.org

Miles lleva a cabo cursos de formación para alumnos y practicantes de Reiki con el fin de prepararlos para el ejercicio profesional y la colaboración médica.

ÍNDICE

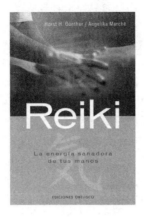

Reiki, la «energía vital universal», designa el antiguo arte de la imposición de manos. Gracias al Reiki se genera suavemente una energía curativa que fluye a través del universo y de nosotros mismos proporcionando posibilidades terapéuticas ilimitadas. Gracias a esta energía experimentamos un aumento de vitalidad, de alegría y una mayor confianza en nosotros mismos. Nos da salud de cuerpo, mente y espíritu para poder obrar de acuerdo con nuestras metas, pero estando siempre en armonía con el universo.

Para todos aquéllos interesados en la autocuración o en la energía Reiki, sea ya principiante o maestro, el presente libro ofrece diferentes tratamientos ilustrados con fotografías para el uso de esta técnica, que actúan positivamente en diversos trastornos haciendo que sean muy fáciles de aprender. Todo ejemplificado con las experiencias de los autores para mostrar el potencial de esta increíble energía sanadora.

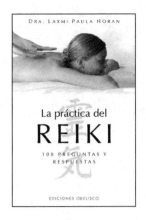

Desde su introducción en la cultura occidental hace poco más de 20 años, el Reiki ha pasado de un pequeño círculo de practicantes a cientos de ellos repartidos por los Estados Unidos y Canadá y luego a millones repartidos en prácticamente todos los países del planeta. La expansión del Reiki ha sido rápida, sorprendente… y muy exitosa. El sistema ha sido tan ampliamente aceptado que las aseguradoras de varios países incluyen los tratamientos de Reiki en sus planes sanitarios. *La práctica del Reiki* introduce esta forma de curación manual cada vez más popular respondiendo a 108 de las preguntas más frecuentes sobre esta práctica con sentido común y un lenguaje fácil de comprender. Trata todos los asuntos prácticos que cualquier principiante querría saber al tiempo que ofrece una profunda y comprensiva presentación. En consecuencia, Reiki, el análisis sirve tanto para alguien que sólo quiere informarse de mano de una practicante con experiencia como para un iniciado experimentado que tiene dudas concretas sobre este sutil arte curativo. Trabajar con la energía sutil del Reiki puede ayudar a prevenir enfermedades y a alcanzar una armonía diaria, así como a combatir problemas graves o crónicos.